短程心理咨询与督导实录

职场篇

夏雅俐　黄国平　〔美〕张道龙 ◎著

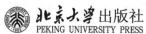

北京大学出版社
PEKING UNIVERSITY PRESS

图书在版编目（CIP）数据

短程心理咨询与督导实录. 职场篇/夏雅俐，黄国平，（美）张道龙著. —北京：北京大学出版社，2017.4

ISBN 978-7-301-28228-1

Ⅰ.①短… Ⅱ.①夏… ②黄… ③张… Ⅲ.①心理咨询—咨询服务 Ⅳ.①R395.6

中国版本图书馆CIP数据核字（2017）第057724号

书　　　名	短程心理咨询与督导实录·职场篇 DUANCHENG XINLI ZIXUN YU DUDAO SHILU·ZHICHANG PIAN
著作责任者	夏雅俐　黄国平　〔美〕张道龙　著
责 任 编 辑	王　莹
标 准 书 号	ISBN 978-7-301-28228-1
出 版 发 行	北京大学出版社
地　　　址	北京市海淀区成府路205 号　100871
网　　　址	http://www.pup.cn　　新浪微博：@北京大学出版社
电 子 信 箱	zyjy@pup.cn
电　　　话	邮购部62752015　发行部62750672　编辑部62765126
印 刷 者	三河市北燕印装有限公司
经 销 者	新华书店
	787毫米×1092毫米　16开本　21印张　302千字
	2017年4月第1版　2023年5月第5次印刷
定　　　价	52.00元

序　言

　　2016 年 8 月，据国家卫生和计划生育委员会与有关部门统计，我国取得人力资源与社会保障部认证心理咨询师职业资格证书者达到 90.3 万人，而真正从事心理咨询专业服务的人数估计在 3 万名左右。何以存在如此巨大的差距？

　　一直以来，我国心理咨询师的考试认证慢慢规模化，但是，从知识到能力训练的规范化和科学化还远远不够。另外，我国精神科发展一直相对落后于其他医学门类，且精神科医师也存在数量少、缺乏规范化培训的问题。张道龙医生与他带领的团队，在国内的精神科医生、心理咨询师等培训督导领域辛勤耕耘近 20 年，在漫长的过程中，深刻感受到了全国各地心理咨询师和精神科医师渴望规范化培训的心声。

　　2016 年 10 月 25 日，国务院发布《"健康中国 2030"规划纲要》，其中的第 22 章第 1 节"加强健康人才培养培训"提道："完善住院医师与专科医师培养培训制度；加强全科、儿科、产科、精神科、病理、护理、助产、康复、心理健康等急需紧缺专业人才培养培训；调整优化适应健康服务产业发展的医学教育专业结构，加大养老护理员、康复治疗师、心理咨询师等健康人才培养培训力度。"可以看出，对心理咨询师和精神科医师的培养已经上升到国家政策的层面，充分体现其重要性。

　　基于目前全国各地心理咨询师和精神科医师渴望规范化培训的愿望，又有国家政策的支持，张道龙医生团队于 2013 年相继出版了《整合式短程心理咨询》《短程心理咨询与督导实录·亲子教育篇》等理论与实务兼备的系列著作。而这本《短程心理咨询与督导实录·职场篇》亦是此系列著作中的重要一部。

张道龙医生认为："真正有价值、高效率的职业生涯规划应该从一个人的高中时期就开始积极思考，根据每个人自身的特质、喜好和资源等因素综合考量，高中阶段需树立大致的职业发展方向，为选择适合的大学和专业做好准备，最大限度地避免盲目和盲从；在大学的本科阶段，应该遵从既定的职业目标的要求，全面储备与专业相关的基础知识，为步入职场或进一步深造打下基础；对于进入研究生阶段的学生而言，其重点在于学习和打磨未来职业所需的专业技能。"

《短程心理咨询与督导实录·职场篇》所涉及的职场问题及其解决策略，并非仅仅局限于工作领域，而是追溯至每个人的高中和大学阶段的规划与设计。只有早期思考、合理规划、逐步实施，才能在踏入职场后的层层历练中，将先前积累的知识和技能尽快融汇为经验，假以时日整合、升华成职场智慧，逐步实现自己的职业目标。

据统计，职场相关问题是我国咨询领域八大类问题中占比较多的一类。

由此，咨询师和精神科医生面对此类困扰的来访者，提供高效咨询和支持是必备的能力之一。本书丰富翔实的案例分析和解决之道，富于远见的职业规划格局和思想，对于咨询师，乃至每一位学子、家长、职场人都具有建设性的指导意义和价值。

相信《短程心理咨询与督导实录·职场篇》一书对于中国心理咨询师和精神科医师的规范化培训将大有裨益！

赵　然

中央财经大学教授

国际 EAP 协会中国分会主席

2016 年 12 月于北京

前　言

　　自《整合式短程心理咨询》一书及其系列书籍《短程心理咨询与督导实录·亲子教育篇》于2013年相继出版以来，受到广大读者的热烈欢迎。《整合式短程心理咨询》还荣获《中国教育报》评选的"2013年度教师喜爱的100本书"的第7名，在此特别感谢读者们的厚爱。近几年，许多读者希望我们能尽快出齐"职场篇"与"情感篇"书籍，以完成整合式短程心理咨询体系的丛书。

　　2016年，中国推出了精神科医生三年规范化培训项目，心理治疗师的培训和认证也在如火如荼地进行，心理咨询在部分地区被纳入"医保"。员工帮助计划和学生帮助计划也有了长足的发展。这些可喜的变化使得精神医学和心理学界对短程心理咨询的需求呈爆炸式增长，短程心理咨询系列书籍中的"职场篇"由此应运而生。

　　一个成功的人生，不过是妥善解决了家庭、职场和情感问题；而一个失败的人生，往往也不过是其中某个领域的问题处理不善所致。职场，是连接家庭和情感的纽带，尤其容易出现种种困扰——高三学生面对职业生涯规划感到茫然，大四学生临近毕业不知道该如何寻找工作，研三学生难以选择未来人生的方向……这些困扰如果得不到有效的帮助和解决，还会衍生出一系列家庭、夫妻、亲子之间的冲突，甚至可能对个人及其家人造成毁灭性的打击。因此，步入职场之前，每一个人都应该积极做好准备。

　　中国的独生子女一代中，多数人已经成家立业，在职场中打拼。然而，在父母长辈的呵护下成长起来的这一代人，当他们独自步入职场，稚嫩地应对着职场的"血雨腥风"时，往往战战兢兢、如履薄冰，甚至在各种挫折、打击下一蹶不振，并将职场的压力和负性情绪带入家庭和生活中，因此格外需要对于职业生涯的引领和指导。

以上现象和问题迫切要求我们寻找更快速、更有效、基于实证的心理咨询方法，即整合式短程心理咨询。

张道龙医生身为美国执业精神科医生，有近30年的从业经历，拥有超过2万个案的诊疗经验，并为中国精神医学和心理学界持续提供了17年的督导。夏雅俐博士和黄国平博士则有着丰富的中国职场咨询经验。此书旨在将中美两国职场领域内的整合式短程心理咨询经验分享给读者，希望在中国心理咨询师、心理治疗师和精神科医生们帮助来访者和患者寻找解决方案的过程中，提供有益的参考。

在本书的撰写过程中，美中心理文化学会（Chinese American Association for Psychology and Culture，CAAPC）的许倩、刘金雨、姚立华以及中国区总经理刘卫星女士全面参与了本书理论和案例的记录、整理和编辑工作。美国伊利诺伊大学芝加哥分校（University of Illinois at Chicago）的刘春宇博士对本书的内容和结构提出了非常有价值的意见和建议。特别感谢本书的责任编辑——北京大学出版社的王莹女士，她积极的工作态度和专业的职业技能保证了本书的如期出版。最后，我们要将最诚挚的谢意献给中美两国的来访者和患者，感谢你们给予我们为你们服务近30年的机会，也才得以将这些宝贵的智慧和经验凝结成书，与年青一代的精神医学和心理学同人分享！

张道龙、夏雅俐、黄国平

2016 年 11 月

目　录

第一章

大四才找工作，来得及吗？

中国每年大学毕业生有六七百万，如果你是其中一员，从大学里"新鲜出炉"，你知道未来能干什么吗？你在随机地"海投"简历吗？你为了躲避不可知的未来，继续"猫"在学校？你读到硕士博士了，到了该出校门的一天，内心无比焦灼吗？你是社会"小闯将"，跃跃欲试，却毫无重点、把精力到处乱抛撒吗？

如果你是毕业生的父母，当邻居、同事问："你家孩子该毕业了，找到工作没？"你坦然还是心焦？你是为孩子骄傲，还是天天犯愁？你到处替孩子张罗找关系，还是天天逼孩子投简历？

如果你是学校院系领导、辅导员、就业办老师，是觉得学生"皇帝的女儿不愁嫁"，还是着急上火，恨不得把他们一下推上理想岗位？你觉得他们全准备好了，还是感到想帮他们而无处着手？

对于学生、家长、老师，到了大四、研三的节点，千言万语汇成一句话：这会儿才找工作，来得及吗？

只要确定目标，一切都来得及！

视野决定舞台。用真实案例说话，用智慧开锁，阳光灿烂，马上出发！

STEP 1
毕业生们，找到目标，
"倒着计划"，做最好的自己

貌似托着腮帮子认真思考，其实心中一片迷乱，往往不知自己该往哪儿走。这就是——大四毕业生，面临就业的感觉。

在学生的成长路上，职业发展从来就不是被认真思考和讨论的题目。中学，一直在准备高考，生命随高考政策、节奏而律动，到了大一，辅导员对同学们说：在大学，你们中学时代形成的"三观"将被颠覆！这是因为，高考的目标没了！大伙儿并不太清楚未来要干什么！

父母曾警告儿女："不好好学习，就考不上大学，考不上大学，就找不到工作！"这个模糊的"魔咒"还在，具体目标却迷失了。

毕业之前，常有同学在寝室里嗑着瓜子，皱着眉头，坐而论道："我们到底应该释放活力迎接挑战好呢？还是找一份稳定工作更好？"

其实，无论迎接挑战还是稳定工作，都不是绝对的。毕业生必须确定具体目标，进行纵向积累，提高能力，才能不畏挑战，并达到职业状况的相对稳定。

归为一句话：找到目标，"倒着计划"，做最好的自己！

■ 先说"找到目标"

且分清这是你的目标还是父母的目标。有不少朋友按照父母的意愿填报高考志愿，大学毕业后成为公务员，三五年后，每天一张报纸一杯茶，感觉生命被掏空，或是"唯领导马首是瞻"，为每次升迁的落空而焦虑，为渐渐的"武功全废"而怀疑。

当然，并非说就不能以所谓"稳定工作"为目标，只是每个人要想好这些选择的后果，以及这些后果是不是自己想要的，再作理性的决定。有机会自己做主，当然是好事，但自己做主，也意味着要自行承担风险。只要想清楚了，就是目前最理性的决定。

当然，"想清楚"，不能仅仅在"目前"的认知条件下，还要想得远一些。有的同学是留在大城市做平稳的工作，未来必然面临收入较低、无法满足高层次物质需求的问题，虽说"我喜欢无欲无求"，但未来的配偶会有别的想法，或许会迫使他不得不变化。同时也不得不兼顾原生家庭的经济情况。

所以要权衡各方面的条件来确定目标。

■ 还要"倒着计划"

如果你希望成为 IT 界精英，且不是纯粹做技术的，并成为业界领军人物，那就要"倒着计划"。

比如，要在 10 年中成为网络游戏界领军者，毕业后 3 年要先从技术新手成为高手，并指导团队其他成员。这就是具体目标，然后倒着算，毕业后前 3 年得做什么，以接近目标。

首先得进入行业内领军企业，掌握最新技术，接触最热项目，与最优秀的技术人员成为同事，若是一开始进不了这样的公司，也要"骑驴找马"，时刻为与这样的公司、这样的团队谋面做好准备。

接着，以下苦功的状态，度过 3～6 个月见习期，并在之后的半年达到一定飞跃。

到第二年，看是否有机会负责项目，哪怕先做小项目、给项目经理做助手打杂；到了一定阶段，寻找机会独当一面；且在努力的同时，学会"借力"，向前辈讨教，与同辈合作。

再退回临近毕业的状态，"倒着计划"。大四阶段，实习，做项目，去做与游戏有关的玩家市场调研……

再如播音主持专业的同学，似乎技能较窄，"倒着计划"就意味着根据自己的特长纵向积累！除了同专业同学都在学的课程，假设你还擅长厨师技能，就比别人多了一分竞争力。再假如你会跳舞，身材窈窕，就可能去主持全民健身、大众舞蹈节目。

当然，还需要有多套计划，计划的重要性是第次排列、轻重有别的。A 计划最重要，是最想做的工作，必须进行充分的技能准备，B 计划是备选，那么 C 计划，或许是嫁人，或许是别的。但这几种计划不能混成一锅粥，避免捡了芝麻、丢了西瓜。

■ 接着"做最好的自己"

如果只"做最好的自己"，就可能对竞争不够敏感。在"找到目标，倒着计划"之后，常用眼角余光扫视竞争领域其他人在做什么，就可开始全力以赴"做最好的自己"。

如果想当一名新闻主播，你原有条件是：颜值高，声音好，普通话标准，但这样的人在你的竞争范围一抓一把！好在你脑子好使，平时关心时事新闻，又愿意到街头巷尾去跟别人聊，收集最新的市民心声，碰巧你文字功底还不错，那么，还等什么呢？把你的思考形成文案，把你的新闻观察做成系列，录成视频，在校园电视台直播，或寄给城市里的电视台或是网络新闻频道，你的才华一定能"亮瞎"别人的眼。

找到目标，"倒着计划"，做最好的自己！

如此一来，找工作，你就赶得上最好的"班车"！

STEP 2
只有"冷门"的人，
没有"冷门"的专业

高考时，学生和家长被局面逼迫，只要有个大学念就可以，完全不去管所考志愿是否喜欢，是"长线"还是"短线"、"冷门"还是"热门"，可到毕业找工作时，就开始后悔。

投了许多简历如石沉大海时，会有负性思维冒出来："我的专业太'冷门'啦！找不到工作！"

■ 有绝对"冷门"的专业吗？

有绝对"冷门"的专业，事实果真如此吗？用数字说话：美国经济大萧条时失业率高达 22%，是不是意味着大家都找不到工作？

可是剩下的 78% 呢？为什么还有绝大多数人能存活，活得还不错，等待整体经济平稳，又可"满血复活"？

其实，任何人群、行业中，往往前 20% 做得很出色，当中 60% 还可以，后 20% 就是担心失业的那一部分！因此美国经济大萧条时失业率高达 22%，主要是覆盖了人群、行业中最靠后的那一部分人。

那么，到美国的华人呢？那些能渐渐融入美国主流社会的华人，会对工作和生活比较满意，通过多年奋斗，他们的付出会有相应回报，甚至成为独一无二的专家。

■ 你能把专业做到多"专业"？

播音主持专业学生抱怨："我的专业太'冷门'，现在去电视台电台实习还可以，正式编制不好进！我又不想扔掉专业，我该如何是好？"

我们马上给他一个专业题目："去采访城市中一片动迁区域，你会怎么组织素材？怎么报道？"这位学生想都没想，回答："采访那些将要搬迁的人家，回顾一下当地今昔，进行对比，用他们的语言来表达对新生活的期待……"

假如你看到这条新闻，会换台吗？你关心的是什么呢？可能关心事件中最有问题点的、最有争议的、最有趣的、最吸引人的内容，而且还会喜欢了解主持人对问题的探究和分析，否则，为什么做得好的访谈类节目那么吸引人呢？

假如要去采访城市中的动迁区域，是否可以了解现存的问题、不为人知的矛盾点、过去解决问题的过程和方法、当事人的不同说法，请居民、开发商、政府部门、法律专家、群众分别谈谈他们的看法，并对比各地、各国的实践，进行一个精彩的总结，并请观众期待后续的报道？

这就要从受众需求出发，用上大学 4 年训练出来的、良好的抽象思维能力、发现问题和解决问题的能力，把一件看似普通的工作做得活灵活现。

■ 不做"冷门"的人

是的！没有"冷门"的专业，只有"冷门"的人！即便别人就业有波折，那也不意味着你就一样。

即便在心理学专业，也有类似问题。早些年心理学毕业的许多同学跨行了，去做人力资源的、市场调查的、培训的，他们中也有不少曾抱怨专业"冷门"，但只要能找到自身所擅长的、资源丰富的、与"冷门"专业结合，也可"脑洞大开"。这几年应用心理学在普通人群中都受到欢迎。只要足够投入，成为本领域的先行者，当专业渐渐"变热"，行业变得越来越有需求时，每个努力的人都可能成为"大热门"！

当然，关键仍在于：你是否愿意选择做前20%？只要愿意选择，也懂得怎么去做，就容易成功。关键是，你不能选择做"冷门"的人。

这样的"选择"，可能早就埋藏在我们的认知模式中了。

想让自己不永远"冷门"，就要保持积极态度，不因"冷门"而自卑，也不因"冷门"而防御他人、担心受到伤害，保持开放心态和正向情绪，尽量多学一点有用的东西，到了高年级做一些有用的实践活动。尽量少睡懒觉、少玩游戏、少翘课，有闲暇就去辅修感兴趣的其他专业和课程。

STEP 3
理清自己，再去"北上广深"

毕业季，人往高处走。不少同学想去北京、上海这样的大城市寻找更多机会。满怀斗志的同学，漂泊在外、充满新奇的同时，也会担心自己能否闯出一片天地。毕竟大城市人才济济，机会多的同时，就业压力也会更大。

但是，任何地方都有生存和发展得比较好的人群，所以重要的不是选择哪个城市，而是先把自己的能力准备好。

■ 年轻，有冲劲，什么都愿意干，够吗？

想去"北漂"的林同学，播音专业，口齿清楚，字正腔圆，有着令人印象深刻的抱负：想去"北上广深"看一看，见识更多优秀的电视台、报社，多多见世面，多多尝试和接触。她意识到，或许刚开始会遇到很多困难，自己是外地人，又没有太大优势，但会坚持想法，努力充实自己，学到更多东西，哪怕从最底层做起。显然，这是一种积极的态度！

然而，还是要问她一个问题：你能凭怎样的技能和策略，让人家电视台、报社给一个尝试的机会呢？即使我们愿意低价为"北上广深"添砖加瓦，"北上广深"也要看，收下我们是否有用。

遗憾的是，林同学没仔细想过这个。她回答："我年轻，有冲劲，什么都愿意干。"

假如你是面试官，你会接纳这个年轻人吗？什么都愿意干，意味着她能吃苦，愿意尝试，但同时也意味着，她并不知道自己擅长什么，目前她也并没有特别突出的技能。所以，这样的应答，或者这样的准备，并不能帮助一个人从成千上万的竞争者中脱颖而出。

　　有个大四学生，由于之前并没想好该为未来做哪些准备，投了许多简历，如石沉大海，看着同学们都出去实习了，她开始对目前"整个就业环境"抱悲观心态。她告诉同学，我想找一份好工作。那么，怎样的工作算是好工作？她认为，底薪 3000 元，有福利保险，有双休，有前途。同学问她，这个要求是不是有一点高？她的回答是：因为我很优秀。自信很可贵，但就像上面那位同学一样，她同样没想好该怎样做，才能让别人看到自己的"优秀"，这个"优秀"不是"最好的自己"那种优秀，而应该是"比别人好的自己"的优秀。她以为："我有人生目标，我很愿意为了达到目标而去改变，我可以付出所有的精力。"可是在没有得到面试机会之前，她却并没有做出改变，没有根据公司的要求做更充分的准备，而是仍在被动等待。

■ 你觉得你能做什么？

　　同学问上文的大四学生一个问题：你觉得你能做什么呢？

　　是啊，用人单位的面试官也会问这个问题。许多毕业生会说："我虽然目前不会做那些工作，但我善于学习。"很好，当然，还必须具体地说明你有哪些潜质和经历，令人相信，你通过学习能达到优秀。

　　然而这位女孩回答的不是她有什么特长能够胜出，而是告诉同学她的目标：我想去××公司那样的大企业，领导一个部门。同学进一步追问：你觉得你具备领导才能吗？她回答：我觉得可以，至少可以试一下。同学问：你给××公司投过简历吗？结果如何？女孩只能诚实地回答：投了很多次，可没有得到面试通知。而她父母也认为她很不理智，应该找一份正常的工作。她却坚持：我觉得我在这样的岗位上才能施展抱负，我也不愿意接受他们帮我找的工作。她说自己的短期目标是在××公司做一个经理助理，长期目标是成为著名主持人。可是，她在大学阶段，只有最基本的证书，毕业证、学位证、普通话证书，平常上课只是挑有兴趣的课程去上，课余时间一般在看电视剧，大学英语考试也才过三级。

■ 做"比别人好的自己"

大家有没有发现，在到"北上广深"闯荡之前，在成为著名上市公司职业经理人之前，必须理清逻辑。

首先大概知道自己要干什么，毕竟做著名主持人和职业经理人是两个不太有共性的方向，假如是做过若干年的主持人后，发现自己在相关工作上很有商业才能，想要转型，完全能够理解。但是一个毕业生刚在职业生涯的起点，一开始就想做著名的上市公司的职业经理人，就显得有些好高骛远，理想空洞而遥远，很难落地。

如果确定自己想做优秀的主持人，就要梳理：这个职业要求具备哪些才能，现在自己已经拥有哪些才能。要精修相应的某些大学课程，而不是经常翘课、睡懒觉、追剧。当然，光靠理论课程还不够，还需要进行各种实践和练习，否则，理想再好，不经过努力，那也够不上。

为了避免经历不必要的挫折，就要回答：你能凭怎样的技能和策略，让人家给你一个尝试的机会？毕业生们必须更多一层思考和准备：除了"做最好的自己"，还要认清自己、理清自己，做"比别人好的自己"。电视台、报社，各种机构，需要的人都不一样，但也有共同的需求。比如，毕业生可以问自己，你是能写，能讲，还是又能写又能讲？或者你是理工科学生，在你的专业上有创造性的研究成果吗？如果有特长，必须让人看到！你可以通过 5 分钟视频，展现你这些卓越的能力，令面试官一眼就知道，你适合做电视台工作，适合做报社工作。你也可以通过证明你科研能力的小发明、专利证书、参与重要项目的说明文件，令挑剔的技术控发现，你的确适合做这一行。

想当舞蹈老师和数学老师，技能准备会不一样，想去做编辑，技能准备当然也会不一样。想去做 IT 项目工程、客服专员、实验员，都需要准备相应的技能，而且这个技能不是学院派的，而是拿来就能用的，是让用人单位一看就明白的。

　　因此，积极心态必须结合更现实的认知。虽然理想很美好，自己也较"优秀"，但是天外有天、人外有人，越是优秀，就越会认识到自己不够优秀，画的圈越大，接触的外界面积也越大，才知道圈外未知的东西越多。

STEP 4
保持清醒头脑，为所当为

STEP 3 中，想到××公司工作的女生引起了我们的兴趣，问她：你说投了很多简历但没有获得展现才华的机会，在你看来是什么原因？

■ 不盲目努力，要识清目标

女生觉得是自己定位太高了，或是学位不能让这些公司信赖。她想上一个英语培训班，努力拿到更多的证书。

可是这个做法是清醒的吗？她一是想去××公司工作，二是成为著名的主持人，现在她却想去学英语，准备在学英语的过程中，再认识不足，考虑该往哪个方向发展。我们提醒她：万一××公司老总希望你讲西班牙语，主持人工作需要你讲日语，那你怎么办？

这个女生突然间明白了：我应该先明确自己的目标，而不是盲目努力。明确了自己的目标，再抓紧评估自己的各种专业水平。比如喜欢跳舞的，抓紧评估自己的舞蹈水平，是否专业到可以直追著名舞蹈家，假如是，大胆地去干吧！大伙儿会玩命地为你鼓掌！假如不是，务实点，爱跳舞是好事，正好跟专业一起增强核心竞争力。你青春靓丽，你身段苗条，你口齿伶俐，你笑容可爱，而且——你还在舞蹈比赛上拿过银奖，是个呱呱叫的领队！那么，结合播音专业去实现自己的职业目标吧！

■ 不轻信，要多观察判断

这个女生是传媒大学毕业的，为什么想去××这种公司？她说该公司很稳定、影响力很大，她想知道它为什么如此成功，想学习它的运作模式。

听上去她对该公司基本没什么了解，信息从哪里来的呢？是她的同学在该公司工作，听对方描述，觉得该公司很稳定。然而她的同学也只是一个普通职员，见识有限，如何判断一个公司的好坏呢？

女生想了想，觉得自己可能是有点轻信了。轻信的确是年轻人容易出的问题。所以有许多伪命题影响着大家的情绪，他们会以为跳槽就是坏事；因为人心浮躁，会去辩论究竟是否要"干一行、爱一行"。但其实，现实没那么简单，不可道听途说。

比如，跳槽。别以为跳槽是坏事，若5年内跳5次槽，那当然太频繁，别的单位也不敢要。但是在一家公司做了一段时间，有了收获和成长，可成长空间却变得有限，人际关系紧张，企业文化不合适，那么，"良禽择木而栖"，跳槽也就意味着"步步高"，为何不跳？前提是：想清楚，准备好，有规划，有计划。

■ 不一味反对父母，要量力而行

女孩说她父母是普通公务员，她是独生子女。女孩渴望成功，而不选择成为父母那样的人，这是因为觉得父母太稳定太平常了，她想要"闯一下"。

大部分子女会由于认同而效仿父母，小部分子女则是"相反"，即不认可父母而选择不同于父母的行为和人生追求。但如果一味反对父母的生活方式，人生目标过于宏伟，没有具体行动，就会不切实际。而一个人对于实现自己的目标则要规划好可测量的时间表。这一小部分人并没有看到名人真正是如何成功的，没理解他们的大器晚成、人生历练丰富且极其勤奋，就容易缺乏量力而行的理性思考。

量力而行，就是不要刻意挑战父母、挑战自己的能力，而是扬长避短，找到适合的方向。不喜欢当主持但擅长跳舞，可以将喜欢跳舞的特点与爱心相结合，在当地寻找一些对语言要求不高的舞蹈类职业，例如，在特种教育学校里教自闭症患者、交流障碍患者、聋哑人跳舞。

■ 投简历有诀窍

　　所有的理想都必须落实到具体的行为，这就是"为所当为"。

　　比如，给上述的××公司写简历和求职信，可增加以下类似内容：当你们看到这份简历时，一定会感到奇怪，一个播音主持专业毕业的大学生为什么想加入贵公司。因为我非常崇拜贵公司的董事长，我在他的身上看到了坚韧不拔、永不止步的精神，这些精神鼓舞了很多年轻人。我知道贵公司以房地产业务为主，我也知道你们的发展趋向多元化，正在从传统地产走向商业地产和娱乐产业。我毕业于传媒学院，擅于娱乐公关领域，善于与人交往，因此，我希望能够在贵公司的娱乐领域内，从助理的岗位做起……

　　关于投简历，应该遍地撒网，而且是分组投简历，分组可以是行业的组（比如演播行业还是 IT 行业）、岗位的组（比如做编剧还是销售）、不同档次的组（可以按理想收入区分，也可按你心中的位置区分），这样，才能在最短的时间内，集中优势兵力，攻其相关一点或一片。不仅如此，简历还要投其所好，人家需要什么样的人，你尽量把自己的履历包装成什么样，当然，不要欺骗、伪造，如实提炼你最闪耀的、且是人家所需要的部分。这就要求我们在校期间，尽量动脑筋，重实干。如果临到毕业时，能有许多拿出手的作品，如小视频，好文章，主持奖……那么，谁不争着抢着要你呢？

STEP 5
让"喜欢"爆发持续的
能量，聚焦投入

小元似乎是一位不知自己"喜欢"什么、"不喜欢"什么的同学。他是播音主持专业大四学生，之前是美术生，刚开始他还比较喜欢这个专业，喜欢在舞台上表现自己，但从大二、大三开始，专业方面并不理想，没有太多成就感，便对这个专业不太感兴趣了。他觉得，即便未来一定要做这一行，他也只是希望做婚庆主持人。想过将来最好找一份事业单位的工作或是考公务员，甚至脑子里还晃过创业的念头。

■ 为了不心累，喜欢很重要

曾有个女孩，毕业 3 年，做程序员，进的是国内一流互联网公司，收入远高于同龄人，甚至比工作时间是她两倍的人还高。对收入她是满意的，但她却纠结了：不喜欢做这种编程工作，虽然本科和硕士阶段都学的这个，但她面对电脑毫无激情，业余时间也懒得去学新的软件。她觉得自己跟团队里新来的男孩相比，激情差得太远，同时她非常担心自己会落伍。团队里大部分都是男性，她有性别的优势，但并没有专业的成就感。然而，若是转行，一方面她并不知道自己另外能做什么，她喜欢看小说，但不会写小说；另一方面，IT 业收入很高，从头开始做别的，根本不现实。

因此，这个女孩只能寻找其他途径，不能完全转行，但必须结合自己比起团队成员拥有的额外优势，寻找在公司内或行业内其他的发展，比如项目经理之类。但假如刚毕业时，甚至更早，她就有更清晰的定位，了解自己擅长什么、喜欢什么，如何与所学专业结合，恐怕就不必等到 3 年后再来焦虑不安。

■ 是自己喜欢，不是父母喜欢

"爱你所爱，无怨无悔"，关键是要喜欢才行。可以问问自己的心，为自己喜欢的事打分——"对于当公务员，你给自己喜欢的程度打分，0 是一点不喜欢，100 是百分百喜欢，你可以打几分？"

小邓想考公务员，究竟是自己喜欢还是父母喜欢呢？父母的建议，基于他们的经验和阅历，认为最好有个稳定的工作，然后结婚生子。

然而，在不同城市，公务员的状态和收入，与其他行业横向对比，也大有差异。在三线城市，公务员是个"好工作"，包括社会地位、闲暇、收入，都处于中等以上，而在一二线城市，由于经济较为发达，企业发展好，横向对比，会有更多同样起点的人职业生涯、经济收入、精气神都会比公务员好很多。同时，必须看到，在公务员的队伍里，业绩评价指标和晋升路径都并非自己能够把握，时间长了，不少人会产生倦怠思想。

父母求稳、想让孩子做公务员的建议，来自他们的价值观，有他们的道理。而在新时代，在传统价值观之外，还有其他新的价值观。这是由于经济快速发展，人们自由度提高，社会强调法治、创新，对于女性，25～35 岁，正是最黄金的年龄，做了公务员，一下子就被放到保险箱，同时也意味着被放入了冷冻箱，甚至有人觉得在官场很累，毕业生往往对这些并不清楚，才会从父母所说的笼统的"稳定""有身份"之中获得美好的憧憬。但这些憧憬并非现实。

■ 有喜欢，就要聚焦投入

假如所学专业能跟职业结合，那是最好的，假如只能沾边，或是跨界，只要还是喜欢的、有热情的，就要聚焦投入了。

比如，未来想做婚庆主持人，那就需要着重培养幽默、睿智、调节气氛的能力。也可以利用自己的美术背景，擅长布置婚礼现场的优势，进入优秀的婚庆公司去学习如何做婚庆主持人，为自己积累经验和资本。总之，要明白自己想做什么、能做什么，再利用余下的在校时间，针对性地实习和准备。而在求职过程中，也不要反复谈论自己不想、不能做什么，而要找到自己擅长什么，并朝着这个方向去准备。

还有个爱做生意的小赵，做了3年韩国代购，认为目前重心还在学习，毕业后会到电视台工作，想把代购继续当作副业做。当她谈及如何避免代购中假货问题时，提到"身正不怕影子歪"，她的生意回头客很多，看来挺注重商业伦理！而且为了做好代购，已建立了一支小团队。同学们觉得她敢于闯荡，不追求稳定。

我们问了小赵一个问题，这也是大家的好奇之处："这么喜欢经商，为什么选择主持人工作？"小赵说，想从事传媒，主要因为父母希望我到电视台实习，有稳定工作；父母都是经商的，我一直很感兴趣，直到大一有了契机，才开始代购。原来电视台是父母认为应该去做的，经商才是她的真爱。

但是，究竟爱经商的什么呢？我们追问，"经商是什么吸引你？是赚钱？还是其他？"小赵回答："吸引我的虽然也有赚钱，但更多的是自由。"很好，那么，新的问题来了："自由并不等于经商，经商并不意味着自由，还有什么其他的吸引你吗？"小赵想了想，说："我喜欢结交朋友，不同的朋友，做代购以来，我朋友圈子扩大了，阅历也丰富了。是的，说得有道理，经商需要大量的人际关系，经商能促进自己跟人打交道，观察商场的千变万化，这也是乐趣。"

很明显，小赵的确喜欢经商。可是，还要促进她了解需进一步去做的事，以避免失败。我们问："代购这一行本身没什么技术壁垒，甚至政策一有变化，就可能销声匿迹。你拥有怎样的优势，确保比别人做得好？"这方面，小赵想得并不深，她做了3年多，有人脉积累，如今有朋友在韩国注册了公司，所以价格有优势，品质也可靠。当然，这算不上什么壁垒。其实，这就是问：你喜欢做这个事，核心竞争力在哪里？

"壁垒指的是什么？是核心竞争力，比如你是韩国人，你嫁给韩国人，你认识最大的供应商，有产品和价格优势，或是你学的是化学专业，懂得做适应市场的化妆品，能防雾霾，你懂得电视台主持人的需求，研发出 30 秒卸妆的卸妆纸，这些都是产品和技术方面的壁垒和优势；还有，若是你资金特别大，有规模优势，这也是壁垒；要么，就是你有政策优势，能拿到经营执照，在某些行业限购的情况下，还能通行无阻，这是政策壁垒。"

这些都引起小赵的反思。她骨子里流淌着经商的血液，喜欢赚钱，喜欢人际交往，而她学的播音专业不是她要做的，因此在一定程度上，这是浪费，但是不完全浪费，毕竟，这几年的训练，给了她普通话、仪表仪态上的规范，让她有了好的"背景"，对她有好处。但是，"脚踏两条船"，会造成没法对所爱的事情充分投入，妨碍把事情做得更好，

我们建议小赵，可在老师同意不影响毕业的情况下，去商学院、创业学院学喜欢做的事，补一补相关的知识和能力。

美国的大学，在本科前两年，有 GENERAL STUDY（通识学习），再看学生喜欢什么专业，避免选择自己都不喜欢的专业。而限制学生的热情，缺乏引导，那并不是大学该做的事。

■ 即使喜欢，也要准备好应对挫折和挑战

我们问考公务员的小邓："如果你没有公务员这个选择，发自内心，愿意选择什么？"小邓回答："我喜欢播音主持，愿意选择去电视台体验一把，但并没有好好实习过，只在一个暑假去电视台待过一个星期，一星期中，几乎有 4 个晚上都在熬夜，太辛苦，感觉自己可能适应不了。"看来小邓不太能吃苦。

于是，我们的第二个问题来了："带你实习的老师至少工作 1 年以上，你问过他们是怎么熬过来的吗？"小邓说："他们也曾抱怨，觉得累、钱少，习惯了之后，就觉得还好。当然，最重要的是，他们也非常喜欢这个行业。"是啊，喜欢了，就觉得没那么累了——喜

欢谈恋爱、喜欢运动，就不会觉得累。这就是放松的策略之一，其他放松的策略也会有，比如一个岗位干了一阵子之后，外勤换内勤，记者换编辑。

只有想好了如何面对未来的挫折，我们面对所喜欢的事业，那份喜欢才能有更扎实的基础。

小邓在与我们访谈的最后，感到目前自己想当公务员的程度是60%，但觉得有必要再尝试一下剩下40%的其他选择，打算：实习阶段真正地去体验电视台工作，尝试过后，如果喜欢，就要勇往直前。

STEP 6
布局职场人生一盘棋

毕业生们站在大学门槛上的困惑，以及毕业后多年还迷茫不清的状况，往往可追溯到中学阶段，因为除了埋头题海，应对考试，从来没有时间去考虑自己究竟喜欢什么、擅长什么、想做什么、学专业是为了什么、未来的打算和安排是什么。

布局职场、人生一盘棋，其实有规则可循。

■ 不逃避就业，把问题放到桌面上

面临就业时如果想要逃避，最好把问题放在桌面上：

我是真的想读研究生，还是逃避就业？

我未来是做一辈子学问，还是到学校外面上班？

我对自己的期待是怎样的？

我现在的情况与期待有怎样的距离？

我怎样才能达到自己期待的目标？

我对"满意的人生"有怎样的描绘？与职业发展如何衔接？……

对于大学生而言，应该选择一位优秀的导师来引导自己以降低犯错的概率，选择一个好的专业来为自己打造更广阔的发展空间，选择一所名校来提升自己的品牌含金量。

假设这些方面都能够囊括，当然是非常幸运的事情，自然不必焦虑就业问题。然而，绝大部分的人都不可能同时具备这三方面的优势，此时，就需要根据自己的实际情况，选择自己最需要的方面，踏踏实实地储备自己，化焦虑为动力。

■ 借力于智者，校准方向

把问题摆出来后，要想真讨论清楚，往往需要借力于有智慧、有经验的人。比如可以找老师、辅导员、学长聊，也可以找学校咨询师聊，当然，找到专业的职业发展咨询师，或许能得到另外一些独特的启示。

我们跟一个想考哲学专业硕士研究生的大学毕业生聊了起来。他说自己并非一时心血来潮想考这个专业，而是从小对此非常感兴趣，父母在国企工作，他是在这样的环境中长大的。他是学校有名的"学霸"，学习成绩年级第一，而且愿意未来不计薪酬努力为人民服务，为了事业可以暂时不考虑谈恋爱和结婚。

他的理想非常高尚。但必须提醒他，假如未来遇到一个非常喜欢的女孩子，她虽然能够认可你的理想，但对于你的经济条件不满时，你怎样让自己做到心理平衡，又打算怎样处理与女孩的关系呢？

这位同学说：我既不会爱上这样的女孩，也不会感到心理不平衡。他的家庭收入状况处于中下等水平，但不愁吃穿，没有兄弟姐妹。他认为，即便周围的人都比自己有钱，他也不在意，对金钱没有过多的欲望，觉得钱够用就好。

我们很尊重这位同学的说法，但也指出：听起来你一身正气、两袖清风，希望中国的公务员都能像你这样。但是在现实生活中，与"富二代"相比，恰恰是"贫二代"更容易改变、更容易走向腐败。这位同学也承认确实有这种现象。

我们之所以跟这位同学反复讨论，是因为他的选择显然与大多数大学生不一样。我们希望通过讨论，帮助他认真考虑未来的多种可能性。

■ 借力于练习，才能"对上口"

临近毕业，心理上有很大压力和负担，导致产生逃避的情绪，不想毕业，不想工作，尤其是女同学，多多少少都存在"小女生"的心理。父母往往只能建议：从事跟自己专业"对口"的工作。而实际上，不是依赖一个专业文凭，而是拥有可展示出来的专业能力，方可与工作"对上口"。在校时需要规划如何练习，出校门后，需要规划一步步的专业升级。

一位播音系同学想做主持人，但她明白刚毕业不可能做主持人，所以想进入一个节目组，跟着做后期，逐步积累，慢慢接近想做的岗位。我们同样问她：那么在后期制作方面，你能够做什么？

她只想到自己可以做剪辑，但还得进去之后再好好学习，或是有一个老师能带带她。许多毕业生都把工作单位当作学校了，希望有人"带"自己，但这种想法往往不现实，用人单位都希望你"来之能战，战之能胜"，重要的不是"你能学到什么"，而是"你能做什么"，也就是你能被认可的专业优势是什么。

当这个同学有通过后期制作岗位进入电视台的想法时，她就可以利用接下来的在校时间，找一个这方面的专业老师，去学习后期制作技能，并在求职时拿出自己的作品当作敲门砖，那才有机会被选择和雇用。这就是真正的"专业对口"。

■ 职业一盘棋，也是人生一盘棋

大学毕业后的职业发展，必然与自身整体发展有直接的关联，也牵涉与原生家庭中父母的关系，以及未来的婚恋、未来小家庭的稳定，也关乎整个一生的成就感、一个人的情绪底色。

想转行做心理咨询师的赵小姐，在过去的学习、工作经历中，心理咨询方面投入得最少，却偏偏要选择做心理咨询师。在这种情况下，她很难短时间内做到行业里的前十，难以靠咨询得到高薪。同时，她还可能面临成家和生育的压力，且年龄、经济以及生理健康因素都需要综合衡量。这时，我们建议，她可将心理咨询作为职业背景，将在咨询中学到的相关理念贯彻到目前从事的工作中，提升在行业中的核心竞争力。这样既能解决她的经济问题，又可以不用放弃感兴趣的心理咨询，实现"鱼和熊掌兼得"的状态。

可见，要学会充分发挥自身优势，有准备地规划职业一盘棋，才有可能在职业选择中做到"鱼和熊掌兼得"。"隔行不隔理"，时下涌起考证热潮中，人力资源师、心理咨询师、会计师等都是"考证达人"们争相追捧的职业，然而，并非所有人考取相关证书后，都会投入这一行业中，即使学到所喜欢的行业的长处，运用于现在的工作，也能如鱼得水。比如，心理咨询师所塑造的人文精神、沟通能力、解决问题的智慧等，都可作为"职场达人"们的从业背景，提高职场竞争力。

STEP 7
如何让大四、研三毕业生
永远"来得及"？

毕业生为什么在面临毕业时害怕来不及？学校里可以做的是哪些？

■ 学校要给学生一个施展和锻炼的平台

从目前国内高校的课程设置来看，理论性都比较强，即便是需要更多实践的学科，学生能得到锻炼和指导的机会也有限。

针对播音主持专业的学生，最好能有机会在校园电台、电视台上一展身手，对其要求也不能低，可以用社会媒体的标准去衡量，包括收视（听）率、满意度、观（听）众反馈等，这样才能帮助学生聚焦自己的专业，将专业与自身的特长相结合，更早地发现自己的方向，获取经验，并在实践的过程中，积累自己的作品，作为未来面试时凸显自己的成果。

而对于医生，从前几年开始，"住院医"规范化培训制度开始运行，学医的学生也要真枪实弹地进行培训，在实践中尝试，积累成功和失败的经验。

其他实践性强的专业也是如此。学校要从系统的角度，为学生搭建平台，构造一个模拟而真实的环境，配备好的指导者，帮助学生做好毕业前的准备。

在学校平台上，除了专业训练以外，学校还可以给予学业职业辅导、管理技术和心态的辅导，那就可能弥补学生通过普通课程、通过与长辈交流不能得到的能力，令某些有志于发展管理才能的学生得到提前的指导。

■ 老师可应用认知疗法和动机面询

不论是什么专业的老师，在教学中如果能学会几招心理咨询技术，对于学生来说一定更有魅力，也更有说服力。

一位大学老师询问我们：现在是新媒体时代，可许多学生进校的时候，都抱有不创新的理念，固着于传统媒体，老师该如何去引导？

我们回答，首先可调整学生的认知，让他们了解新媒体为什么发展得快。要知道，打开新闻联播和新媒体，会有不同的期待和感受。传统媒体有些已经停办，而新媒体发展迅速，受众欢迎，政府支持，又是无烟产业，未来的发展不可限量。

接着老师可以用"动机面询"帮助学生。不论是传统媒体还是新媒体，其精髓都是"媒体"，都要求报道及时、准确、幽默等，这都是媒体本身的要求。因此，传媒专业的学生所学的、所练的，并非是根据"传统媒体"和"新媒体"截然分开的。这是为了调动学生内在的积极性，快速帮助他们热爱新媒体，专注于专业学习。

在人群中，在大学生中，在大学毕业生中，很难找到完全没有"动机"的人。一个同学，看上去痴迷于玩电脑，其实他也担心自己会"挂科"，担心毕不了业，担心未来的就业，担心令父母失望，担心在同学面前没有面子……

然而，不少老师并没有在复杂的职场里待过，往往"学而优则教"。大学老师自身也需要成长。

■ 鼓励学生积极思考，萌生智慧

刻板的教学，脸谱化的教育，已经不适合当代毕业生。只有方法灵活地教育，真诚地鼓励，智慧地浇灌，才可能促使毕业生们积极思考，增长智慧。我们可以通过下面的故事来思考该怎么帮助毕业生。

杰是个 26 岁的大男孩，从国内某传媒大学本科毕业后，到美国攻读艺术硕士，面临毕业。按理说，经过这些年的磨砺，他已经成熟多了。但他突然感到职业和感情的发展都令他迷茫，甚至焦虑到睡不着觉。

的确，在职业上，艺术是个高投入低产出的行业，毕业后是该踏踏实实地做个艺术家，还是成为艺术产业链中的一分子？而在感情上，他也犹豫了。以前他在感情上受过伤，现在很难投入一段新感情，也不知道该如何与一个女孩确定并维持一段感情，该在美国还是回国解决感情问题。家人在婚恋问题上也给了杰比较大的压力。

20 多岁，本来就是年轻的、阅历尚浅的年龄，当然不要指望学生有现成的智慧。杰感到自己对很多问题都没有什么深入的看法。在学习的过程中，他感觉越学失落感越强。首先他觉得这些和在本科学的东西不一样，虽然作品都是在电影、电视平台上播放，但差异却特别大，并非做了一个东西就结束了，而且美国的游戏规则和中国也不同，一切都是新的，什么都得重新学，因此他就觉得特失落。

面对杰，作为咨询师的我们问：在我们访谈开始之前，你提到正在准备一个毕业创作的剧本，主要素材是一对在美国的留学生，男生把女友杀了之后跑回国，现在又被抓回来了。我们没有看到你的剧本，你现在能否用最短的时间给我们讲述一下这个故事，我们想听听为什么你的创作思路比其他人更好？

杰回答：这个电影创作是改编一个以前的故事，把我的一些想法加进去。第一，这两个人从中国到美国来的成长和变化的过程，以及他们的矛盾和张力比较吸引我。因为本身我也是留学生，会有很多的细节和想法在这里面。第二，我会在这个剧情里加入另一个角色，就是他在美国有个朋友，这个朋友有点像"ABC"（AMERICAN BORN IN CHINA）的感觉，从小在美国长大，认为美国什么都好，但男主角在杀人之前就认为美国不好，想要回国，我想让他俩有个交锋和矛盾，在对话过程中，"ABC"认为男主角不该回中国，男主角却想回国，就阐述美国的各种不好，表现出中美文化的碰撞，而且都是由中国人表达出来的。

咨询师：嗯，听上去是一个故事。可是，男女主人公为什么从相爱到相恨，最后还把女孩杀害了呢？

这时，杰感到有点吃力：首先人都是会变的，这点我没有太多的想法，而是把我看到的一些现象加进去。比如女生比男生更喜欢留在美国，因为女生和男生对人生和事业的追求是不一样的。这个女生认为在这种优哉的环境下找份工作会比较舒服，而且压力确实比回国小。另外，女生可能更善于与人打交道，虽然两人都在家玩电子游戏，但女生会受到更多的关注，外国的男生也愿意和她有更多的交流。所以，女生刚开始想和男朋友一起留在美国，后来觉得美国的世界很开阔，自己也很受欢迎，为什么在感情上和工作上就不能有更好的发展呢？

我们继续要求杰"讲清楚故事的主题线"，也就是：要用简短的话把这个故事讲清楚，并且能吸引人。

杰说了这对年轻男女在国内是因为学英语而认识的，到了美国，距离近了，就显出许多小矛盾，价值观的差异凸显出来。除了生活细节有摩擦之外，男生在女朋友跟别的男生交往时还会吃醋。女生提出分开一段时间，男生感到自己为她付出了很多，担心她离自己而去，于是产生赌徒心理，最后的矛盾点发生在万圣节的前一天，两人相约去酒店开房，随后两人吵了起来，女生讽刺杰，男生感到自己的付出在女生的眼里都不值一提，他认为女生背叛了自己，矛盾由此不断激化。在争吵激烈时双方开始动手，撕扯中男生将女生杀害。

我们听明白了。但对杰指出：在美国，并不像杰所说的，学这个专业就那么难就业，好莱坞、制药业和 IT 业都是非常好的行业，杰提到在美国怕不好找工作，其实，我们就是通过你讲的故事来看问题在哪里。

在谈论一部电影时，故事的基本线索要讲清楚。男生和女生都学英语，那是如何相识，而不是如何相爱，可以在此埋下伏笔，两人从刚开始的结合就不是相爱，之后也不是对爱的背叛，当初只是因为有共同的目标，相互鼓励，学习的动力更强，这是第一条线索。

第二条线索，刚到美国，两人都是失意者，都面临迷茫和彷徨，相互抱怨发牢骚，相互取暖。这时两人商量到同一座城市，因为女生所在的学校学费比男生所在的学校便宜，在这里又刻画出，两人不是因为相爱而走到一起，而是因为经济。

第三条线索，男生交了一个"ABC"朋友，这个朋友一直给他灌输美国有多么好，但他并不这样觉得，"ABC"越成功，他越觉得自己来晚了，语言不好，文化适应不了，同样都是中国人，都是黄皮肤，但朋友的内心已经和白种人一样了，而自己依然是从内而外的黄种人。并且从认识这个朋友开始，男生就比他的"ABC"朋友努力，甚至成绩也比他优秀，但总是不如他快乐，不如他成功，这时心理上就逐渐产生了仇恨。

女生一到美国就相当于可以有第二个选择，因为许多女孩的成功体现在嫁个好老公、生个孩子、有房有车，她会想："我为什么不留下来？"身边的白人男孩也挺好的，很文明很乐观，又很尊重她，这些信息就会刺激男主角。

三条线索叠加，就能构成跌宕起伏、有冲突、有挣扎的故事。本来男主角的"ABC"朋友认为这个世界很好，但男主角认为这个世界不公平，女朋友身边又出现了白人男孩，女朋友觉得白人男孩什么都比他好。那晚两人吵架时，女生甚至喊道："你连上床都不如那个白人男孩，我和你在一起还图什么？"这一句话彻底激怒了他，马上掐住了女生的脖子。在这里故事的高潮就来了，这样就写出了文化的冲突，为什么出现了"激情犯罪"，故事也能展现清楚。杀人之后，男生不相信自己杀了人，刚想拿起电话，又想万一打了电话自己可能永远不能回家了，这时他想起了妈妈。他给妈妈打了电话，想告诉妈妈自己可能不能回家了，妈妈告诉他奶奶病逝了，他必须回家，然后他才想到不是办法的办法，把女生的尸体放进了一个箱子里，然后潜逃回国。整件事不是他计划好的，也不是巧合，而是"激情犯罪"。这样，观众才能接受这种心理冲突。

电影的最后，他向妈妈辞行，向妈妈忏悔，临行前再看一眼女生的照片，然后走到海边去忏悔，知道自己有一天会被抓，也知道自己的确做了不该做的事情，不想为自己的行为辩解什么。

　　当被抓的那天，他会说："你们终于来了，我已经等了你们3个月了。"这里表示他戴上手铐的瞬间，心理的重担终于解脱了。

　　电影要用这样的方式告诉那些留学生们可能面对的危机、为什么会产生这样的心理冲突，这样的故事写出来才好看，才有灵魂，才有正能量。

　　杰听了，很受我们"电影脚本"的震动。其实，这涉及对中西文化理解的深度问题——两个普通的留学生，得有多大的仇恨，男生才能把女生杀了？如果仅是经济上的花费，不足以让他杀人，这是不合理的。如果电影没有给答案，观众的心就会一直悬着。艺术家主要是刺激观众的思考，给观众以启发。

　　在对这样一个电影剧本的讨论中，杰明白了，自己在国内的工作经历和美国的留学经历都只是"技能"而已，他需要增加的是"经验"和"智慧"。

　　光聊还不够，我们第二天正好要去见一位成功的视觉艺术家，对方不是做电影，却能利用拍片和制作的技术在美国每小时赚3500美元。我们约杰一起去看看那位艺术家给别人做项目，感受一下自己和他们的不同，也许会有启发。

　　我们顺便又给杰讲了个故事，某位朋友在出国之前在某知名电视台做某频道的招商总监，最多年薪60万元，努力了5年，也无法突破这个数字，他告诉我们，技术上他可以做到行业内前几名，但薪水却不能突破，问我们有没有办法让他年薪突破百万？了解其核心竞争力后，我们介绍他到美国的××城市，参观了一家专门做宣传片的公司，比如一家医院和医学院要给大家介绍如何做手术，如何控制感染，如何训练护士，如何训练新的医生，这家公司在行业内做得非常好。他在这家公司参观了一天后，了解了他们是如何操作的，发现他们用的软件国内没有，于是他购买了软件，回国开始创业，现在仅仅做一个客户，就可以保证他每年有超过一百万的收入。

这是为了说明：你不是语言的问题，也不是文化的问题，而是没能打开思路，不知道问题出在哪里。你创造出来的东西，在美国有美国人看，在中国有中国人看，想要中美两国人都看，你要先把自己打造成能创造出这样产品的人，而不是被动地等待。

我们对杰说：你现在的年龄不适合直接做电影，更不适合做导演，当你能把故事讲到演员愿意跟你演、投资人愿意给你投钱，就不是现在这样的状态。

当然，我们并不认为杰面临什么大的问题，而是所有大四、研三的学生都会面临的职业生涯的困惑，也就是"正常人的正常困惑"。

对于大四、研三的学生，学校如果能提供系统的实践平台，为他们提供专业训练和管理训练的机会；老师能用"动机面询"等心理咨询方法激发他们"变得更好"的动机，找到"变得更好"的方法；同时又有智慧的长者为他们提供具体的、有针对性的讨论，为他们创造更多的机会，并让他们学会分清是非，学会自我保护（比如远离传销），那么这些学生在毕业的时候，一定会变得头脑更清醒，竞争力更强。

通常而言，很少有人不知道自己想要什么，往往是知道得不具体。比如，播音主持专业的毕业生当然希望自己从事与传媒相关的工作，但对于传媒领域具体岗位的工作内容可能并不清楚。

因此，在条件允许的情况下，第一，学校可以邀请一些主持人、编导来校，举办与其工作内容相关的实用型讲座，给学生机会去了解传媒领域具体的岗位职责、工作内容、发展趋势等。

第二，通过实战来锻炼，借助实习的机会来测试自己是否喜欢、是否适合这些岗位。

比如，对于大二的学生，他们往往不了解在大二这个过渡时期应该做些什么。我们指出，如果半数以上的大学生在大一、大二感觉非常清闲，直到进入大三才感到一些压力和紧张，那说明这种训练系统的设置可能存在一些需要改善之处。例如，学校应该思考是否可以增加一些专业课程，是否可以让课外活动变得更丰富。大学期间可以做的事情非常多，诸如学习专业课程、参加读书会、参加辩论赛、学习外语、社会实践等。总之，大学生应该从踏入校门的第一天就开始努力，始终做一只勤奋不懈怠的兔子*，而学校则要为这些大学生创造"奔跑"的环境。

---

*　由龟兔赛跑的故事中因偷懒睡觉而输掉比赛的兔子引申而来。

第二章

毕业找工作，怎样才能顺？

大四找工作，不晚！但为了令自己更能从容应对，大一就应有一个好的起点，这样在毕业找工作时就能更加顺利。

　　首先要明白，做一件事是因为它是对的，而不只挑容易的做。

　　从大一开始就思考这四年该怎么过。学好专业知识，到大三、大四就可以考虑职业目标了。

STEP 1
做一件事，是因为它对，
而不是因为它容易

　　当我们的眼光不够长远时，就只看到眼前的利益。比如，在大一、大二时为了赚点生活费而去做兼职或家教，结果影响了正常的基础课学习，浪费了最好的学习时光。当然，如果经济条件限制，必须勤工俭学，就只能脚踏实地，兼顾学习和打工。

　　所以，我们必须学会评价所做事情的未来价值，要因为正确而做事，而不是因为容易、便宜或为了眼前利益才去做。推而广之，对那些尚未走入大学的高中生而言，在填报高考志愿时，不能因为分数低或学费少而选择一个专业，否则会给未来的人生造成很多麻烦。

　　对于已经做出选择的大二学生来说，首先应该学好专业课程，最好等到大四再做兼职。最理想的兼职，是对未来职业方向的一种探索，在不太确定自己喜欢或适合哪一种职业时，可以利用兼职的机会进行尝试和体验。如果兼职还能带来一定的收入，并在兼职期间因表现出色而被兼职机构聘为全职，则是皆大欢喜的结局。当然，还存在另一种结局，就是经过一番兼职实践，发现自己完全不适合某个职业，也没有被聘为全职的可能性。此时，可以将大学的专业作为从业背景，寻找相关的或能够发挥自己优势的其他职业，即"顺势"的原则，也就是从事能够利用自己专业背景的相关职业。

　　做一件事，是因为它对，而不是因为它容易。这个道理放到学生的日常学习和生活中也是一样。

■ 选择考研，不为跟风，也不为逃避

出于现实的考虑，考研的目的不是为了跟别人攀比、盲目跟风，也不是为了逃避就业，而是为了弥补本科阶段的缺陷，让自己得到更好的发展，或是获得更高的起点，这就需要遵守三个基本原则。

第一，硕士生导师非常重要，应该优先选择导师。

第二，如果说本科阶段学习的是知识，那么硕士研究生阶段学习的就是技能，因此，必须选择一个与就业相关的技能或提升本科阶段的专业能力。

第三，选择一个综合排名更好的学校。

如果以上这三个基本原则都能符合，当然是最理想的考研方向；反之，如果都不符合，那么这样的考研就毫无意义。

首先，选择了大致的考研专业方向后，就要准备好基础课程。其次，学好英语既为了考研需要，又为了提高自身的核心竞争力。最后，提高阅读、思辨和写作能力，这是会令一个人终身受益的能力。

而也有学生在准备考研究生时，听了父母的建议，有点拿不定主意，自己想冲刺考喜欢的学校，父母却认为哪个学校不重要，只要有研究生学历就可以。这种情况下，应该怎么做？

实际上学生和父母都没错，但关键要跟资源挂钩。假如家里有资源，直接找到一个优越的工作，研究生一毕业就可以去，那当然只要有研究生学历就可以，因为都安排好了。

但如果家里并没有那些资源，主要靠自己，那就得靠本事了，读名校研究生毕业，自然会比普通大学有竞争优势。名校的特点是好导师多，好专业多，各种资源多。比如，芝加哥大学，产生了89位诺贝尔奖得主，当然是有竞争力的大学。同时，我们也知道，专业越是不热门，找工作就越难。因此，如果靠自己的本事吃饭，你选择哪一所大学读研究生，还是有差异的。

■ 选择工作，既为赚钱，更为自我实现

我们工作是为了什么？从小，父母对你说的可能是："好好学习，考上好大学，才能有好工作，才能赚钱、生存。"但这样一来，许多家庭的孩子就没动力好好学习、工作了，因为他们家庭的经济情况还不错。人除了赚钱、生存外，必然会有另外一些目标：成就，情感，关系，支持他人，贡献家庭，贡献社会……粗略地汇总，那就是：自我实现。不浪费时间在对于未来无用的事情上。可是，什么事情是有用的？

比如，有的学生刚上大一，看到师兄师姐都在实习、找工作，就特别担心起步晚了以后来不及，为此很烦恼：现在是该好好读书还是赶紧投身社会实践呢？那么，这就要看，现在所做的社会实践是对未来有用的吗？或者仅仅是为了赚点零花钱？

的确，不少学生为了证明自己长大了，能独立了，就主动地去做家教、发传单，做一点兼职，与"啃老族"相比，这当然是好事，因此许多家长虽然对孩子说"家里能养得起你，重点还是要放在学习上"，但是对孩子愿意多做一点社会实践并不反对，甚至还觉得孩子挺懂事的。

然而，当孩子缺乏专业知识时，他去市场调查公司做兼职，入户或电话找人做调查问卷，含金量都会比较低，也不会给孩子带来更多有关市场调查、商业运营的知识。除非是一边学习一边实践，课程设计本来就是为了促进学生的理解，这就需要老师狠下功夫。

因此，大三之前忙着打工，赚一点钱买衣服、玩游戏，从长远来看，往往不是聪明的选择，还是要避免急功近利，避免偏离目标。大一、大二好好学习基础知识，有兴趣就去学习一些其他学科的课程，包括刚才所提的与市场调查相关的科目，大三之前尽量把重点放在学习上。等到要参加社会实践时，有了之前的知识储备，就能更清楚地观察自己所做的每一件事。

注意，千万不要把实习打工等同于"贪小赚钱"，每个阶段都有主次之分，如果主次不分，就会模糊我们的目标。

曾有一个家庭比较困难的女孩,在大学时期一直在餐馆打工、做家教挣钱,大学毕业的时候,她决定到南方闯荡。她的目标就是:活下去。为此,她做过保姆;到厂里做过工,只是为了有地方住;好在之后她终于进了一家大的互联网企业做销售工作。回顾痛苦的求生存的几年,她意识到必须往远处看,看得越远,就越知道脚下的路该怎么走,自己的梦想是否已经实现了一点点。

然而,即便资源是够的,也不意味着眼光就长远,每步路都能走对。立志越早越好,看得越远越好,尽量不要浪费时间和精力在自己"不确定"或"确定不"的事情上。那些父母有深远眼光的家庭,孩子很早就确定了职业兴趣和方向,聚焦奋斗就更容易出成就。

■ 善用资源,千万别守着"金饭碗"讨饭

一个当护士的妈妈担心孩子"厌学",孩子喜欢理工科,却没有明确的方向,妈妈从没利用工作优势去引导孩子,让他了解什么是"生命科学"。

为此我们建议妈妈拓展性地应用资源,给孩子打开一片认知的天空,比如病房里来了大学宇宙学教授,可以带着孩子跟教授请教"天体物理""宇宙黑洞"之类,这就是善用已有的资源,丰富和深刻孩子对世界的理解,慢慢激发他对某个学科具体的兴趣,促发持续的学习动机。

同时,离开家庭,大学生从大一开始就有很多的资源可以善用,比如图书馆、运动场、各种讲座、热心的教授、有趣的社团……这些都是学校提供给每位学生的资源,千万别贪图舒服、睡懒觉,浪费大好光阴。

STEP 2
规划职业生涯——思考比尝试更重要

早在 1970 年，美国哈佛大学曾对当年应届毕业的学生作了一次调查，内容是"人生目标"。在被调查的人群中，27％的人没目标；60％的人目标模糊；10％的人有清晰却短期的目标；而只剩 3％的人拥有清晰而长远的目标。25 年之后，大约在 1995 年，跟踪调查发现，3％拥有清晰而长远目标的人，用了 25 年的时间，朝着某个既定方向不懈努力，几乎全部成为社会各界的精英、成功人士；10％有清晰却短期目标的人也不错，不断实现理想，终于成为各行业和领域的专业人才，经济水准和社会名望都处于中上阶层；60％目标模糊者，无非是稳定安静地生活、工作着，并无特别成就，处于社会中下层；还剩下 27％的人没有目标，过得比较不如意，常常会陷入抱怨的泥潭，抱怨谁？抱怨他人，抱怨社会，抱怨这个世界"不肯给我们机会"。

这些人在毕业时的起点相似，境遇相近，可是，仅通过 25 年的发展变化，就出现了如此巨大的差异。哈佛大学的这份调查是为了告诉我们，25 年前，有些人了解或明确自己的人生目标，而另一些人不清楚或不太清楚自己的人生目标，"目标"和"规划"就是他们的差距。

因此，思考必须在前，有了目标，再进行尝试。

■ 找到最擅长的三件事

一个会展专业的大四女生，之前在一家做博物馆和展厅的公司实习，现在做社会化营销的实习。她对这两份工作的工作内容都不是很喜欢，和同事的关系也不太好，不知道要不要再换一家单位实习。

我们问：假如你现在来我这里找工作，能和我讲三件你最擅长做的事情或者你的三个优点吗？很明显她以前没考虑过这个，所以思考了很久后她说，我的工作态度比较认真负责，比较沉稳，只要是感兴趣的工作，我的思维和创意涌现得比较多。

之后说到具体的创意和工作的核心产品时，这位女生说了很多，却令人不明白。

我们认为，这就相当于在面试的时候，面试官问她这些问题，想了解的是在几百万应届毕业生中她属于哪种情况，为什么可以被雇用。这个女生所给的答案相当于没有特长，一般有特长的人会很快并清楚地讲出来，比如过去得过什么奖、做出过什么成绩等，没有特长或特长不突出的人就会思考半天也讲不出来。

为了在毕业时更有把握，毕业生首先得清楚自己要做什么，或者至少有个大概的方向。其次要尽快找一家对技能培养有用的公司，通过从事具体的工作或项目来快速培养自己的特长或技能，就业时才能在市场上脱颖而出。比如毕业生会做网站，应聘的时候可以告诉对方曾设计或参与设计过几个网站，这样用人单位才愿意用你。

若还处在大三或更早的阶段，就还有不少的时间可以准备，即便一时找不到擅长做的事情，那就想想什么兴趣或技能是自己愿意培养起来的。比如，有人喜欢辩论，就可以加入辩论队，在培养辩论技能时，很可能为自己争取更多的工作机会。想做展览的话就去展览公司培养技能，想做服务就去服务型公司，想做翻译就去翻译公司或旅游公司。

而至于如人品好、工作认真负责等不是专业技能方面的，讲得越少越好，因为这些是最基本的。

■ 回到大一，做"4年规划"，形成创造力

在找工作时，用人单位往往选择他们认为最合适的人才，大多数用人单位不会愿意选一个不合适的人再来慢慢培养。如果毕业后想进电视台当主持人，就必须思考该如何实现。从大一开始就要进行训练。

主持人需要的技能是什么？肯定不光是好的形象，还必须有专业素养、快速反应能力、好的语言表达能力，更重要的是善于策划主题、具有能带来高收视率的创意，还要善于对各方面资源进行协调。那么，在校园电视台或在大四实习阶段，是否已经有一定的积淀，有独立的作品可以拿出来？

在我们"能力包"里准备的工具越多，被看中的成功概率也就越大。要做节目主持人，除了语言好、脑筋灵活、有创意之外，如果还对国内外大事特别关注、对某个领域（如军事、互联网、美食或其他）特别熟悉，又能写得一手好文章，当然都是加分的项目。

而面试前多做准备，也有利于展示自己漂亮的"羽毛"。

这些都是越早计划越好。如果在大一就做"4年规划"，等到大三再做人生规划，方向就可能更为清晰。大一不能是漫无目的的，大学第一年重点是把必修课学好，并解决好如思乡等的情绪问题，第二年解决未来要做什么的规划问题，至少等到大三再考虑人生规划。

一般从22～25岁，大学毕业之初，最重要的是看准未来想要进入的行业，既有尝试，同时又要踏踏实实地工作和学习，不要老做梦能够乘着直升机青云直上；25～28岁，已获得了一定的工作经验，这个时候就需要深入熟悉相关业务知识，令自己更充实，更具备超强的核心竞争力，以便更广泛、更深入地搜寻各种发展机会；30岁之后，具备了七八年的职场历练，同时也对所在行业有了独到认识，不会轻易被迷惑，也不会缩手缩脚，前怕狼后怕虎，那么，不妨把握机遇，争取稳步上升。工作5～10年时，还可能出现"换跑道"的想法，也许工作成绩挺好的，但感到缺乏活力、创造力以及新鲜

感。为了迎接不可知的变化，除了当前的 A 计划外，最好还有 B 计划和 C 计划等。

比"尝试"更好的方法是"思考"，当然，指的并不是只想而不去做。你不知道自己喜欢吃什么水果，把所有的水果吃一遍再决定喜欢什么是一个办法，但效率很低。如果你先想明白自己喜欢吃酸的、甜的还是苦的，把水果分完类再尝则会更快。然后带着自己的想法再去咨询专业人士。

■ 大一到大三——读书、辩论、学外语

大学前 3 年，在没有即时的经济压力和家庭负担的前提下，有四件事情值得努力去做。第一，应该学习基础理论知识；第二，不要"两耳不闻窗外事，一心只读圣贤书"，一定要多参加读书会并且选择阅读有用的书；第三，多进行辩论方面的训练，提升自己的思辨能力；第四，必须掌握一门外语（如英语），未来才能在行业领域内与世界水平同步。

有些学生为了未来有更好的竞争实力，考虑大学期间多考一些证书，包括教师资格证、会计证，一是为了充实自己，二是为将来多拓展一些出路。我们也提醒大家：就业凭借的是能力而不是证书。

在大四求职时，毕业生发现人力资源（HR）经理都喜欢问：你所从事的最成功的项目是什么？

要知道，作为一个应届大学生，要说出一二三四五还真不容易。但"最成功的项目"，不局限于在社会上的公司、机关等单位所做的，学生在自己的学校、院系所做的也可划入"项目"之列。比如，在校团委或学生会做过学生干部，组织过一两个活动，甚至拉到过校外的赞助，这都是"项目"，可以显示你在团队中的组织、协调、沟通、整合能力。再如，帮助导师写书时找材料及做一些整理工作，需要组织师弟师妹，也需要自己做编辑，当然也是"项目"。而且"你所从事的项目"，不一定指完全由你主导的，有时你会参加一些学校的大项目，比如校庆等，负责一部分事务。

描述"所从事的最成功的项目"，需避免走两个极端：一个是过

分谦虚，认为自己只是做辅助工作，不敢多说；二是过分张扬，不是自己干的也硬拉过来，人力资源经理火眼金睛，三问两问毕业生就会露馅，反而不好。比如，某一年某高校某系毕业生们找工作投简历，都对前来"设摊"的一家名企情有独钟，投过去五六份简历，里面出现了 4 位学生会主席和 2 位班长，令人力资源经理摇头叹气！

　　还有一个值得注意的就是要尽量用好专业优势，一是主要专业，二是辅修专业或第二专业。在大学期间就要了解自己喜欢什么，对于专业课没学的部分要及时补充学习，比如学新闻的人喜欢做营销，那就可以在在校期间补充学习相关的理论，从其他学院的老师那里获得有用的新知，这也是为了避免在真正找工作的时候感到原本学习的专业适应社会的需要不够。

STEP 3
学习管理，从大学开始

管理中的关系，是一种特殊的人际关系。在大学校园、课堂、宿舍、运动场，教师、同学、师生之间，就开始体现人际关系的能力。

大学阶段，从与同学、室友的相处中寻找新的经验，从帮助别人、凝聚人群中获得积极的体验，将会有利于大学毕业后的职场工作。当然，首先要懂得，管理者的长处，不在于摆架子，秀官腔，而是看到他人的长处，给他人鼓励；在于增长自身的专业技能，令人信服；提升人品形象，权威公正。

■ 什么样的家庭走出什么样的孩子，这是"家庭动力学"

总经理的孩子往往对商业经营有些兴趣，愿意钻研市场、客户；工人的孩子往往了解父母的艰辛，在与人相处时或许更能体谅他人。

从容的中产家庭孩子不愁吃喝，如果家庭约束小而激励性强，就不容易那么急功近利，也许会更多地愿意去研究科学、实现自己的抱负，让自己的人生有所飞跃。而比起"富二代"的孩子，又少了许多父母给予的资源，包括养尊处优的自信。

有钱人家孩子的奋斗就像乘电梯，上错了地方还可以下来重新乘；中产阶级家庭的孩子奋斗就像攀岩，步步小心，走错了再退回来成本太高。在不同资源背景下，在家庭、父母不同示范和训练下，就会产生这样的现实情况，并非所有人都可将"小目标"定为1个亿。

从"家庭动力学"或者从家庭的"精神动力学"分析，个人的管理能力是从小体现、从小训练的，会形成雏形。当然，这并不意味着到成年后就完全不可改进。

在孩子成年前后，包括高三、大学，渐渐有了独立见解、新的视野，可以成为管理能力重新构建或强化的阶段，甚至对自身学习的计划、执行，也是一种管理。让孩子不再一直只能被他人安排，这将会是他一辈子的幸运。

■ 改善人际关系，可减少管理的困扰

如果在与人交往中，总是手忙脚乱，那么，在带团队做项目时，在与上司打交道时也可能会出现同样的问题，从而令工作效率降低，或是令自己很有挫败感，不愉快，甚至有人还被焦虑的情绪所纠缠。

在与室友友好相处中就能学到这些。有的学生进入大学一年多，发现室友们来自五湖四海，生活习惯、作息时间都有一些差异，比如有的人喜欢安静地看书，有的人喜欢热闹，他会思考应该如何与室友和睦相处。也有的学生认为，室友之间的关系比较好处理，因为室友之间的关系都处在一个水平面上，不存在原则性的问题，即使有一些矛盾也只是行为习惯或思维方式的不同，或者只是每个人喜欢的东西不同罢了。如果我们能换位思考，站在对方的角度考虑问题，就可以相互理解，并更懂得对方。也可以令友谊在玩乐中建立，如女生们可以一起看电影、逛街，在这些社交活动中增进友谊。

我们建议，首先，从认知上要意识到，室友很可能是自己未来最好的人脉资源，从而在主观上乐于与室友相处。

其次，可以经由学生会向校方提出合理化建议，通过优化宿舍分配机制来降低室友之间出现矛盾的概率。入学之初，在不违法、不歧视的前提下，先填写生活习惯调查问卷，以此了解学生大致的生活习惯，再分配宿舍，比如尽量避免让焦虑水平较高、睡眠质量较差的学生与睡觉打鼾的学生共处一室。更理想的分配方式是按照

爱好特长来进行分配，将兴趣爱好相似的学生安排在一个宿舍内。

最后，秉承公平的原则，综合考虑宿舍的采光、楼层、位置、噪声等因素每年循环调整一次。

总之，这些策略都有助于建立良好的室友关系，让室友成为未来优质的人脉资源。

■ 既不完全从众，又要与人相容

大学期间，新生容易受到"从众心理"的影响。例如，一个女生求助：我喜欢学习，可如果寝室只有我一个人看书，会显得孤独，会被排斥，怎么办？

这是个"美丽的困扰"，好在不是别人都在学习，而你在玩。因此，为了避免成为他人的"眼中钉"，可以找个不被排斥的地方去学习（如教室、图书馆），肯定有其他爱学习的同学，彼此可以组成学习小组。

如果宿舍里的室友不爱学习，你就在外面学习，晚点回到寝室，也花点时间跟他们聊聊天，最低程度地保持宿舍里的关系和谐，其他方面也少计较、少冲突，有精力和时间的话还可以帮助一下他人。这样可以赢得和平安静的环境去发展自己的特长和技能。刻意搞人际关系必要性不太大，年轻人最重要的事是长本事，大三以前要好好读书，大三以后再加上勤于实践，那才能长本事。

■ 理解和适应环境，能提高管理能力

当一个人处于某个群体，就必然会受到整个文化氛围的影响。一个人再努力，再擅长于某个专业的技能，若企业文化是僵化的、缺乏弹性的、大锅饭的，或是尔虞我诈、充满陷阱的，也可能由于内耗而致身心俱疲。或是某个人非常崇尚自由，喜欢创意性工作，带团队时喜欢平等、宽松，给成员们提供最好的发展空间；而这个公司却非常严谨，甚至保守，这位管理者的方式非但没提高效率，还导致任务不能完成、效率降低、员工偷懒、上司批评。那么，这

个管理者显然与企业文化的风格并不匹配。

职场的要求似乎苛刻，但在大学期间就可以训练自己的适应和管理能力。

大学阶段，学生学习"阅人"，学习感受他人的个性特征，体会一个组织的文化特色，也可避免毫无经验地盲从，看到其他同学一窝蜂地去某个企业投简历，自己也跟着去了，发现跟自己想象的完全不同，即便通过努力成了一个小头目，仍然是觉得有无数的绳索在束缚身心。

■ 学会"自我推销"

年轻人刚进职场时，父母早就教导其"做人要低调"，那么"低调"是否就意味着"沉默"呢？有位管理者说：我总是默默发现问题，思考问题，解决问题，寻找补救方案等，没能把事情弄得那么热闹，没想着拿出来说一下。她似乎不敢说自己做了什么，以为说了就是显摆。

我们建议，在说与不说之间应该有个平衡，并不是要么就什么都不说、闷头干活，要么就干了多少全都说出来。

管理者得学会把这些工作放在桌面上和大家一起讨论、评价，让大家知道他在做什么。而在沟通时，也要注意发挥自己的优势，比如，群体里男性多，女性比较柔软、善于协调，可能在性别上更占优势；群体里都是小年轻，年长者经验丰富，可能在年龄上更占优势；群体里都是做技术的，善于做管理的人，可能在协调关系上更占优势……这就需要在看似平常的特征中找到与众不同的优势，发挥特长，与人沟通。

年轻人还要学会与领导保持沟通，更高层次地解决问题。企业文化，与高层领导的倡导密切关联。因为有些问题不是中层管理人员能处理的，比如说团队有人搞小圈子，拉帮结派，存在地域歧视、性别歧视等涉及企业文化的问题，都应该由公司高层领导来解决。如果高层领导知道企业里存在这类问题而不去解决，那是领导的问题，但如果他根本就不知道存在这些问题，当然就需要中层管理者定期向其汇报，问题才能解决。如果高层领导特别忙，一般有两种途径可以让他了解企业里的详细情况，一是通过中层管理者定期汇报，二是通过员工的生日会，高层领导与员工在一起用餐的过程中，可以了解企业内部的相关情况。

STEP 4
发展"思辨"，吸引伯乐

大学毕业生要脱颖而出，一开始给人的印象很重要，需要善于言辞，起码条理要清楚、论点要分明；而在之后的职场生涯中，往往也需要善于总结思考，进行信号传递，这才可能吸引到伯乐，尤其是从事与人打交道的工作，更需要如此。大学期间正是训练逻辑思维和思辨能力的大好时机，有足够的时间，又有合适的氛围。

■ 积极练习"思辨"

有位想考公务员的学生，一边准备考教师资格证书、英语证书，一边复习近两年的公务员考试题。她的目标明确，有备而来，经过模拟考试，觉得自己参加公务员笔试大约能答 70 多分，处于基本过关状态。第一轮笔试基本按分数从高到低来录取，比较公平。而第二轮呢？则根据面试、回答问题的情况而打分。她不知道面试自己是否能过。

"你的上司抢了你的功绩，你会怎么处理？"这位学生提到一道面试中可能出现的问题。于是，我们请她就此来作答。

她的回答是：首先顾忌上级领导的颜面，不要当众戳穿上级领导，毕竟，在完成任务的过程中，我已经积累了经验，何妨给上级领导一个小小的人情？

对于这个回答，她自己觉得只能打个"及格"。

我们给了一个示范："这个问题真的很尴尬，年轻人最重要的是心态，年轻人的成就不可能靠单打独斗，多半是在领导、团队的帮助下才有成就。年轻人一定要既有本事，又有好的态度。我个人觉得，自己做得好，确实跟领导有关，要懂得感恩，对于团队的同事，也要感恩，善于合作，我愿意在此过程中获得更多的能力，积累更多的才干，而不想去抢功劳。我知道你要考我能力和态度的问题，非常感谢，我一定用自己的好态度好好努力。"

这样的回答，是否会显得更成熟？我们并不认为有什么标准答案，但是，"思辨能力"是毕业生要早早练习的。不论是公务员面试还是公司面试，面试官一般都非常有经验，我们有必要在学校里就寻求跟有思辨能力的高手多讨论。

■ 问好问题，善于倾听

许多面试官在快结束面试时还会对求职者说一句：你有什么想问我的吗？这个问题就会显示出求职者自由发挥的水平。有人会问收入，有人会问发展，也有人会问企业希望得到的是什么样的员工，或是问企业文化是什么取向……这些问题内在都藏着不同的价值观。记得，千万不要问太封闭的问题，要问开放的问题，问他人能有兴趣多回答一点的问题。

曾经有一群播音系的毕业生与我们面对面。我们给他们作了示范，当然不仅仅局限于"就业"，而更扩展到播音系的学生应该怎么采访，以增加职场竞争的实力。要去做采访，必须记住，那不是CONVERSATION，而是 INTERVIEW。前者是对话，后者才是访谈。访谈有深度，进入需谨慎！不论是否是播音系的学生，都要学会问好问题，善于倾听他人，以获取有效信息，为自己的思考、写作做准备，可以归纳为以下几点。

首先，你准备好了问被采访对象或其他工作对象合适的问题吗？小问号就像"鱼钩"，只有找到合适的问题，才能钓起他人的胃口。毕业之际的模拟访谈，有的学生提问被采访对象"该不该跳槽""怎么投简历"，其实，既可以把它们做成泛泛的命题，也可以把它们挖成"深度访谈"，事在人为。采访者应该尽量多使用开放式问题来询问被采访者。例如在上述采访中的这些问题："他们为什么认为你可以做好这个职业呢？""你能说说自己的三个优点吗？""你想成为哪类主持人？"让被采访者在没有任何干预的情况下来讲述自己的问题，这样才能收集更多的信息。

其次，你准备好听对方说话了吗？抛出"鱼钩"问问题之后，接下来还要用"铲子"挖掘深度信息，你得倾听，才能铲出"干货"，可千万别自问自答，若是不听别人的，就成了自己一个人的"秀"，说得再宏观，貌似再有道理，也无法揭示太多。挖掘被采访者的内在优势，可以帮助你与对方建立好的关系，并且令对方发现自己的力量。例如，总结出被采访者从事播音主持专业的优势，不仅解决了即时的困扰，更提供了长远的解决方案。

最后，你能归纳和提炼吗？不妨通过小的演讲和辩论等方式，帮助我们训练快速提炼梳理观点的能力，必然会令观众感到耳目一新。当然，平时的博览群书，勤于思考，耳听八方，思接古今，那是最有效的，有些"才华"可在勤快的思考、演练中获得。

当然，这一切都离不开了解访谈对象的心理和观众的心理。而要将"访谈"做得专业，就必须不断地吸收各方面的知识，并形成自己独到的见解，且能为大家所接受，纵向推进采访的深度。

■ 锤炼访谈能力

以下为同学间的原始对话——

B 同学（采访者）：当年有很多专业可以选择，你为什么选择了播音主持？

A 同学（被采访者）：首先是这个专业的录取分数比较低，是一个捷径；另外我自己也比较喜欢。

B 同学：毕业后是否想从事这个职业？

A 同学：当然想从事与专业对口的职业。

B 同学：你想找什么样的兼职？

A 同学：与专业有关的，比如晚会、婚礼主持之类。

B 同学：你觉得自己适合这个职业吗？

A 同学：我觉得比较适合，但现在想先把专业学好，之后再考虑兼职的事情。

以下为咨询师的访谈——

咨询师：许多年轻漂亮的女孩子向往传媒专业，你当年报考这个专业的时候与父母讨论过吗？

A 同学：讨论过，而且父母比较支持我学这个专业。

咨询师：他们讨论过你为什么适合这个专业吗？

A 同学：他们觉得女孩从事这个职业不会太累，没有什么体力活，比较干净，所以赞同。

咨询师：这些都是这个行业的优点，那么他们为什么认为你可以做好这个职业呢？

A 同学：可能因为我的性格大大咧咧，比较善于与人交流。

咨询师：你的父母从事什么职业？

A 同学：都是经商的。

咨询师：你高考分数最高的科目是？

A 同学：语文。

咨询师：如果满分 100 分，你的分数相当于多少分？

A 同学：85 分吧。

咨询师：不错。你进入大学之后，发现这个专业哪一点不那么美好？

A 同学：竞争压力太大，就业不是那么容易，相关工作不好找。

咨询师：你认为对你来说，哪方面的竞争压力最大？

A 同学：有很多比我专业好、路子广的同学，我没有优势。

咨询师：你的父母属于什么层次的商人？

A 同学：只是普通商人。

咨询师：你的专业成绩在年级中是什么水平？

A 同学：中等。

咨询师：与同学们相比，你能说说自己的三个优点吗？哪些可以排到同学中前 10%，或是老师发现你比较出众的优点？

A同学：交际能力还可以，长相比较甜美，做事比较认真，如果我想做好一件事情我会准备充足，比较严谨。

咨询师：如果让你任意选择，你想成为哪类主持人？

A同学：我喜欢比较随性的、不太一板一眼的主持人。

咨询师：第一，我看过你的照片，毫无疑问，你的外貌能达到主持人的基本标准。第二，你的交际能力，我认为跟你的父母是商人有关，你明显受到家庭的影响，能够超过半数的同学。第三，你父母经商的经历让他们希望你从事一份安全、轻松的职业，但不幸的是，他们没有发现你的长处就让你选择了这个专业。你所喜欢的睿智型主持人最大的特点是能够临场发挥。你的语文功底比较好，需要进一步加强，可以从采访视频中学习如何将简单的事情以形象、幽默、睿智的方式表达出来。幽默是最高层次的创作，背后需要极强的理性思维能力来支撑，知性的幽默更难练就，这正是你未来努力的方向。总之，只有把你在外貌、交际能力和文字功底方面的优势发挥出来，未来才可能在职业上胜出。希望这样的分析能对你有所帮助。

咨询师的访谈明显具有思维框架、层层深入，这是做脑力工作不能缺少的修炼，而若想展现出从事主持工作的优势，光靠脸蛋和声音是远远不够的。这是大学生都可以思考的方面。

■ 能上"长台面"和"圆台面"

"长台面"指的是会议场合，"圆台面"指的是职场应酬和交际。大学生进入职场后，除了正常工作外，常常可能参加应酬和会议场合，言语举止也需要有一定的规则和思考，需要总结，并指导之后的相关活动。

会议场合的"长台面"，需要注意礼仪，既要正常讨论工作，又要给他人留有一定余地。不随便打断他人的讲话，学会聆听，女士优先，使用礼貌用语……在漂亮言谈举止下，适当表现独特想法，引人思考，与人交流，引导谈话。要上得"长台面"，就必须从平时开始，训练自己的逻辑思维能力，促使自己能在最短的时间整理思绪，形成发言稿，最好能将那些内容尽快梳理出顺序，每一点都有最吸引人的标志性话语。这不是临时就能展示出来的，而是靠平常练习，形成结构化的思维习惯。

凡是上"圆台面"，就回避不了两个词，一个是"说话"，一个是"喝酒"。社交场合，喝酒可不是喝闷酒，目的是为了"相谈甚欢"，而西式的酒会，更是需要大方的举止、高雅的谈吐来彰显风采。

在"说话"上，首先，一定要注意切忌私语，说一些大家都感兴趣的话题，让大家都能加入最好。其次，言语要得当，最好能诙谐幽默。要是感到自己平时并无什么幽默天分，不妨先准备几个相关的笑话，搞点"噱头"，以增加酒桌上的笑声，让客人们都很开怀。要是自己觉得这方面心里没底，可以请一两个善于言谈的"陪客"，是你的好哥们儿或好姐们儿，能够帮助你"管理现场"。

"喝酒"上，每个人酒量不同，最好劝酒适度，切莫强求，一般好朋友之间都很随意，但若是遇到劝酒，你会发现，总会有人喜欢将"酒场"当"战场"，想方设法劝人多喝。实际上，你喝得多，最多人家说你"海量"，以后类似的场合都会让你多喝，若你能把握分寸，人家会说你"人品好"。"敬酒"一般是有顺序的，可按年龄大小、职位高低、宾主身份为序，敬酒前就要充分考虑好敬酒次序，有主次，有先后，而且不能显得势利。说话、喝酒的目的都是为了交往。在这个"圆台面"上，尽量不要"为喝酒而喝酒"，也尽量别让某些喜欢哗众取宠的酒徒打搅了东道主的计划。

STEP 5
打开眼界，与强者同行

在大学里揣想各种产业、各个大企业的"大腕"，学生们往往会眼高手低，会问幼稚的问题："你觉得，找工作是应该选择大公司小职员的岗位还是在小公司当领导比较好？"

在对所有这些都知之甚少的时候，特别要注意：与强者同行，打开眼界。

■ 工欲善其事，必先利其器

顺着自己的长处强化专业性，是大学生变强的正常路径。大学所学专业很可能是高中阶段就树立的理想，或者是经过 4 年的训练已经具备了对这个行业的基本了解，因此应届毕业生通常愿意选择与自己专业相关的职业，这叫作顺势。但这只是一种可能性，另一种可能性则是，大学阶段发现所学专业并不是自己喜欢的、擅长的，或是与专业对口的，就业非常困难，此时，可以将大学专业作为基本技能和背景去找另一份相关工作。

例如，播音主持专业的学生，文笔非常好，特别擅长写故事，但由于颜值、性格等方面的原因没能成为主持人，可以先尝试做那些能够发挥文采的工作（如编导类）来进入传媒的平台。假以时日，在其他相关领域向雇主证明自己的才华之后再走向前台，"曲线救国"。现实中，这类大器晚成、后来居上的主持人很多。

■ 辨别伪命题，避免眼高手低

有人问："择业时是选择在大公司里当小职员，还是在小公司里当领导？"

这听起来像是一个伪命题。一方面，对于刚毕业的大学生，即使在规模极小的公司通常也很难给予领导职位。而所谓大公司的小职员岗位，关键在于是什么类型的职员，如果是"打杂型"的小职员，在这种地方工作超过一年就是浪费自己的青春，宁可不做；如果是与业务直接相关的小职员岗位，诸如给某著名主持人做业务助理，显然就值得去做。

另一方面，小公司通常是创业型公司，有时候仅有一个创意就成了公司，当今社会绝不会一份工作做到退休，因此，假如这个创意恰恰是你想了解和从事的领域，并且不存在即时的生存压力，那么就可以尝试在这种小公司就职，无论是否是领导岗位，哪怕创业最终失败也会对下一份工作或人生理想有所帮助。总之，如果你的人生理想是做一名优秀的主持人，那么你的所有选择都应该围绕这个目标来准备。

也有人问："应该选择在已经发展得很稳定的公司上班，还是选择在一家正在发展的公司上班？"

这个问题暗示着提问人对公司稳定性的担忧，害怕自己选择的公司会失败。事实上，5年后仍然能够生存下来的公司只有10%，90%的公司都会失败，但恰恰是这90%的公司培养了市场上绝大多数的人才。人生从未失败过是一件可怕的事情，因为只有经历过失败的人，才能分析失败的原因，吸取失败的教训，打下走向成功的基础。从长远角度来看，虽然正在成长的公司仅有10%的成功率，反而能够收获更多，但不能被动地从失败走向失败，只有失败加上反思才能获得成功。

以上问题隐含了社会"新鲜人"的懵懂。要想与强者同行，令自身职业发展之路越来越顺，必须先让自己沉下心，在加强专业学习的基础上，对自身分量有个客观的评估，并不怕求职之初更多的投入和付出，才可能走好最前面一段"尝试之路"。

■ 识别强者，与之同行

大学生的社会经验不够，需要了解识别强者的一些基本准则，避免"跟错人"。从下面这段访谈中，我们可以看到大致如何辨认。

相关咨询实录

咨询师：你知道自己想找什么样的工作了吗？

A同学：想做配音工作。

咨询师：你的声音条件很好，听起来比较擅长配音。

A同学：谢谢。

咨询师：现在你兼职的公司里，指导你配音的老师中做得最好的能排到行业内什么水平？

A同学：没有出名的。

咨询师：你们配音的片子是什么类型？

A同学：都是关于安全教育类型的宣传片。

咨询师：你们公司是怎样拿到这些宣传片项目的呢？观看对象是什么人群？

A同学：每年定期都有合作，观众一般都是参加安全培训的学员，不在电视上播放，通过网络传播。

咨询师：有报酬吗？

A同学：有一定的报酬。

咨询师：好的，通过刚才的问题你应该明白我的意图了。第一，你所在的公司和导师在行业内没有知名度，对你来说即使有报酬但没有业务能力上的提升，这是你需要努力改善的方向。第二，你配音的产品是简单的安全教育内容，而你并不是安全教育方面的专家，这样简单的配音使你丧失了再创造的机会。所以，正确的做法是，迅速寻找一个行业内有一定知名度的配音公司或导师，选择有创意、有文学造诣、有文化内涵的产品来配音，这样的积累才会对你的未来有价值。这个过程中，薪水不能是首先需要考虑的问题。

A同学：清楚了，谢谢老师。

我们最后的总结可以帮助大学生辨认自己所在专业领域的强者，那就需要了解公司和其领导人的行业知名度、他人的评价、产品和服务本身的竞争力；当然，或许另外还可以留心，如果找到了行业中的强者，他们对大学生的帮助力度如何。总而言之，先辨别谁是强者，那是最重要的，即便对方没主动给大学生机会，大学生自己完全可以去积极贡献，创造机会。

■ 为找到强者，不可回避难事

这就要提醒大学生，"迎难而上"在这里是非常有意义的。要改变以往的"回避"模式，躲开那些看似"更难"的事，因为优秀者往往就在那里！

有大四学生问到我们：我找到了两个实习机会，一个是在地方电视台做实习编辑，另一个是在大型培训公司做实习老师，培训参加"艺考"的学生，你们认为我应该选择哪一个？

我们回答：前者可以充分锻炼你的才能，后者则是与不如你的人打交道，不可能学到更强的专业技能。因此，我认为对于年轻人而言，第一个实习岗位显然更有帮助。

在这两个备选的岗位中，显然第一个更有挑战性，而后一个岗位相对容易一些。哪个岗位遇到强者的可能性更强？一般是第一个岗位，有更多的不确定性，也意味着更多挑战。若是愿意迎接挑战，勤奋者还有善"偷艺"的优势，或许就能遇到生命和职场中的贵人。"贵人"往往不是天上掉下来的，而是自己争取到的。

■ 向强者学方法

每个人都是不同的，强者的发展轨迹我们不可能全盘拷贝，但是方法则可以借鉴。

有位毕业生艺术专业出身，曾经问我们：我曾想当幼儿园老师，在幼儿园试讲时，却发现完全管不住那些孩子，教学效果并不理想，我该怎么学习和改进呢？

我们回答：年轻人，没结婚生孩子，对于孩子的特性感觉陌生，孩子不会像下属听领导训话那样乖乖做好，只能靠我们成年人想办法，怎么教好他们。那可能有什么方法令我们更从容呢？在试讲之前，提前几天到幼儿园拜访老师，了解一下班级情况，假如他们将给你一个孩子淘气的多的班试讲，那会不会是园方不想要你啊？如果不是那么回事，都是正常孩子，那就提前了解他们喜欢玩什么游戏，看什么动画片，试讲时投其所好，让他们安静地看一会儿，或投入地玩一会儿，再让他们讨论游戏、讨论情节，分享各种收获，让他们相互之间有好的影响，而不是灌输规则。要知道，即使是患有注意缺陷/多动障碍（ADHD）的孩子，遇到有趣的事也会安静下来的。

我们所说的方法，在很多工作领域都是相通的。不局限于已有的资源，对于这个学生，她年轻，不熟悉孩子，暂时搞不定孩子，那就想方设法先去"搞定"大人，了解内部的情况、孩子的需求，甚至不妨多请教他人；然后再在带孩子的工作上，善用前人的经验，引导孩子完成一堂课。在别的工作领域，往往也是如此，善于请教、思考和借鉴的人，就能更好地把强者经验化为自己的做法。

另外，学一些心理学当然是非常有用的，尤其对于经常跟人打交道的工作，只要能揣摩对方需要什么，愿意提前准备，勤动脑筋，就可能举一反三。

STEP 6
当一只不睡懒觉的兔子

　　寓言故事《龟兔赛跑》，讽刺的是兔子，赞扬的是乌龟。似乎有能力的人必然骄傲，等待着乌龟来超越。这样的观念有时会令学生思维混乱。因为，往往有能力的兔子还不爱睡懒觉，爬得慢的乌龟却总是停下来。所以对于大学生们，真正要做的，是当一只不睡懒觉的兔子！也就是说，既要掌握学习和实践的方法，令自己变得更优秀，又要加强毅力，有节奏地前行，不轻易地偷懒、停留，使自己的意志力变得薄弱。

　　那么，毕业生首先要努力让自己成为"兔子"而不是"乌龟"，得有快跑的能力；其次，还要善于坚持，不要轻易睡懒觉。

　　假如实在当不了"兔子"，也没必要去讽刺"兔子"，而是让自己这只"乌龟"提高能力，以勤补拙。

■ 兔子不偷懒，才能跑得更快

　　每个人都有权利选择自己的人生，咨询师不可能帮助别人决定该做什么，不该做什么，因为一个人不喜欢做什么和不擅长做什么是不同的两个范畴，一个人偏要选择自己不擅长的事情，那也是他的人生选择，也是他的权利。

　　我们曾经遇到一个国外名校大学教授前来求助。这位教授明显是一只天生的"兔子"，聪明、漂亮、学习好，运动能力强，但是她并不愿意太费劲地工作，不喜欢做科研和写论文，觉得在国外工作需要永远保持新人状态，不像国内，熬到一定年龄就可以"吃老本"，甚至可以半退休状态。在这里，很多比她年长、身体状况差的人工作量都比她大，工作比她认真，让她感觉永远都熬不出头，没有指望，所以对工作越来越没有动力。现在她每天除了对吃饭和锻炼身体感兴趣，其余事情都不想做。

她的核心问题是思维懒惰，总想让别人给她答案，不想自己思考，不愿意理性琢磨。这时候，咨询师只能帮她分析问题出在哪里，回去后怎么理性分析，分析清楚后再去试。答案只能在她自己手里，决定权也在她自己手里。

兔子不偷懒，才能跑得更快。乌龟千万别去学兔子偷懒，这样自己爬得更慢。乌龟也千万别去笑话兔子的偷懒，有这个时间，该好好向前爬行才是。对于大学生呢，可不能看着别人享受生活，就认为别人拥有的一切都是用享受生活的"偷懒方式"换来的。

■ 要想不吃后悔药，赶紧补救是最好

世上没有后悔药，但仗着年轻，有些错误的选择还可以纠正。比如，我们的咨询室来过一个20岁出头的男孩，他上高中时不想学习，当兵后又想读书，他还有机会吗？

男孩高中学历，目前当兵1年。父亲律师，母亲老师。父母在他3岁时离异，他小时候在爷爷奶奶和姥姥姥爷家两边生活，大了就在父母身边两边生活。男孩初中以前上的都是重点学校，高中也是重点高中，但高一时想做专业的网游人员，靠网游为生，一年没上学，每天打游戏，并且出去找实习单位工作了两三个月，又觉得不行，决定回学校继续读高二，因此高二全年非常用功。但读高三前和女友分手又不想上学了，又开始每天无所事事的日子，父亲建议他当兵后考军校。

男孩当兵一年，完全不想融入这个环境，觉得周围的人太粗俗，完全无法交流，使他完全没时间学习，他不想学习也不想当兵了。他来我们这里想弄明白自己是怎么回事，为何总做这些比较极端的

事情!

经过咨询,我们帮他分析:他明显是一个阳光小伙,家庭条件也很好。他的主要问题是成长环境带来的。那是什么问题呢?他刚才讲一会儿想学习,一会儿搞网游,一会儿又当兵,但是并没有做如吃喝嫖赌等品质恶劣的事情,说明父母和老人教的都是正道。但由于小时候经常和老人在一起,在一个大家都很宠爱的环境中,父母两边也是随便在哪儿生活都可以,环境非常宽松、自由,想干什么就干什么,大人都不好意思管束他。形象地说,在成长过程中一直没有一个连长、排长来持续地管教他。

来军队一年,学会早起了,身体变好了,再苦再累也没有当逃兵。原本,他是个比较能"作"的孩子,缺的是遵守规矩,服从纪律和权威,都是保障一生成功的基础。通过部队训练,他身上最大的问题被克服了,这就是最大的收获。所以他先要在军队学习做人,做一个懂规矩的人,靠谱的人,听领导话的人。之后再用网络等学习方式,尽量把他之前损失的时间补回来。

但这并非一朝一夕可改的,后来男孩又提到自己的"拖延症",这就需要具体策略,包括在学习时,如何把手机锁起来,自己复习得好的时候,如何给予嘉奖等。也就是说,通过行为训练的方法,补上从前完全不受管束的、落下的规矩课。

■ 做时间的主人

其实不光是上面说的名校教授或是部队里的年轻人抱怨自己做事拖延,许多大学生都会抱怨自己存在"拖延症"的问题,其实,"拖延症"不是一个病,但这种现象确实存在,一般情况下有两种原因。

其一,原本这个人就是做事比较慢的。有些人做事较快,有些人做事较慢,个体差异都是存在的;其二,像上述的教授,是认知的问题,她本身不想成为优秀的人,只是想"混",这个"混"是哪来的?跟她妈妈学的,都是学术上比较懒惰的人。

有时,认知上的原因比较难调整,因为是从原生家庭带来的,都是不愿意努力的人，自然就拖延了。而做事比较慢则意味着方法上可以改善。比如，有人是因为力求尽善尽美，因而做得特别慢，但成果还不错，只是交出来时几乎超过最后的时间线；有人是因为觉得难做，工作不拿手，所以慢，这就需要提高工作技能，或是选择自己擅长的事情做；也有人是在安排各种任务时不够科学，喜欢挑容易的做，剩下的全是难的，就开始畏难，这需要合理安排时间……

首先，看自己是否做了不擅长或不重要的事，结果不断返工，一天到晚唉声叹气，人家问"忙什么"，只能回答"瞎忙！"所以一定得想好，规划好，尽量选择自己喜欢和擅长的工作，把每件事安排在合适的时间节点上，而那些不擅长的、不重要的，该拒绝就拒绝，能做策略性处理就做策略性处理。

其次，是否系统性问题导致了"无用功"。据说某些国家机关里，领导都是白天开会，快下班了才回办公室布置工作，员工都等着接任务，晚上当然是挑灯夜战，而白天则是闲得发慌。看似忙碌，却并不等于有效率。

时间"不受控"，若并非缘于故意偷懒，而是在自我管理或组织管理上存在低效观念和行为，那就必须停止"瞎忙"，避免继续浪费生命。

■ 真有才华，别让自己怀才不遇

当然，不睡懒觉只是一个基础，要想真成为快速奔跑的兔子，还需要认清自己，建设奔跑路径，刻苦训练，让自己每一步奔跑都朝着正确方向，也尽量减少进一步退两步的情况。

中国古代那些写诗赋文的名家往往都是怀才不遇的，所以在传统文化中，会有一些对现实的消极批评，而不是积极的批判和努力，具体到某个个体身上，常常浓缩成四个字——"怀才不遇"。这四个字会令某些初入社会者得到安慰，却也被麻痹，如果不去突破，也许会存在终身的危险，那就是永远怀才不遇。

我们就曾见过一个大学生，他觉得自己的学校不够好，简历拿出去或是参加招聘会的时候，对方只看第一学历，根本不给他面试的机会。他主要去的是公务员系统的大型招聘会，以及与写作有关的岗位招聘会。问他是否文学方面有突出才能，他说能写一些东西，但没有在报纸杂志上发表过文章，一般都是自娱自乐。反问他为何确认自己能胜任写作的工作？他说曾经在实习的电视台协助完成过一些报道。所以他觉得自己能力足够，但因为学历问题没有得到工作，埋怨"985"和"211"院校毕业生太多，自己母校的竞争力不够。

在这种不断埋怨母校的情况下，他也并没有继续深造的想法，因为读研究生要考英语，比较麻烦，而"当今社会上很多成功人士，学历也并不高"。他认为，当自己在社会上升到一个位置的时候，有些事情就不需要本人来做了。

这位同学还觉得很多地方电视台都有问题，它们的新闻没有自己的观点，甚至照抄网上查询到的相关内容，最后某个领导看一遍就交给主持人播出了。但他并不认为自己能对这些情况做一些改变，因为改变制度是非常难的事情，只有升到一定位置的时候才有可能，而现在整个体制是一块石头，他自己就是一颗鸡蛋，一个人无法撼动整个体制，即便做了台长也改变不了这些。

以上是这位同学在与其他同学对话时传递出的信息。接着我们提示他，如果传统的媒体上很难发表，有没有可能在新媒体上写一些文章？这位同学又给否定了：我觉得新媒体毕竟还是媒体的一个平台，如果在上面写了不该写的东西，可能会给自己带来麻烦。我们澄清说，这里指的不是政治类或反社会的文章，比如帮大学生找工作方面的文章，为什么不能写呢？李开复这样的成功人士，还写过一本书叫《做最好的自己》，非常畅销。我们的意思是，他有没有可能制造一些证据来证明自己的能力。

这位同学这才发现自己在这方面的考虑确实比较少。

我们提醒同学们：如果你认为自己的第一学历不够好，就读一个第二学历；如果认为别人不给你机会，就想办法证明自己的能力。反之，学历不高，又没有才华，那找不到工作岂不是很正常？假设你是个怀才不遇的人，那就把才华证明给大家看。

■ 不被"屏幕"所奴役

对于大学生而言，最容易成为奔跑路上羁绊的，却是最好的伙伴和工具——电脑，手机，网络……如何懂得使用工具，而不被工具所控制？如何避免俗称的"屏幕依赖"？

第一，检视一天安排，对着屏幕的时间有多少，其中哪些是必要的，哪些是延展出来而略显过度的。多余的这部分屏幕时间是否阻碍了人生计划的执行，妨碍了学习和工作，是否妨碍了我们与爱人、亲人之间的沟通，是否令身心不适感加重等。

第二，删减冗余事项。既然对时间安排一目了然了，那就一点点减去冗余的安排。原本业余看电脑 4 小时，是否能削减为 2 小时？原本一下班、一放学就看电视，能否缩减为从晚饭后 1 小时以后才开始看？通过减少过度的满足，延迟满足，来训练自己的计划力和控制力。

第三，替代屏幕时间。既然通过比对，发现自己还是有人生计划的，那么就用计划的实施替代部分屏幕时间。想阅读一些书籍而"没时间"？想学习英语而"有点懒"？想跟朋友在一起而"兴致不高"？若能积极做一些正确的事，生命活力就能张扬，越活越有精神，同时，如果赖在原有的不良习惯里，就会越来越懈怠。

第四，监控自我行为。给自己设定监控机制，可以自控，也可以让重要伴侣或朋友、同学经常监督提醒。若是经过一定周期，屏幕时间明显减少，有效活动明显增多，状态变好，可以通过各种方式激励自己，巩固新的好行为。

第五，展望未来方向。经过这番历练，相信我们考验了自己的意志力。除了意志力，人生的大方向更为重要。原本就有人生计划和职业学业发展计划的，可再进行反思和调整。原本计划较为模糊、不太周详的，可以明确，需要时可与心理咨询师讨论具体规划。

第三章

爹妈要我毕业就回家乡的小城！

大学生毕业季，对于该往哪里去，经常还受到父母的影响。假如父母让你毕业回家乡，你又想留在大城市，该怎么做呢？

　　"忠孝"可以两全，只要跟父母做好沟通，他们与子女的利益常常是一致的。

　　得到父母的支持，善用来自原生家庭的智慧，职业发展会更顺利。

STEP 1
"忠孝"可以两全

　　大学毕业时很多学生面临困难的选择，究竟是留在大学所在的城市、去其他大城市，还是回到家乡静谧的小城？父母往往有很多想法，担心孩子在外面过得不够好，担心在需要时不能随时见到孩子，担心外面的世界很可怕。有的父母看得远、见识广，也有的父母并没有真正走出过自己的那片天地。

■ 职场尽忠，还是回家尽孝？

　　曾有一个毕业 5 年的年轻人，面临了"忠孝"难两全的美丽困扰。他一直在外地工作。家里的企业由父亲管理，随着父母年龄的增长，加上母亲对儿子日思夜想，希望他尽快回去接替父亲；而这个年轻人则想在外面打拼，不想放弃现在的老板和工作，最近合同到期，要跟老板签新的合同，一签就是 3 年。为此，他陷入两难。

　　很明显，这个年轻人是个孝子，心里内疚，想报答父母的养育之恩。但其实目前他家里面并没出现老人生病急需照顾，或家族企业支撑不下去的紧急情况，不需紧急处理。母亲年纪大了，身体不太好，确实需要人照顾，这种情况下，需要姐姐、姐夫或雇个钟点工在体力上给她帮助。

　　然而，无论姐姐、姐夫还是钟点工，都不能代替儿子，所以，作为儿子要常回家看看，不仅仅逢年过节，平时也要想办法多回去。

同时，还可以把母亲接到身边来，让她多出来走走。

要是母亲出来后担心父亲，可多给父亲打电话。也可告诉母亲"我工作很忙，可我特别想念您，能不能让姐姐带您来看我"。告诉母亲，自己想她，也想姐姐，但不想放弃工作。"妈妈你培养了我这么多年，就为了让我回去接班。现在我为接班已做好60%的准备了，只差一点点，现在回去就功亏一篑。但我现在特别想念您，甚至影响工作了。"不说让母亲来是为缓解她思儿之情，而说为缓解儿子思念母亲的心情。

平时还可经常与母亲在网上视频通话，上网不方便时可打电话。这样，母亲看到儿子如此诚心、努力地工作，还想尽办法解决自己想念母亲的问题，就是为了能在外面学点本事。即便母亲希望儿子在自己身边，但她真的看到他在外面做得很好，外面更有利于儿子的发展，当然不会想毁掉他的前程。

在跟老板签合同时，可以提到例外条款，在员工和家人的身体都能允许的前提下，即在正常情况下，不能跳槽，如果家人突然病重需要回去照顾，或者员工身患绝症，老板怎么可能不让员工离开呢？所以即便合同签满3年，也不一定意味着必须要在那工作满3年，"因人而异，因事而异"。当然，得给老板充足的时间过渡。老板面对这样一个孝顺老人，又顾及企业的员工，怎么会有怨恨呢？

■ 共同利益，使一切更简单

其实，在父母和儿女之间往往存在共同的利益，使得一切矛盾冲突都变得简单。至于孩子大学毕业后究竟在哪里工作和发展，只要孩子真能有很多机会，能有好的方向，能有成就和快乐，这就跟父母的利益一致。

在所有关系中，父母对孩子是最无私和关照的。而在孩子成长为大人之后，往往也会想要回报父母，哪怕父母并没有要求孩子如此。

所以，孩子都希望父母健康长寿，父母也都希望孩子事业、感情双丰收。当孩子在事业上有成就时，很少有父母要求孩子仅仅为了孝顺他们而放弃一切回家，更不会牺牲孩子的大好前程来解决自己的相思之苦。"可怜天下父母心"，所有的父母都会做出有利于孩子发展的选择。

上面例子中，假如儿子让母亲了解自己的处境和机遇、未来的打算，让母亲以探亲方式来到自己生活的城市，既缓解母亲的思念，又帮母亲检查身体，还让母亲看到自己在外面的发展；并通过电话和网络视频方式常与母亲通话，有空就回家看看；即便他与老板签了3年合同，假如不能工作满3年，也可让老板理解自己的处境，紧急情况下，临时和老板沟通，老板一定也能理解。

通过这些具体行动，既孝顺了父母，又做到了忠于企业，将看起来难以两全的事尽量达到两全。

■ 安排好发展，让父母放心

可见，要让父母放心，年轻人计划和安排好自己的发展，是至关重要的。在父母眼里做一个靠谱、成熟的孩子，他们怎么会无缘由地操心呢？

这就要求年轻人自己头脑清醒。比如，有人问，我该在小城市或小公司选择做"鸡头"呢，还是在大城市、大公司选择做"凤尾"？

每个人的选择和理由都不同，这可能需要一些视野。建议年轻人可先去做"凤尾"，如果不适合再选择做"鸡头"。尤其在大学毕业到30岁之前，到一个机会多的大城市，尝试不同行业的工作，锻炼才干。假如在一个普通的村落，除了村主任、财会之外，就没什么机会可试，相应的就很难得到锻炼。等到年龄稍长，生活需要稳定，就到容易成功的地方，去当"鸡头"。

父母也许一辈子就生活在一个小镇中，并不知道"北上广深"是怎样的，只听说那些地方房价很贵，生活成本很高，不敢想象在那里如何生活，当然会对孩子相当担心。

我们必须理解他们。更需要对自己近5年的职业生涯有完整设想，才能说服父母。而对于房价、婚姻的考虑，也必须谋划在其中，让父母了解个大概，静看孩子的发展。

STEP 2
我的职业我做主

孝顺是美德，但在职业发展的选择上，则需要综合考虑，而不是"唯父母命是从"。

■ 我们跟父母看到的世界已经不同

经常听到大学毕业生长吁短叹，自己想要去闯，父母死也不让。父母生活在二三线城市，有的在当地社会地位较高，人脉广，由于地方小，有个什么事，打个招呼就能解决，买车便宜几千块、找熟人看病。他们非常习惯和喜欢这样的生活，很方便也很自得。

而新一代儿女呢？会觉得自己的专业必须在大城市才有发展空间，大城市人口多、企业多，经济繁荣、与国际接轨。比如，北京、上海广告公司多，而二线以下城市这种资源就比较少，且类似岗位收入低很多。同时，他们还在意生活方式的差别，小城市人们业余娱乐生活以打牌、打麻将、唱卡拉OK、吃饭、散步为主，而大城市人们则有更多的选择，包括剧院、影院、科技馆、博物馆、茶室、运动场……

父母之所以向儿女强调老家生活的舒适安逸，往往是由于他们并没体会到大城市的好处，而且他们并非处于奋斗阶段。

儿女既感受到大城市的不同，又有一定理想主义，希望趁年轻闯一闯，至于房价太高、求职不易、离家太远等，都不容易成为其前行路上的阻碍。

站在一楼二楼，看到的往往是庭院里的树、花和草，站在三楼四楼，就能看到远处一点的房子、马路，站在五楼六楼，也许会看到远方的海面。有时这正是儿女与父母眼界的不同。

■ 不被迫攀比

许多父母都喜欢把自己的儿女跟别人的比，小时候比惯了，长大了，还在继续。孩子小时候，父母常说的是：

"你看隔壁的小朋友，多乖，拼音都会了！你呢?"

"你看班级里的涛涛，多懂事，老师都说他情商高。"

"你看我同事的孩子，多听话，看你总是犟嘴。"

…………

长大后，父母常说的是：

"你看表姐大学毕业回家，在老家事业单位工作，多好，每天舒舒服服的。"

"你看你高中的班长，没到外地上大学，就在本地读个大专，现在混得也蛮好嘛，老婆、儿子都有了，每天玩玩小麻将。"

"看小林，多现实，乖乖听父母的话，老老实实过日子；不像你们读那么多书，现在不知道天高地厚，不知道北京房价有多贵，还要留在那里，不现实啊。"

而当儿女在外地工作、家庭一切都好时，老人会很骄傲地拿去跟别人比，以收获许多赞美；若是相反，就会羞于启齿。

这个例子对于父母和孩子，都存在一定启示，希望父母不再对长大的孩子继续挑刺，拿别人家的孩子与自家的孩子比较，去虚荣地抬高孩子，或是虚荣地贬低孩子；希望孩子成人后，有更多自己的独立见解，避免被父母的攀比心理所左右。

■ 追随理想，随心而动

无论选择怎样的职业，都要追随内心，追随最大的爱好，否则动力就很难持久。

曾有个女孩在上海发展，她很喜欢上海的氛围，忙碌的工作状态，被大家认可，她的收入也不错，闲暇时时常跟朋友一起喝酒吃饭聊天，特别惬意。她跟父母"斗争"了很久，才逃到上海，可不到1年，她母亲就非要她回来，每天在电话里威逼利诱、哭哭啼啼，还用过苦肉计，谎称急病住院。

最后这个还算"乖"的女儿勉强回老家，进了当地一家大单位，收入比在上海时少了三分之二，工作内容也以应酬、吃吃喝喝为主，她感到非常痛苦。

父母直接对孩子发挥了影响，用自己的价值观和明确的观点引导儿女，指导他们去选择生存的区域。也有一些情况，是父母潜移默化地影响儿女的价值观和自信心。

其实，许多年轻人从小就不知道什么叫心怀理想，随心而动。但只有追随自己内心所爱，才能心甘情愿地善用所长。

■ 核心竞争力是一辈子的事

究竟应该早点结婚，完成父母的夙愿，还是先让自己更有生存能力？

究竟应该躺在老家体制内的温床，舒服地过日子，还是开启一个不确定、有风险的人生？

年轻人与父母相比，一切几乎都是在起点上。不论父母荫庇如何，也不论周围同学是不是都生了孩子，年轻人逐渐培养自己的能力是最重要的，是内在的、别人拿不走的、最为可靠的。

"90后"大学毕业生问，到了法定结婚年龄，父母提出先成家再立业，但他们自己希望先有事业再有家庭，怎么办？

答案非常简单，如果你年龄在30岁以下，人生目标不是生几个孩子，那么在这个立业的黄金阶段，建议先立业、后成家。因为过早地承担家庭责任，会分散在职业领域的时间和精力，可能对其一生产生不可逆转的负性影响。

当然，还要强调一点：核心竞争力不是指纯粹考证书，证书不是核心竞争力，只能代表一个人学了相关知识。就像你考了心理咨询师证书，不代表你会做咨询。要尽量把自己大学学到的东西和工作经验联系到一起，建立关联，避免自己的资源全都是散开的。就像学医学专业不代表都要学妇产科和外科，但得和医学有关，不能学完医学专业之后去做别的了，做完别的事再回到医院，这样不聚焦就难以形成核心竞争力。

STEP 3
家人是职场人最好的支持

年轻人在发展的尝试过程中，家人会给予不同意见，也会产生争执。但在大部分情况下，家人都是我们职场发展中最好的支持力量。有时能给予资源的支持，给年轻人带来便利；有时给予的是智慧或情感支持，一个温暖的臂膀、一个温暖的家。

■ 说出想法，尽量让父母理解

年轻人总怀疑父母不能真正理解自己。当然，随着教育差距的扩大，儿女会懂得很多新东西，甚至是父母闻所未闻的。而且父母还有一些伤害孩子的习惯，一直在延续，比如拿自己的儿女和别人家的儿女对比，真切地给儿女带来巨大的压力。

然而，我们只有这一对父母，哪怕当初他们生我们时，并没征求我们的同意。该如何与父母相处才会好一些？如何让他们更懂得我们的想法呢？

一方面，需要理解父母望子成龙的心愿，希望自家孩子在人生中避免失败。另一方面，作为儿女，最好能经常将自己正在做的具体事情告知父母，与父母讨论自己对未来的规划，以及周围人成功的故事。如果父母知道儿女 A 计划失败后有 B 计划，父母就会更有信心，减少了对儿女的担忧和焦虑。

许多时候，父母对儿女的决定坚决反对，是因为从他们的角度无法理解儿女的想法，或儿女提出的计划并没有踏实的证据，这就需要更多的沟通，不要厌烦父母听不懂。假如父母真的不太懂，那就请父母耐心地等待一段时间，告诉他们是半年还是一年，到时有了一定事实进展，再解释给他们听。

■ 成家了，职场奋斗要整体考虑

家人的支持，除了父母的支持外，在成家之后，还要考虑另一半的情况，生完孩子之后，还要考虑下一代。职场奋斗既是自己的事，也不可避免地牵扯着家人的情绪，牵扯着整个家庭的计划和安排。

有个女子年龄将近 30 岁，本科学历，企业员工，在 S 市结婚，目前调到 X 市总部工作，对于现在是否需要考虑生小孩，以及应该留在 X 市发展还是回到 S 市工作，感到很困惑。

该女子的丈夫目前还在 S 市工作，且他的收入占家庭总收入的一半，她的丈夫调动工作很可能损害之前积累的人脉资源，影响其职业发展。该女子家庭在 S 市还拥有房子、车子、户口等重要资源，这都是她刚刚工作几个月的 X 市所无法比拟的。不仅如此，该女子可选的 X 市岗位并没为她提供与 S 市显著不同的发展空间。

这个女子问题在于，结婚以后，还总从单身角度考虑问题，反复说的是"我怎么样"，而不是"我们"。我们引导她从家庭角度考虑问题。问："你先生到这里来能不能找到更好的工作？""你先生的收入占家庭总收入多大比例？"

如果一个人的收入在家庭总收入中占 20% 以下，就要平衡考虑了。先生的收入占到家庭总收入的 50%，自然不能不考虑啊！

当然，这还不仅仅跟收入有关。既然成了家，到哪个城市发展，也要考虑两个人在两个城市所拥有的资源情况，需要对比一下，现在丈夫所在的城市，不仅有占家里一半以上收入的工作，房子、车子、户口都有，以后生小孩落户也容易，孩子教育问题就很好解决。如果这个女子换到另一个城市，把这么多资源都放弃，那不是跟自己过不去吗？

我们发现：该女子之所以有这些困扰，是因为她都是从自身角度思考问题，比如 S 市有它的优缺点，X 市也有它的优缺点，但没考虑夫妻俩在两个城市已有的资源。如果她能从家庭系统来思考问题，自然就不会有这方面的困扰。

我们引导她从家庭系统角度来思考问题，第一，对家庭的总体收入是否有影响；第二，资源与家庭的总体资源是否有影响；第三，还有潜在生小孩的问题，人总是忙着奋斗，压力大，就不容易怀孕，生完小孩后还有养孩子、孩子的教育等问题。关于生小孩，一般来讲，35 岁（这里指的是医学统计年龄，并非绝对年龄）以上的女士生小孩，小孩患唐氏综合征的概率会增加，所以第一个孩子的出生尽量控制在 35 岁之前。从家庭系统角度看，结婚的人和没结婚的人想法确实不一样，结了婚，就不能仅仅比较自己前后两份工作的区别，也不仅仅是一个人的职业生涯规划问题。

另外，我们还引导该女子去想，现在的状况也不一定一成不变，假设她生完小孩，做总经理了，收入占到 90%，总公司还能帮她解决户口问题，这时再有工作调动机会，就和现在很不一样。所以，在当时的时间、地点下的正确决定，不代表与另一个时间、地点下的决定是一样的。

因此，一旦成立家庭，个人职业发展就需与家庭利益结合。单身群体较之已婚群体，个人职业发展上有更大选择空间，可根据自身兴趣、发展潜力等，较自由地选择不同企业、城市，甚至不同国家。而一旦成立家庭，个人职业选择就必须以家庭整体利益为前提，否则可能会顾此失彼或出现"个人赢、家庭输"的局面。

因为社会定势，男女社会分工不同，一般而言，男人成立家庭后，会把家庭作为后盾，更好地发展事业；而女人在婚后，尤其有了孩子之后，会被家庭牵扯更多精力。

■ 最爱你的人，总在守候

大家都说，父母手里攥着风筝的线，既希望你这个风筝高飞，也关心你飞得累不累。话说产房外，守候着一对老夫妻和一个小伙子，随着一阵喧哗，护士从产房里把新生宝宝送上楼，小伙子赶紧就要跟上去，还催着老人："孩子上去了，快上去看看。"老妈妈却说："你的孩子上去了，我的孩子还在这里呢。"她让老伴跟女婿上去，自己却守在产房门口。因为她的女儿还在产房里呢。最爱你的人，总在一旁默默守候。这就是家人之间的亲密关系，尤其是亲子之间的联系。在职业发展过程中，许多人遇到问题没法跟父母说，但要记住：他们总在后面默默支持着你。

有位小伙子走南闯北，曾开过公司，做得不错，却受骗上当，要跟别人打官司。之后到一个跨国企业做技术，本来能力还不错，却不太适应企业文化，焦虑越来越严重。他既控制不了，又不想给父母丢脸；既不敢回家，也不敢跟父母说。

小伙子跟咨询师聊过之后，发现自己近一年遇到的事情和压力的确太多，需要好好调整，包括通过各种生物方式（先考虑运动和音乐，实在不行，要去精神专科就诊）缓解焦虑、主动请求公司同事们支持、调整一贯对自己要求过高的心态，也少不了在一段时间情绪缓和后，与父母多联系，获取更多温暖亲情。

除了父母的支持，伴侣和孩子也非常重要。曾有一位职场女性，上班才两年，在一个重要项目中蒙受了很大委屈，理性上她知道该怎么处理，但情绪上非常低落。为了不让家人跟着难受，她在下班的地铁上大哭一场，擦干眼泪再回家。结果回到家，才上幼儿园的女儿扑上来抱妈妈，并伸出手摸她的脸，问："妈妈，你怎么哭啦？"原来孩子观察力特别敏锐，这些痕迹都逃不过那双童真的大眼睛。

因此，在职业发展路上，别忘记家人在支持我们；遇到挫折时，借鉴家人的智慧，或借助家人的支持和爱；在获得成就时，第一时间与家人分享快乐。

STEP 4
让父母相信你，你就要做出好样子

如果你可以选择自己的原生家庭，你会选择现在的父母吗？据说许多孩子都愿意投胎到其他父母那里；可反过来，如果父母可以选择谁做自己的孩子，多半都会选择现在的宝贝，哪怕令人殚精竭虑，令人操碎了心，他们也不会放弃自己的孩子。

因此，不满意自己的父母是正常的，但在想到父母一点一滴的关怀时，没有感动也是不正常的。

不论毕业生选择在哪里奋斗，选择什么工作，谈什么恋爱，无论父母支持不支持，最重要的是：如果要父母相信你，你就要做出个好样子，即便假以时日，也要坚持到底。

■ 那句老话是真的：父母是为你好

有个同学问我们：要毕业了，父母反对我谈恋爱，希望我回老家，怎么办？这既涉及年轻人在哪里成家，也涉及年轻人在哪里工作，往往是连锁反应。

我们既为人父母，同时也是父母的孩子，深深懂得父母与孩子的感情。父母反对孩子恋爱，一般都有很多原因。如果你们感情还行，其他都不行，对方不够优秀，两家隔得又远，家里条件不匹配，这就是父母考虑的重点。他们考虑的往往不是异国异地问题，而是异国异地是否值得的问题。

关于"罗密欧与朱丽叶"效应，我们都听说过，越是反对这些年轻人恋爱，他们就会爱得更深，哪怕爬楼翻墙，也是浪漫。父母理性越多，恋爱中年轻人感性就越多，当反对的理性遭遇执着又带点叛逆的感性，结果是：孩子把父母当成了敌人。

假如再过几年，年轻人就能冷静下来，换个角度，就会发现父母某些反对的言行是基于理性的。似乎这个人的确不那么适合我；对方家里经济条件不好；对方家里重男轻女、令人感到压抑；对方家长关系古怪、不太和谐；对方在处理两家矛盾时，完全束手无策……

在决定感情去留时，尽量不要纯粹凭激情，而是考虑到，不要浪费青春，做有用的事，让自己能成才。假如恋人也能有这样的想法，你们尽量比翼双飞，父母的反对也可能发生变化。即使父母的反对并不明智，但只要你把自己建设好，那也是一辈子的能力。

所以父母说的"我们都是为你好"，从出发点是没有问题的。父母会"像调查户口"一样问孩子对象的三代，殊不知一个家庭的文化、经济状况、价值观、家族病史、周边大环境，对于这个从中走出来的年轻人，绝对是有塑造作用的。每次听年轻人说到自己配偶婚前隐瞒各种重要信息，两人进入婚姻后出现多少烦恼、争执，我们就会想：父母不是管多了，而是管少了。

当然，如果父母懂一点医学，懂一点心理学，懂一点心理咨询，在反对的时候不大吵大闹，而是提醒孩子，有可能其善心好意能更好地帮助孩子，让孩子避免许多人生弯路。

■ 锤炼爱的能力

读大学的孩子智商基本没问题，但也要有一定情商，一方面可以更好地闯世界，另一方面学会怎么回馈父母，最重要的是：让父母放心。

人们更关注的是爱的"表达"，而实际上，"爱的能力"本身比"表达"更重要。2015年母亲节前有人做过一项网络调查，75.61%的受调查者没对妈妈说过"我爱你"，65.85%的人提到不好意思说这句话。令人不禁担心儿女是否与母亲疏远了很久？是否该表达爱，该如何表达爱？

但实际上，不说出口，不等于没有，把爱说出口也不等于有。情人节、母亲节、圣诞节等一系列西方节日来到中国，"我爱你"这句话，令许多人很羡慕西方人干脆利落的表白，而实际上，他们的"DEAR""I LOVE YOU SO MUCH!"在不同语境下也代表不同意思，甚至许多时候只是相当于"你好""谢谢"，而并非字面上理解的热情奔放的爱的表白！

对父母只要有空就回家看看，帮妈妈做一次家务，为父/母拔一根白发，牵着父母的手去散步……更关键的是了解，父母究竟需要什么？父母日渐老去，可能需要一些经济上的保障，可能需要多陪陪他们，可能只需要我们空闲时能给他们打电话……若是不了解对方需求，只是按照自己所想象的去给予，给的不是他们要的，那不是成功的"爱的传递"。

年轻人请注意：

去更多地关注你所爱的人的需求，而不是只把目光集中在自己身上，不自私、不自恋，这是锤炼爱的能力的第一步。

培养和调配自身资源，让自己的内心和外在逐步强大，能够给予所爱的人帮助和扶持，而非自怨自怜，怨天尤人，这是锤炼爱的能力的第二步。

在自身力量足够强大，自己的心也越来越"大"的时候，给予外界善良的人们更多的关爱，给予社会更多的回馈，回收更多的自信、自足和睿智，即使是有所奉献和牺牲，也很愉悦，这是锤炼爱的能力的最高境界。

■ 父母有问题，你要懂得自立和主见

当然，每对父母都是人，而不是神。他们来自原生家庭，经过多年与其他人（包括伴侣）的相处，带着各种环境的烙印，绝对不完美。

有的妈妈非常依赖孩子，这一生孩子就是她最重要的，她坚决

反对孩子到外地，否则就一哭二闹三上吊。她一想到孩子会在外地"受苦"，就禁不住心乱如麻，内心描画出孩子所处的"炼狱"图景，茶不思、饭不想，睡眠出问题，一刻不得安宁。

有的妈妈强势把孩子拉回老家，切断其与恋人的联系，而且要求孩子包干所有家务，服从所有命令，对孩子有种种挑剔和不满，而孩子常无法逃开。

有的妈妈与伴侣有很多问题，会设想"全世界男人没有好东西"，并且要强行将这些观念灌输给女儿，出发点是担心女儿受到任何男性的伤害，结果令女儿非常迷惑恐惧，遇到适龄男人不知该如何辨别，只知躲闪，被人强势追求，立马沦陷。

可见，通常父母都是为了孩子好，但父母中也有不少延续多年的焦虑者、有各种毛病的人。

这时，毕业生们，别忘记你们都 20 岁出头了，不要去埋怨父母的不好。若实在处理不好与父母的关系，可离他们略远一点，直到有一天内心成熟到可以面对，再去反思你们之间的关系。

至于自己要选择的道路，若与父母要求的不匹配，就让自己更有弹性，看到父母的爱和担心，好好跟父母谈谈，请他们给儿女一个尝试的时间段，过了这个时间，再告诉他们新的进展。

当然，若是父（母）有长期存在的心理问题，在儿女有了一定经济能力后，也要考虑照顾他（她）的身体和心理健康，带他（她）去看病、治疗，令父（母）过上更有品质的晚年生活。

STEP 5
从与父母的关系中
看职场成长的关键

　　年轻人选择怎样的大学专业，大学毕业后选择怎样的职业，往往与原生家庭有关。依赖性强的孩子，一路走来，大部分由父母说了算，没有机会自己做决定，而从大学毕业出来，以后的路往往并非父母能帮助正确决定的，遇到的新问题，也不得不由自己来面对和解决，依赖者解决问题的技能当然要弱一些，可能会产生无穷无尽的烦恼，除非自己意识到了这些，想到要去改变，要去学习解决问题的新技能，才能渐渐走出烦恼，让职业成长之路变得正常一些。

　　因此，与原生家庭的关系就像一种"魔咒"，注定了长大之后的问题是哪些。一旦意识到了，一旦懂得了，就可能突破原本的束缚。

■ 父母上进与否，对孩子有影响

　　我们曾经见过一家父子，父母都是公务员，父亲发展得挺好，前几年一直在外地，几个月回家一次，孩子主要由妈妈带，妈妈工作轻松，对孩子有时保护非常多，什么都代替他干了，不给他自己做决定的机会；有时又非常放松，他想玩游戏就玩游戏，爸爸定下的规则说打破就打破，孩子玩游戏的时候，妈妈把水果削好，送到他的嘴边。在半年前，孩子迷上玩游戏，放学后就溜到网吧玩，妈妈限制他玩游戏时，他就会发脾气，跟妈妈顶嘴。

不久他就休学了，待在家里，本来很喜欢玩游戏，到后来对游戏兴趣也不大了，白天无所事事，不愿意学习，即便说好下学期开学回去重念高二，却完全没想过该怎么念书才能与从前不一样，也没想过，如果考上大学自己要学什么专业。

除此之外，男孩对于以前爱做的运动，比如打篮球，也没有了兴趣，对其他的事情也没有兴趣，整天看上去都是很无聊的样子。孩子感觉自己这个公务员家庭在老家很不错，曾经半开玩笑地问爸爸：现在我们家这样，我都可以去交女朋友了！而爸爸则说：父母的，不代表是你的，如果你没有本事，谁也不愿意嫁给你。

我们开玩笑说这孩子：17岁就过上安稳的生活了。其实，这对父母并非没有上进过，在他们年轻时代也曾经上进，但给孩子看到的，却是妈妈朝九晚五，轻轻松松，他们所在地区的人们也是忙着打牌喝茶摆龙门阵，孩子渐渐就觉得这是生活的常态，没有什么欲望了，这被我们称为"无欲状"。这是一种比较麻烦的事，必须调整，否则孩子就浑浑噩噩，这一辈子就找不到方向。

在这样的情况下，父亲从外地撤回来，想要好好陪伴孩子，弥补过去的疏忽。我们建议，父亲要渐渐让孩子了解，父母是上进的，尤其是在年轻的时候，付出了很多，至少读了大学，才能成为公务员，而并非一开始就不上进。另外，爸爸还要经常带孩子去看一下外面的世界，比如到大学看那些计算机系的哥哥是怎么学习的，名牌大学的教授是怎么上课的，有机会被那些上进的图景所激励，找到自己要做什么，构建新的理想，增加新的动力，形成自己的目标，并能够为理想和目标而努力。

除了上面讲的事例之外，我们也经常发现，父母的"习得性无助"也会对孩子有很大影响。"习得性无助"，是美国心理学家塞利格曼1967年在研究动物时提出的。他用狗作了一项经典实验，起初把狗关在笼子里，只要蜂音器一响，就给以电击，令狗很难受，狗关在笼子里逃避不了电击。多次实验后，蜂音器一响，在给电击前，先把笼门打开，此时狗不但不逃，而且不等电击出现，就先倒在地开始呻吟和颤抖，本来可以主动地逃避却绝望地等待痛苦的来临，这就是"习得性无助"。

其实这种"习得性无助"在人群中很常见，而且很容易蔓延。如果孩子学到的是父母的"习得性无助"，遇到问题时，可能就会躲避，或是沮丧。而某些家庭中的父母则不同，就会给孩子带来许多其他的东西。比如，年轻人想要辞职去做生意，如果他的父母比较求"稳"，可能就会极力反对，即便孩子完全应付不了现在的工作环境，他们也可能完全提供不了智慧的解决方案，而要孩子继续在那里耗着，最多想办法改善一下孩子的生存环境。而如果年轻人的父母本来就是做生意的，可能就更少受限制，他们也许会跟孩子一起讨论他所看中的项目，看有没有可行性，需要怎样的支持，是需要现在辞职，还是等项目完成后再辞职。

　　随着时代变化，年轻人有了许多新的选择机会，可以识别和告别"习得性无助"了！一把钥匙开一把锁，即便自己的父母一辈遇到某些问题会沮丧，感到无助，但这并不意味着年轻一代也该放弃。

■ 父母情绪平稳与否，直接塑造孩子个性

　　职场新人面对变化的环境，适应能力如何？情绪是否稳定？这个也与原生家庭，与父母关系非常密切。因此可以说，好性格要从父母"抓"起！遗传和环境都会起作用！

　　一次社区父母沙龙上，来了不少亲子家庭，孩子们的年龄多在 6～12 岁之间。有位母亲突然举手对沙龙老师说：我的孩子脾气很糟糕，该怎么办？老师问她，你的孩子几岁了？她回答：我儿子 20 岁了。接着，她告诉大家，儿子在十一二岁时脾气就特别糟糕，没有耐心，遇到不顺就发火，目前在读中专，他们的关系令人烦恼。

　　于是，老师问这位母亲，你和你先生平常容易发脾气吗？

　　她的回答是：一般也还好，遇到事情我也发火。而孩子的父亲，则脾气相当火爆。

　　有关儿女是不是能有好的性格发展的问题，每个家长都很关注，却忘记看看自己，是否能给儿女一个好的示范。如果一对夫妻说不上几句话就吵起来，或是一冷战就是 3 天，还把儿女拉到自己的阵营，让他左右为难，你怎么可能指望儿女性情平和、思维理性？如

果夫妻从来不去倾听对方的感受，对儿女也只提出来：好好读书就是了，爸爸读到大专，你至少要读到本科吧！试想，如此这般，孩子能得到细腻情感的滋养吗？

好的性格令儿女终身受益。试着去观察你所认识的中高考考生，平常成绩很好的孩子，一般思维清晰、情绪平稳，考试时候的发挥情况，一定比遇事抓瞎、只顾着埋怨，或是容易看到事物悲观面的孩子来得要好。这就是所谓"情商"的重要组成部分。

好性格，从父母抓起。谁不希望儿女能与自己、与他人好好相处？那就先看看父母自己做到了没有，是不是需要成长。遇事经常反观自身，我发脾气有用吗？可以用别的更有效的方法解决问题吗？面对儿女，能平等平和吗？只要学会驾驭自己的脾气，更善于针对问题设置解决方案，并且愿意与配偶和儿女开放地讨论，儿女一定能得到好的榜样，获得现代理性与技巧的训练。

以上站在父母角度看，那么站在儿女角度呢？但凡我们咨询师遇到有情绪问题的年轻人，通常都会问："你的父母、其他家人有过跟你类似的情绪问题吗？"往往发现家人都有各种情绪不稳定的情况，比如妈妈特别焦虑，甚至有强迫性的行为，天天挑剔老公和孩子，或是天天把家里打扫得干干净净，把地板打扫得像床一样干净，不许任何人弄乱一丝一毫；或是父母从来不好好说话，在孩子小时候就不断干仗，锅子铲子横飞，家里从来没有和平的时候，感觉整天家里都充满了火气；也有父母从来不交流，家里最常见的气氛可以用两个字形容——沉闷，一天下来往往一句话都没有。这样的话，孩子都没学会怎样正常交流，有困难时不会求助，有痛苦时不会去用语言宣泄，全部埋在心里，越来越丧气。

儿女其实对自己父母有怎样的情绪特征、如何起伏都是有所了解的。但毕竟父母年纪大了，儿女不能指望他们完全改变，但儿女已经是成人了，可以反省自身的情绪状态，进行改善，不要走父母的老路。

■ 从父母处学会处理与权威的关系

父母在孩子心目中是权威，老师在孩子心目中也是权威。孩子成人之后，最常见的权威就是他的上司。与权威相处的关系往往有固定的模式。因此在从亲子关系中也能看出年轻人的职场关系。

曾经有个年轻人，觉得自己的上司并不是"权威"，上司让他做什么事他都不听，布置的任务一年都没完成，令上司非常苦恼。年轻人从一个部门转到另一个部门，新上司都在考虑他还能不能继续干下去。年轻人还振振有词：要是我觉得上司很权威，我就会听他的。

咨询师问了年轻人从小与父母、老师的关系，找到了端倪。小时候父母对他比较放松，让他自由发展，小学老师说他注意力不集中，还不听话，父亲就让他跳级到了初中，说是为了让初中老师更好地管束这个孩子，而初中老师对他管得更严格，结果就造成严重冲突，直到他升入高中；由于老师们不管，他智商还不错，就好好地自己学习，高考也上了大学；到了大学，他当然也不认为辅导员权威，所以就自由自在地待了几年；大学毕业后，才发现职场里必须存在上司和权威，他非常不能适应。

以上故事比较极端，这位年轻人有个固有的模式，跟权威相处，就会对立，就会违抗，导致不能听上司的话，不能正常工作。现在只能引导他看到现实的麻烦，比如这样下去会不会被辞退？你是真的不想在这里干了还是说想改个脾性？有没有找到下家公司，在那里有没有顶头上司呢？希望通过认知调整，通过唤起年轻人改善的动机，促进他改善在职场中的行为。

在职场混，都是有上司的，除非经过一些年的奋斗，自己成了公司的总经理，成为金字塔顶端的人物，但这样的人总是少数。看看其他人的上司，也各有各的不足，有的总把下属功劳据为己有，有的让你干活，从来不给你"出头"的机会，有的一天到晚批评你，还有的口蜜腹剑……如果你不是公司老总，就只能指望能碰上个公正、宽容的上司，尤其是顶头上司。可上司也是人，他会有普通人的一切缺点和弱点。谁也不是天生的"哄上司高手"，但起码要善于自保，好好地适应环境，并凭借自己的能力获得公司、上司给予的机会。

还有一点，就是从小如果父母教得多，儿女长大后在职场里也会明智一些。

父母可以教育儿女：

第一，不论你对上司的能力多么怀疑，在他面前一定要尊重他，事事都要汇报，千万不要越级而不向他补充汇报。当然，不论对谁，"尊重"在职场、在人际关系中就是"法宝"。

第二，对上司布置的事情，就算没法做，也不要当面拒绝，尤其是在公众场合。要懂得给上司一个面子，事后可以想办法与上司商榷。因为有的时候上司布置一件事，他自己所知甚少，有时只是上司的上司信口开河布置下去的，上司的上司今天还很激动，到了明天可能就忘了个精光，如果上司的上司不催，上司可能也会忘记；对于上司布置的工作，要做个大概的提纲，有内容，但不用特别翔实，等待上司批示后，涉及细节问题，再告诉上司，经过调查，哪些事可以做，哪些事做不出，但同时也要告诉他，你有其他方案，是否可以再行尝试，但目的是坚决贯彻上司的英明决策。

第三，跟上司要把握分寸地多交流，因为新人和上司的接触多半在工作方面，有时跟他谈完工作，还想找点别的话题，总觉得除了工作，很难有合适的话题可以跟他交流，而不说话又未免尴尬，所以可以根据当时情景、上司爱好，发表一些请教之语，但针对性要强，也要体现你自己的品位。

第四，面对上司既要谦虚，也要适时告诉上司你的创新想法。

第五，当然，更重要的是要不断锤炼自己的能力，才能令自己的想法和做法变得更有价值。这是因为，当今时代，人才流动频繁，只有令上司、公司感受到你的能力，发现你的重要性，才会令他们愿意重用你。新人太老实谦虚，所做的工作在短期内无法出成果，他们常常会以为你没能力，所以过分谦虚最终容易导致被忽视，考核业绩时，也不把你的成绩归功于你，自然你的奖金也会少一份。针对上司不熟悉的专业领域，你可以抓住他产生兴趣的机会好好报告一下，但要考虑上司能接受的程度，令沟通变得顺畅，令大家都心情愉快。

第四章

我要为恋人放弃一座城吗？

爱可以为职业助力，也可以为发展减分。在大学毕业时，年轻人就面临选择，是劳燕分飞，还是长相厮守？在职业发展的关键期，是向左还是向右？如何把职业生涯与人生规划联结起来，如何兼顾工作和家庭？

STEP 1
毕业季，不一定是分手季

　　大学生们都知道，大学毕业季往往是分手季。因为留在哪座城市、找什么工作，既有一部分可以规划，也有不少是意外。如果在不同城市发展，就意味着"异地恋"的开始。一些大学生开始校园恋情时，就没打算有结果，只是作为一种"爱的演练"，如果是这样的起点，到毕业时能坚持的概率就会比较低。

　　但并非说毕业季就一定是分手季，许多夫妻是十多年前的大学同学。

■ 恋爱的季节要恋爱

　　不论毕业时是否坚持那份恋情，也不用后悔当初的选择。因为大学常常就是两件事：学习和恋爱。从高中升上来的孩子，骤然轻松，没有高考的压力，他们的目标是什么呢？很多年前的大学校园里流行的是"TDK"（那时的磁带品牌），叫作 TOFEL，DANC-ING，KISS，含义是考英语出国、跳舞和接吻。不论说法有什么变化，每代年轻人都是这样走过来的。学习和恋爱，现在可能还会增加一个 INTERNET（互联网），或是 GAME（游戏）。

　　在这个荷尔蒙泛滥的年龄，谈恋爱绝对不是罪过。

　　也有很多父母对孩子说："大学不要谈恋爱，免得耽误学习。"这种说法肯定有问题。咨询师接待过许多 30 岁左右的"剩女剩男"，大部分都是大学从来没谈过恋爱，有的是父母明令禁止，有的不懂得怎么与人相处，也没人教自己，当然也有的是因为家庭条件限制，没有足够的自信能给对方好的生活，会有浓浓的自卑感在作祟。

等到需要大批量相亲的阶段，他们会感到很痛苦，因为父母从不许他们大学谈恋爱，到如今天天催着他们结婚生子，不会恋爱，怎么结婚？可是，父母不这样认为，他们会说，结婚和恋爱是两码事，你们年轻人太理想化。他们在逼孩子结婚时，可以说：如果一辈子没有婚姻，你的爱情将死无葬身之地。

不论怎么饶舌，我们都清楚地知道，大学就是恋爱的季节，大学里同龄男女生特别多，遇上喜欢的人的概率会变高，选择的余地也更大。

许多大学恋人分手主因多半并非毕业，而是积累了很长时间的问题没去解决。比如男孩太暴躁，女孩太作；男孩太黏糊，女孩想要空间……这些问题在校园外的恋情中也一样存在。因此，干脆利落的分手是很容易的，找到背后的原因是必要的。

■ 爱读书，也可能是"防御机制"

你可能做梦也没想到，大学里的"学霸"中，会有一部分并不真的喜欢学习，而是把学习作为避免谈恋爱和出去工作的"挡箭牌"，也就是"防御机制"。

当父母不断敲打孩子要学习，不要恋爱，孩子也没学好该如何跟异性相处，在以后的生涯中，面对不擅长的事，最容易采取的就是"防御机制"，既然我不会恋爱，那么我就专心学习，学到硕士，学到博士，父母在人前很有面子，而我即便没有恋人，那也是有理由的：一直忙着读书，耽误了这桩个人的事。

爱学习没有问题，但不少年轻人遵从父母的要求，光读书了，到后来，就只会读书了。一些高知女性就变得不擅长与异性打交道，也不太擅长与他人打交道，喜欢读书，害怕工作，结局是一直读书，为了逃避找工作，逃避恋爱……感情上就把自己弄成

"剩女"了。

■ 不同季节把握不同重点

春夏秋冬，什么季节做什么事。年轻的季节既要学习又要恋爱，到了耕耘的季节，就可在爱人的陪伴下忙于事业，到丰收的季节可以共享。但如果被灌输了反季节的理念，有可能就把整个"农时"搞乱了。

一位女博士，从来没工作过，也没谈过恋爱，30 岁左右觉得自己生命似乎缺了一大块，感觉逃避上班、不会恋爱已成固定模式。实际上，她是个宅女，缺乏激情和动力。已经到达人生"晚春"，再不考虑恋爱和工作，就比较麻烦了。

我们与她讨论了如何改变原本的回避模式，走向真正的生活，包括工作和婚恋。

相关咨询实录

女博士：我觉得快乐是最重要的。

咨询师：快乐是最终的目的，做任何事情如果不快乐就没有意义了。有了事业和爱情，如果不快乐的话，事业和爱情都没什么意义，但如果这三样东西都有了，何乐而不为呢？把你的教育程度和所学专业作为背景，找一份能解决你户口的工作，或者能让你在这座城市长期生活的保障，把它们当作交换，你的痛苦就减少了。把眼前的事情当作"有期徒刑"，不论是现在的单位还是未来要找的新工作，在最短的时间内换来你需要的东西，就不那么着急了。如果每天想着原来做的事情都是自己不喜欢的，到现在什么问题都没解决，人逐渐就抑郁了。

才 30 岁出头，自己的事都没解决呢，每天想着去做临终关怀的事情，和那些即将离世的人打交道，你的情绪也会受到影响。

而且还可以注意到，你工作的事和谈恋爱的事是可以相辅相成的，把工作的事情解决了，就有更多时间和精力去找男朋友了，利用周末时间找那些可以帮你提高效率的专业婚恋公司，扩大资源。如果先找到男友，有可能对方能帮你解决稳定工作或长期留下的问题，这样你就能在近一两年之内把两件事都搞定。

当然，这都需要你有方法地去解决眼前的问题，而不是像现在这样拖着，没有效率。

最后，工作和家庭的问题都解决之后，你有这么好的教育背景，语言表达能力非常强，也愿意关心他人，哪怕只是基于自己的感受也好。有些人投身于心理学行业，也是因为自己有这种需要，解决了自己的问题后再去助人。你可以到那时再利用业余时间，学习有关咨询的知识，考个专业证书，不论是照顾自己的孩子、老人，还是帮助其他人，你都具有了专业技能。

回去可以和母亲讨论，你打算首先解决工作的问题，然后解决情感的问题，最后解决终身职业的问题，这三个事情结合到一起，你才可以变得快乐。你过去的储备对于做咨询来说也没有浪费，第一，心理学行业内有三分之一的人群是因为自己曾经孤独过、痛苦过，或曾经事业和感情上受过挫折，这些人反过来帮助别人时会有切身感受。第二，行业内85%以上的从业者都是女性。第三，这个行业需要人受过良好的教育，善解人意，有非常强的抽象思维能力和理解力。通过刚才的对话，这些能力你都具备，而且还具备很好的表达能力。

假如这30多年来你做的所有事情都是父母要求你做的，那么两三年后去做你自己要做的，这样就可以把你的人生逐渐调整方向了，但不能继续这样当一天和尚撞一天钟地生活了，后面还有几十年的路要走，所以要赶紧制订好计划。

毕业生的个人发展问题和感情问题，应该综合起来看，而不是针对一个问题片面出主意，甚至需要更深刻地挖掘产生焦虑的原因。无论国内外，大四和研三的焦虑与迷茫都是非常有代表性的。

当一个面临毕业的年轻人来找我们帮忙，我们先会评估这个人会不会有身心障碍需要关注，如果没有，就看他是哪方面的困扰。通常在大四和研三时期，很多毕业生都会面临迷茫和彷徨，毕业前两三年学生比较放松，而在毕业季，就不想谈情说爱、风花雪月，重点放在了对前途的担忧上。

一位面临毕业的男生问到爱情和事业的平衡，一方面他没想清楚事业该如何发展，另一方面他又纠缠于父母要他早点结婚，他也有可供选择的女孩，但并没有恋爱，结果就把两件事搅和在一起了。

　　如果今年他已经 60 岁了，那的确需要抓紧时间，但他才 26 岁，着什么急呢？但前提是要有安身立命的能力。我们带这个年轻人去看了一个发展不错的制片人工作现场，让他了解到：如果每小时能赚 3500 美金，找个谈恋爱的对象还会困难吗？

　　这位年轻人需要想清楚：一年之内能做什么？能否成为艺术家？不能成为艺术家，能否赚到钱？能赚钱的时候，找个对象就是顺理成章的事情。再不行，还有那么多专业婚恋网站可以提供资源和支持呢。

　　所以，解决问题的顺序很重要。而无论如何，唯有改变逃避的模式，才能更有策略。

STEP 2
要男友还是要出国，可以不两难

年轻人的事业和恋情常常可以不矛盾，或是可以相互协调。但也会出现两难的情况，尤其是当对方由于事业的发展需要换一座城市，甚至国家，自己原本的计划就要被打乱，必须做一个决定，是去还是留？也可能是自己获得一个新的机会，需要换城市或国家，对方暂时没法支持，那么，两人就会变成异地恋，这些选择可能带来新的问题，或是揭示两人过去就存在的感情问题。

两难中，究竟关键问题在于恋情还是职业发展呢？要先找到具体、优先的问题，就能一点点来改善。

■ 难以选择，其实是感情出了问题

有一位年轻女子找到我们，问：为了相恋 5 年的男友，我该放弃出国工作的机会吗？

这位女子 30 岁不到，是海外留学硕士，在外企做人力资源经理。目前有个去 A 国（某发达国家）工作的机会，时间不确定，确定的是该女子未来不打算留在 A 国。但男友不想与她分开，两人曾经在该女子去 E 国读书时分开了两年，这次不想再经历异地恋。两人也知道这是一次非常好的工作机会，因此非常纠结。

女子想在 A 国工作两年左右，这是她争取来的机会，她觉得这是职业发展里很重要的机会，尤其在大环境不那么乐观的情况下，

能争取到这样一个机会也挺难得，她等待这样的变化有两年时间了。而男友在国内一个创业型公司里。

在申请这个机会之前，女子并不觉得这个事一定能成，因为曾经申请了两三次，没有成功。而申请阶段男友也在一家外企，他们沟通过，如果女子去了 A 国，男友也可以到那边找工作，或者从当时的公司内部调动过去，所以，当时觉得即使申请成功，两人也可以协调。

如今若是男友以伴侣身份过去，也可到那边直接去找工作。但他们需要先结婚。

关键问题来了：你申请时想过让他以伴侣的身份，跟你一起过去吗？你们俩也已交往 5 年了，为什么现在没有结婚呢？

这个问题直接令女子反思起两人的关系，5 年来他们之间呈现出许多问题，这也是他们无法决定结婚、无法一起换国家的原因。女子由于关系等问题，曾经无比焦虑过，甚至有过暴饮暴食的情况。

他们没觉得感情好到可以结婚。女子说："你说的这个问题是我不好说的部分。其实，我俩曾经分开过一段时间，近期又重新在一起，依然在尝试解决我们关系中的各种问题。我们俩都对未来有一些不确定。"

我们问这个女子："假设对方是个机器人，都听你来指挥，想结婚就结婚，想生孩子就生孩子，你想要做什么？"这个女子并不知道要做什么。而她的男友也提出，在交往两三年的时候，认为可以结婚，但越到后来越不知道怎么办好了，不大确定能不能接受女子的各种缺点。

这说明在他们的生命中，两人的感情并没有排在最前面，而且目前也不像彼此的唯一，否则就好决定了。这需要他俩好好考虑，是不是要走下去，然后才会涉及是否一起到 A 国。因为作了第一个决定，才能做第二、第三个决定，不能倒过来。

恋爱就是一个过渡阶段，这个阶段太长就变成现在这种混沌的状态。就像在厨房里买了很多食材，鸡肉、牛肉，3 天不做就变成臭肉了，也不能永远放冰箱里，那就成了"僵尸肉"。

一般来讲，两性关系是通过三件事来思考和做决定的。第一，生物本能。当你看到对方就想和对方如胶似漆，毫无疑问，这个人身上有你想要的生物学因素。举例子讲，假设一个女孩个子矮，找了一个个子高的男孩，很吸引她，就很容易做决定。激情很多时候能让人快速做决定，有的见了一面就想嫁给他。因为人是动物的一种，几乎一半的因素都是跟生物因素有关。

第二，因为人是高级动物，还存在着价值观的问题。如果一个人总想助人、做慈善，另一个人坚信"人不为己，天诛地灭"，这会很麻烦。价值观包括宗教信仰、做事的态度、如何去赚钱等。

第三，即便前两个因素都有了，但是人不是生活在真空里的，两人在一起以后生活上是否有保障，就涉及经济能力的事情。这个能力肯定跟你的消费观、财富观挂钩，有的人觉得月薪一万元很满足，有的人可能嗤之以鼻。有的人认为吃饱穿暖就可以，有的人永远觉得钱不够用。这就是在讲，你对对方挣钱养家的能力是否满意，是否还有潜在的成长空间。反过来，对方是希望你拿出更多的时间照顾家，还是接受职业女性的状态。

基于以上因素，每个人对自己的恋人都有基本判断。接着就要把三个问题讨论清楚，第一，要不要结婚；第二，要不要跟这个人结婚；第三，如果决定跟这个人结婚了，就要因此改变很多事，包括创业的进程、去国外工作的事，每个人都会为这个决定付出代价。如果这三方面问题，你的回答都是"YES"，就能 30 秒钟决定了，但如果是一个"YES"，几个"NO"，当然就麻烦了。

这是一种自然反应，看到这个人就知道是我想要的，就是所谓的一见钟情，背后还是源于人们脑子里原有的喜好和框架。婚恋并非理性分析，也不是数学题，并不是"NO"就不好，"YES"多就可以，有人只要有生理反应，其他的都不管了，而有的人极其看重价值观，还有的无性婚姻也挺好，家庭领养个孩子也不错。

关键是不能一直稀里糊涂。比如，说起赚钱的能力，一方面说自己也能养活自己，另一方面又说对方还是挣得多更好，这样就无法讨论清楚。

■ 情场得意，就会换来职场失意吗？

有位 20 岁出头的女孩，学的是传媒类专业，大学毕业 2 年。她在 A 城市一家杂志社工作，1 年后因爱情放弃工作，来到 D 城市，但半年多都没找到合适的工作，压力非常大。

女孩在 A 城市工作的 1 年中，当时除了采访、写稿子、编辑类工作外，还要承担琐碎事情，工作压力有点大，觉得未来也不会有什么大发展，纠结了一段时间后决定辞职去 D 城市投奔男友。而来到 D 城市半年多，去过的单位都觉得不理想，看着别人不断努力进步，自己却在原地踏步，就越发着急，感觉前途一片迷茫，自己无法找到出口。因此变得越来越没有信心，越来越焦虑，只要谈及工作，就会联想到一大堆不好的事情，然后就开始痛哭，哭完才能变得平静一些……

其实，对于刚毕业不到两年的新人，这是很容易遇到的情况，跟她投奔男友，换另一个城市工作都无直接关系。这是因为对自己未来要做什么、怎么做都不清楚，只要谈及工作，就感到非常焦虑。但这个女孩饮食和睡眠都正常，也有比较成熟的缓解焦虑的办法，比如运动和音乐，可以继续运动、听音乐。而"哭"也可以起到情绪宣泄的作用，但频率不能超过每月一次，否则就太负面了。

除了缓解焦虑外，这个女孩还要在咨询师帮助下调整心理认知，因为初入职场不久，关于自己要做什么、怎么做、跟谁一起做等重要的具体问题都不清楚，只知道自己的专业、喜欢文字，甚至觉得怀才不遇。因此她需要进一步了解问题出在哪里，接下来该怎么做，包括分析传媒专业如何在 D 城市落地，如何将自己的长处与 D 城市的现实需求结合，并找到应对自身无措感的有效策略，就会渐渐找到有把握的做法。

当然，由于女孩和男友家里都没有媒体方面的社会资源，若本身就不善做决定，则容易感到"无助"，但如果找到解决方案，就可避免发展为"习得性无助"。可以找杂志做得比较好的团队或杂志社，哪怕是薪水低一点甚至是义工，让自己渐渐熟悉行业；在过程中逐步提高专业能力，并快速拥有自己的代表作。

可见，"职场失意"未必见得是"情场得意"换来的，而可能是由于太年轻、缺乏应对策略，对职场不太适应而导致的。千万不要迁怒于恋爱对象。

相关咨询实录

女孩：我在之前的杂志社里主要采访一些设计师，我们自己找到选题后就联系他们做采访，然后整理成稿子。

咨询师：能给我举个例子吗？

女孩：比如采访那些设计首饰、家居或者服装的设计师，他们会讲他们的经历、设计的作品、构思等，采访后，我再大致梳理一下，比较简单。

咨询师：你怎么能理解他们设计的作品呢？

女孩：通过采访和他们沟通啊。

咨询师：你本人为什么会有这样的鉴赏力呢？

女孩：我也不知道，反正就在做着的过程中慢慢发现还行。

咨询师：你说的"行"还能再具体些吗？你采访的都是设计师或者画家，而你本身没有接受过这方面的训练，只是文字写得比较好，对吗？

女孩：对。我到了杂志社之后才开始慢慢积累了一些东西，平时也对这方面比较感兴趣，之前上学的时候看这类东西比较多。

咨询师：你采访的人都和画画有关吗？

女孩：主要是艺术类和设计类。

咨询师：你学过艺术和设计吗？

女孩：没有，我学的专业是传媒类的，艺术我只能说是爱好吧，没有系统地学过。

咨询师：你能跟我说一个你做得最成功的、让主编非常满意的例子吗？说说这个采访对象的作品，你是怎么认为这个东西好的？我们来分析一下你的问题出在哪里？

女孩：好的。我最近采访了一个英国××学院研究生毕业的时装设计师，他当时是在他们毕业秀上能展出作品的、极少数的华人设计师之一，他设计的是一套以立体结构裁剪的作品。我觉得能找到他并且联系上他，就是一件很不容易的事情，因为以前我采访的都是国内的设计师，联系上他之后，我查了一些相关的资料才去做的采访，最终出来的稿子和版面的效果我都觉得挺棒的。

咨询师：你的读者是什么样的人群？

女孩：也是设计类的，因为这本杂志主要关注一些原创设计，还没有大量发行，直接投递给一些设计师以及和设计相关的人。

咨询师：比较像专业杂志，并不是针对普通老百姓看的，对吗？

女孩：当然也希望做成那样，但是现在还没有那么多渠道能发给大家，只能先从设计师内部慢慢发，以后肯定还是希望给大众看的。它里面还有很时尚的内容，比如时装、美容等品牌的东西。

咨询师：你们的团队里有学艺术的人吗？比如美院毕业的、设计专业的等对艺术本身非常了解的人？

女孩：有设计专业的，没有艺术类的，还是媒体专业的偏多。和艺术相关的都是在工作中自己慢慢积累的。

咨询师：这个是你一辈子都要追求的职业吗？

女孩：其实我最想做的就是写东西，我想做自由撰稿人。

咨询师：你写的稿子是什么类别？比如做医生有内科、外科、妇科、儿科一样，你有打算以后专门介绍这些设计师们的作品和想法吗？

很明显，咨询师的问，女孩的答，令她的弱项暴露无遗。她并非情场得意，职场失意，而是需要在职场确立自己的强项。

■ 要想不两难，就得务实、想清楚

以上这番访谈，是在帮女孩整理职业思路。咨询师发现女孩目前对自己有关文字的职业发展并不清楚，理由是：

第一，说是喜欢文字，太"虚"了，喜欢文字的人非常多，女孩很少有不喜欢看书的。

第二，她愿意采访别人，然后整理成稿子。让她举个具体的例子，看看能挖掘出什么普通老百姓挖掘不出来的东西。比如，写一篇人物报道或推荐一个产品。一定是通过作者的解释，让我们这些对艺术和文学都是门外汉的人了解这个设计师及其产品，但女孩举的例子还是太"虚"，她不是故意"虚"，是说不出"实"。

第三，咨询师问女孩团队成员，是想知道他们团队中有没有一个"导师型"的人。20多岁的年轻人，要么通过读研究生，经过专业系统教育之后，在社会实践中慢慢训练；要么就是别人做给你看，这个时候跟什么人、做什么事就变得非常重要。尽量不要跟着与自己同龄的人做，比如都是30岁以下的人，大家互相学习，的确能学到一些技术层面的东西，但这些不是人生最主要的。一定要找个"导师型"的人，才能出现显著的变化。这样一个"导师型"的人，不论办杂志还是写东西，圈内的人都特别爱看，那么他一定有自己独特的办法。

比如说，琼瑶的爱情小说写得好，金庸的武侠小说写得好，他们一定有什么办法写得好。虽然他们写的东西绝大多数都是虚构的，但为什么历史学家写的书买的人少，而金庸的小说每次都卖到脱销？他开创了一种成功的模式，历史上没有他这种写法。如果跟着他读研究生或者帮他打杂、给他做志愿者、帮他整理文字，这几年下来一定会受到非常大的影响。

采访时装设计师，就要说明白：为什么经过采访，这个人在我眼里会变得特别有魅力？

谈恋爱和工作，并非真的是两难问题。想清楚了，都不会难。在一个行业里做得越深入、含金量越高、市场越细分化，就越能掌握这个行业的命脉和精髓，年轻人未来的工作就越好找。

STEP 3
设计职业生涯时，把 TA 放进去

　　如已明确要跟这个人在一起，进行职业生涯设计时，就要把对方放进去。了解清楚职业理想和实现步骤，恋爱婚姻才有一定的坐标系，否则都是在空中漂浮的，包括在哪个城市、跟哪个人、想要什么东西、过怎样的日子、什么时候生孩子等。

■ 有了 TA，发展会不同

　　一对伴侣，如果一个人在国企工作，非常喜欢稳定，上班就是上班，下班就是享受，从来没想过到别的地方发展，而另一位呢，在外企工作，又学英语，又考雅思，梦想着有一天移民海外。他们就必然面临着如何统一的难题。国企的这位会问自己的伴侣：我英语也不好，在这里也很安逸，收入不低，我到外国去干什么呢？而每天总是斗志满满的、想出国的那位，就会无法理解对方：怎么这样不思进取呢？为什么业余时间就不肯再学点别的？

　　其实，他们一开始的价值观和人生目标就设定好了的。只喜欢做饭的男人，很可能你们谈恋爱的时候他就是如此，不是他变了，而是你变了，变得接受不了他只爱做饭的那种状态，他也接受不了你总是有很多想法。他说"我想要的是一个温暖的家"，但实际上，他所要的那个"温暖的家"，跟你想要的却不一样。

　　所以，选对一个人，是极为必要的起点。否则，之后的职业规划就很难安排，很是痛苦。你是牺牲自己的人生梦想，还是非要对方能够接受？或是到了忍无可忍的阶段，重组恋情或婚姻？

这就类似于选鞋子的重要性，如果鞋太小，没有人愿意把自己的脚削去一块硬塞进鞋子，但鞋子大一点还可以凑合。相反，如果选对了鞋子，你就更能愉快地去行走、奔跑、跳跃。

许多有共同爱好的伴侣，能做到同出同进、比翼双飞，遇到灾难困苦也能携手度过，最令人羡慕的可能数钱锺书和杨绛了。他俩对彼此的照顾和事业的支持，令人羡慕。1942 年年底杨绛创作了话剧《称心如意》，在金都大戏院上演后一鸣惊人，迅速走红。钱锺书坐不住了，对杨绛说："我想写一部长篇小说，你支持吗？"杨绛大为高兴，催他赶紧写。杨绛让他减少授课时间，一心写作，为节省开支，又辞退女佣，自己包揽了所有家务，包括劈柴生火做饭，常被烟火熏得满眼是泪，也会不小心切破手指，却从未抱怨，心甘情愿做灶下婢，只盼先生的大作早日问世。看着这位昔日的富家小姐修炼成任劳任怨的贤内助，钱锺书心里虽有惭愧，但更多的是感激与珍爱。他俩相继离世后，仍被后人称道"这世上，果然有势均力敌的爱情"。

确实，恋情、婚姻中找到合适的 TA，对于一个人意味着"滋养"，对于事业，意味着相互扶持，这样的理想状态不是不能实现，而是需要理性思考、善于决策，实现的概率才更大。

■ 只有工作、没有恋情，她感到诸事不顺

曾有个女教练员找我们咨询，30 多岁了，十几年来几乎把全部精力都倾注在训练上，也曾带领队员取得过相当不错的成绩。近期，由于自己带领的队员伤病耽误了训练，很可能会影响将来的职业发展，而自己的全部生活都围绕着训练，无暇顾及个人感情，到现在也没有恋爱，这时感到压抑和痛苦，并不想一直这样下去。

女教练员的困扰主要来源于两方面的认知偏差：一方面是将工作与生活混为一谈，一心都在给队员训练，完全没有留给自己另外的时间，除了训练，也不知还有别的什么事可做；另一方面是认为

自己不善与陌生人交往，难以找寻恋爱对象，加上因工作性质、城市变换等原因，社交圈过窄。

我们引导这位女教练员理解了改变并非不可能，得打破原本束缚自己的生活模式，拆掉使得自己生活范围过窄的围墙。

相关咨询实录

咨询师：北方有句话叫"骑虎难下"，到了这个阶段，如果重新来过，成功的概率可能跟现在是一样的，这个谁也说不定。另外你跟一个人朝夕相处十几年，去带他，就像养一个孩子一样，在感情上确实很难舍弃，但是一个最重要的前提是不能牺牲自己。教练员可以和运动员一起成功，但不需要选择一起失败。你的状况并不是失败，你带的队员成绩已经很好，你现在已经比较成功，只是在希望更成功的道路上遇到了困难，对你的生活也产生了不小的影响。除了带队员外，你现在也是谈恋爱的年纪，你有在谈恋爱吗？

女教练员：没有，年轻的时候为了队员放弃了很多，现在圈子越来越窄、年龄越来越大。

咨询师：那你是怎么规划这种事的呢？你最后还想结婚、生子吗？

女教练员：当然。

咨询师：有紧迫感吗？

女教练员：有的时候会想，如果身边有一个人，可能一切都会不同，但是要想马上就找到一个，我觉得不是很现实。

咨询师：是的，一方面你是事业型的，很多男人希望找一个家庭型的，另外还跟年龄越来越大有关系。我刚才会问你关于结婚、生子的打算，大概你知道女人还有个生育的年龄，35 岁（此处为医学统计年龄，并非绝对年龄）是第一个坎儿，在这个年龄之前生育，孩子患遗传病的概率比较低，第二个坎儿是临近 40 岁（此处为医学统计年龄，并非绝对年龄），越往上风险越高。当然，现在的科技水平很发达，可以通过身体检查去尽量避免这些问题。你是搞运动的，可能会比正常人推迟几年。你刚才讲了自己社交圈比较窄，原来生活也不在这个城市，想到过借助专业公司的力量谈恋爱吗？

女教练员：朋友劝过我，但是我觉得不太适合我，除了自己的工作，我什么也不会，跟陌生人在一起，我不知道该怎么交流。

咨询师：如果有咨询师在场，带你呢？

女教练员：我从来没有尝试过。

咨询师：我现在听你讲话很顺畅，思路非常清楚啊。

女教练员：我可能跟普通朋友相处起来更容易一些，要是跟陌生人在一起，我没什么话题，也没有这个能力。

咨询师：如果别人带你呢？

女教练员：可能会好一些。

咨询师：我也是陌生人，以前你也没见过我的面。

女教练员：因为我的朋友把你的信息介绍给我，我就能把自己的问题跟你讲。

咨询师：对，所以有这个可靠的介绍人很重要。有中间人帮你介绍、热热场，你就会好一些，因为这本身不是你很擅长的事。如果你将来有这样的想法，就可以尝试去查查相关专业公司的信息，让专业红娘帮你去介绍。

女教练员：嗯。

咨询师：有两类人你都可以尝试：一种是跟你一样，喜欢体育运动、不善表达的人，两个人在一起有共同语言；还有一个方向就是找一个相反类型的，你不擅长的地方他擅长，正所谓"互补"。

女教练员：嗯。

咨询师：通过专业公司是一个途径，还有第二种途径，如果不能在俱乐部里兼职，你可以每周拿出一天时间，去俱乐部免费给那些适婚的男士做教练，这样就有机会去筛选恋爱的对象。

你知道施瓦辛格当时就是通过给别人做健身教练找的太太啊，肯尼迪的侄女嫁给了他。你听明白我的意思了吗？通过这种方式，第一，可以把陌生人变成熟悉的人；第二，把你的才华展现出来；而且在这个过程中，你可以把体育运动当成一种娱乐，而不是仅仅把它当成事业。跟你类似状况的人，很多时候得考虑，如果你的队员成功了，那你也成功了，但是万一他不成功，怎么办呢？得给自己开辟人生的第二条路，因为你到了这样的年龄。刚才你说的那种想法，好像是"一棵树上吊死"，那你想过这样的方法吗？

女教练员：没有，但是我觉得你说的这些可以去实施。

咨询师：对，找专业公司或是去俱乐部里，可以帮助你解决两方面的问题：第一，解决社交圈窄的问题；第二，突出你的长处，或是在专业人士的陪同下，教你怎么谈恋爱。

女教练员：嗯，主要还是我的思想有问题，把自己封闭得太窄了。

咨询师：你自己总结得很对，实际上你一旦跳出围墙就海阔天空了。如果你把自己封闭起来，别人没有机会认识你，就像商场里卖化妆品得有展示柜，甚至商家还提供免费试用的机会。所以不管你是主动寻找，还是守株待兔，都要通过一些方式让别人知道你，"哦，这里还有一个这么优秀的人是单身呢！"这个如果解决了，是不是能让你的业余生活丰富起来？而不是把你的生活都和这个运动员纠结在一起，"同呼吸、共命运"。

女教练员：你说得非常对，我现在所有的喜怒哀乐都和这个运动员的训练挂钩，我觉得这种状态是不正常的，如果不改变，很快会进入一种病态了。

咨询师：对，我觉得你总结得非常对。在事业上，你可以和运动员"同呼吸、共命运"，在情感上，你得和你的男朋友"同呼吸、共命运"，因为你现在正处在青春的年龄，你要是 65 岁，那我就不这么说了。

女教练员：呵呵。

咨询师：对，这样就把事业和生活分离开，另外一点，即便是在事业上，往往很多和你类似处境的人，也会给自己留第二条路。有的时候运动员可以使教练员非常成功，但也有的时候会把教练员拉垮。

你看乔丹和皮蓬退休后，芝加哥公牛队就散了，他们的教练（菲尔·杰克逊）立马就转向另一个有发展的洛杉矶湖人队去了。有人问他，"你怎么那么不忠诚呢？"他就讲了，"人到了我这个年龄，哪有时间总和年轻人一起成长呢？找个不错的队去帮帮他们就好了。"他后来成了 NBA 历史上得冠军最多的教练，所以你看，有些人会这么去规划自己的事业和生活。那今天我这么跟你沟通之后，你觉得对你有帮助吗？

女教练员：有，我觉得跟你聊了以后舒服了很多，还有很多东西我想再回去想想。

咨询师：对，很多时候，一个人的决定和做法不需要以牺牲自己为前提，因为你还有你的生活、你的家人。假设你考虑清楚了，想通过专业公司或是俱乐部去帮助自己，那之后遇到什么问题我们还可以一起再讨论，很多时候，你自己能够迈出第一步，其他人可以帮助你走后面的九十九步。很有可能，你下次再来的时候，会为不知道该选谁作为男朋友而困扰，那就叫作"美丽的困扰"了。

女教练员：呵呵，好，谢谢。

为进一步缓解这个女孩的心理负担，解决她的困扰，我们与她讨论原芝加哥公牛队主教练菲尔·杰克逊的事例，帮助她看到教练员的不同选择，避免没法突破固有的限制。

可见，无论事业与生活的平衡，工作中的不同选择，择偶的途径，都会有许多办法，我们给这位女孩不少启发，令她不再压抑，感到豁然开朗，愿意进行新的尝试。

■ 人生需要 B 计划

上面说的都是如何把事业和婚恋更好地结合而平衡，这里要提到人生的计划，不能仅仅只有一个 A 计划，如果出现问题，就会无路可退，感到沮丧，那时再进行重新谋划，就会耽误时机。

首先，人生的整体计划不能太单一，要考虑人性的各种需求。以刚才说的女教练员为例，她的人生计划似乎只有"事业"一项，十几年来全部心思和精力都没离开过工作，而且教练员的成就都寄托在运动员身上，万一运动员出现问题，她就"血本无归"。她没有恋爱、没有自己的生活，也就是没有人生的 B 计划。我们通过与她讨论寻找恋爱对象的渠道和方法，使她意识到，正由于过于封闭自己，所以形成了目前的困扰，"跳出围墙，很可能海阔天空"。

其次，工作上也可以有 B 计划。在工作这一领域，其实也分为ABC 计划。教练员可以选择和运动员一起成功、一起失败，也可以选择一起成功，但不一起失败，因为教练员的年龄往往比运动员年长一些，即便运动员输得起，教练员也不一定就要把所有职业生涯全部扑在一个人身上，即便失败也在所不惜。这就引发女教练员从不同角度思考问题，对于工作领域也能找到不同的计划，才能有利于更智慧地解决问题。

再次，没恋爱过，找不到合适的对象，那么"恋爱"也得有不同的计划。女教练员有明显的谈恋爱意愿，却又对自己与陌生人交往感到不自信，那可以选择找专业机构帮忙，也可以利用做健身教练的机会，筛选恋爱对象，扬长避短，制定有针对性的择偶策略。这就可以帮助她拓展资源，且发挥擅长专业健身的优势，更具有吸引力。

可见，生活中往往需要 B 计划。无论职场、情场还是家庭关系，许多时候，人们的困扰源自"孤注一掷"，在与一个人恋爱失败、婚姻失败，或是一份工作不顺利后，会觉得整个世界都崩塌了。心理素质好的人最终挺过来，只是受了很多伤，留下不少创伤的痕迹；心理素质差的，有的焦虑了、抑郁了，有的精神分裂症发病了，还有的从此一蹶不振。所以，聪明的做法是准备好 B 计划，即使目前的事情不能成功，还可以通过不同的人、不同的事，扩大见识，废除藩篱，获得更多角度的满足和快乐。

B 计划的好处还在于，有助于整合资源、发挥优势。很多人在择偶时会盯住自身劣势或是缺点，为此感到不自信，就像案例中的女教练员一样。实际上每个人都有核心价值和优势，择偶中不需"以卵击石"，相反，通过合适的场合，凸显自己的长处，才是更聪明的做法，所以我们建议她一方面通过婚恋专业机构认识合适的人，另一方面可以去当健身教练，在那样一个可展示她本人优势的场合结识优秀的异性。面对现在社会人们生活节奏快、圈子窄等问题，也可效仿这种做法，同时执行两套计划，没准哪一天就能找到合适的恋人。

STEP 4
大龄，不是职场人
匆匆结婚的理由

大学即将毕业的年轻人对未来往往有憧憬，却并不清晰。事业和恋情很容易在糊涂中蹉跎。年龄渐渐大了，在各种压力下，随便找个人结了婚，没想到之后的婚姻会出现很多问题。

■ 只因大龄而结婚，却陷入被动

中国社会有个特点，许多人喜欢讨论别人的是非，包括谁家孩子有女朋友了、结婚了、离婚了等。如果孩子到了一定岁数没结婚，父母的压力很大，就会转嫁给孩子，不论孩子在老家还是在外地，只要有机会就拼命催促，甚至发动七大姑八大姨给孩子介绍对象。而且父母们的忍受极限也有地域特点，有的农村里，孩子 19 岁就已经是"高龄"，因为村子里 16 岁男孩就定亲了；大城市里父母能忍受孩子"拖"到二十八九岁；小城市父母会从孩子大学三四年级开始操心。

当父母对孩子的进展感到失望时，他们连去走亲访友、到小区转悠都会唉声叹气，一边怕他人问起，一边不放过一切机会给孩子找对象。上海人民公园的"相亲角"活跃着一大群父母，就是为孩子操碎了心的群体。

正是在这样的社会文化环境下，有一大批年轻人迫于压力而赶紧结婚。但是，许多因为大龄压力而择偶的婚姻很快就呈现出各种问题，比如很多情况事先没谈好（就像做生意没谈妥），或是一开始委曲求全，对对方家庭某些情况将就了一时，却不能将就一世，总觉得自己吃亏了，争吵不休。这样的婚姻中往往缺了一些爱和宽容。

比如一对年轻男女，一个大学期间谈过恋爱，毕业时分手了，另一个则从来就没谈过恋爱。两人都经过反复相亲，却一直找不到合适的对象，感到心力衰竭，特别有挫败感。因此最终他俩决定抓紧结婚，但在装修房子的时候就发现彼此的价值观不合，一个喜欢省点钱，另一个要走奢华路线。但是为了结婚，那些差异都是小事，可以忽略，直到几个月后，才发现问题越来越严重。女方认为男方的工资卡、奖金卡应该全部由她来管，男人只能被"发还"几百块零花钱。而男方以前的收入都是交给自己的母亲，即便现在可以给老婆管，也不能什么说法也没有，他希望能共同管理账户，有共同的家庭经济计划。但女方不愿意，坚持要交给她，否则就不同房、各过各的，每天各自回父母家吃晚饭，回到小窝也分床睡。

这样的问题不少见。也有从大学以来就谈恋爱，谈了好几年，临结婚却发现问题。因为之前的风花雪月都是很愉快而理想的，不涉及生活的柴米油盐，也不涉及经济利益、买房、买车等决定，等到发现有很多差异，常常犹豫是妥协还是分开，实际并没找到问题的解决方案，只是暂时回避，但也就结婚了，那是因为"沉没成本"太高，从前花了太多时间，最好的青春都是相互陪伴的。于是打了一点"麻醉剂"，接着在一起吧，经过若干年，问题却会恶化，甚至觉得难以忍受，但那时候，有了孩子，有了共同的许多东西，命运牢牢绑在一起，更觉痛苦。有些夫妻就协商，等孩子上了大学，他们就离婚。要知道，起初就存在的问题，不会因为时间的推移而减轻，多半是变得更严重，除非认真地去面对和解决，需要时，寻求心理咨询师的帮助。

如此这般，再返回年轻时代看看，由于大龄的压力而忙着结婚，很可能有后遗症。

■ 大龄不必急，自我提升是重点

有个女孩既年轻又漂亮，工作也很不错，相亲很多次，没找到合适的，自己喜欢的，对方不够热情，对方喜欢自己呢，她又看不中。她的妈妈非常想让女儿找到好对象，不仅到处找人帮她介绍，还豁出血本，要给女儿在她工作的城市买房买车，而且想买豪华的二手车，令女儿显得更有身价，或许能找到"匹配"的对象。

女孩不同意妈妈的想法。她觉得自己并不适合那些"富二代"，买了豪车，更成"表面光"了，何况汽车完全是消耗品，不是投资品。后来，经过与咨询师的讨论，女孩决定提升内在档次，不能光靠脸，于是把钱节省下来，先去考个硕士进修。考硕士和读学位的过程中，她结识了与从前交往群体背景不同的同学，与她的价值观比较匹配，她喜欢较为实在、有一定能力、不那么贪玩的异性。她感到选择的余地变得大多了。

更重要的是，自己的档次也提高了，觉得更有职业实力了，不论是跟别人一起过，还是自己单过，都比从前更有底气。从前比她条件好、职位高的人追她，只是因为她的脸蛋漂亮，如今则更可能看到她的综合实力，而她自己的选择也会更理性。

年轻人在寻找对象时，首先要提高自己的档次。就像跳槽求职一样，一个人的简历反映的是过去的职业经历，让用人单位看到他/她的能力，对未来的就业会产生影响；而在"婚姻市场"，许多时候也需要有利益的匹配和均衡，一个女孩想找事业有成的"钻石王老五"，不能光靠颜值，而要更多地提高自己的品位、人格魅力，在对方需要帮助时，你身上有可取之处，要么是善良坚忍，要么是智慧谋略，要么是渠道关系。

婚姻档次的相互匹配与婚姻的持久度也有关系。尤其在工作几年后，要对自己有个评估，恋爱、婚姻不要与职业发展相差太远，也不要老想着"占便宜"，否则就难以做到相辅相成。两人可以是互补关系，一个特别忙碌、可以主外；一个相对沉静、可以主内；也可以是相似关系，忙着类似的事业，可以相互讨论，又给彼此留有空间，在需要支持时，彼此能懂。

比如，有个女孩做销售，毫无渠道，便"傍"了个大客户，不仅给她大单子，令她成为销售冠军，而且还介绍了许多新客户给她，而她报答他的方式就是与其"结婚"，但随着自己能力的不断壮大，她又心有不甘，觉得还能认识更优秀的人，于是他们领结婚证的同时，还签了"3年协议"，说如果3年后她还是不爱他，他们就分手。

在这种"协议"影响下，她没能好好过日子，很快就看中一位更有权力的男性，并明目张胆地出轨。她老公觉得这么久都没感化她，并听到她在许多场合说的伤害他的话，于是就提出离婚，原本婚内馈赠的房产也在律师的帮助下收回，这场婚姻就这样结束了。因为婚姻既有利益关系，又需要基于真实的爱；既需要理性，又离不开真情。

假如婚姻中没有真情，我们很难想象在遇到困境时，两个人如何相濡以沫，共渡难关。对于年轻女性，进入婚姻后，通常就会迎来生育问题，在职业规划上，会琢磨怀孕后是留在公司还是辞职？生完孩子职业发展会不会有问题？这样的问题并非女性一个人的问题，必然是一个完整的家庭问题。只有在两人各方面基本匹配，感情基础也不错的前提下，才更容易针对问题讨论事前的解决预案和事后的解决方案。

这些方面需要尽早考虑，但也不必因为年龄变大而随意将就，因为婚姻不是一种快速消费品。

■ 早期引导，避免大龄焦躁

大学生婚恋观往往要么绝对理想化，要么绝对庸俗化，有一部分原因在于家长和老师的正确引导缺位。等到遇上现实生活历练时，感到很多招数都太理论化，不接地气，有的则是因为家长太过拜金，误导了子女。

比如，曾有一些妈妈自己的婚姻不圆满，觉得没找到合适的人，受了一辈子穷，非常憋屈，于是望女成凤，送孩子去"婚姻辅导学校"学习怎么吸引男人，学礼仪装高雅，希望孩子能钓到"金龟婚"。还有的让女儿参加富豪征婚，装出各种淑女的样子，想要嫁入豪门。在这种完全被人选择的不对等的条件下，多半都是浪费青春、牺牲自尊。而且能从婚姻获得真正美满感受的，不可能是"花瓶女"，这种美丽会短暂而肤浅。因此前面说的那位去读书进修的漂亮女孩，无疑做的是更聪明的选择。

年轻人要做好选择，有时需要长辈、老师、咨询师的支持。

哪怕是女博士，也需要支持和引导。我们曾经拿找恋人与写博士论文类比，告诉她"谈恋爱比写论文简单"，激发了一位女博士的思考。

相关咨询实录

咨询师：就像你做博士论文一样，你得先立题，写开题报告，然后查文献，看相关文献都是什么方向，自己怎么创新，不能重复别人的劳动。谈恋爱不能只是觉得自己应该谈恋爱了，却没有时间、地点、人物，也没有策略，这根本就是没办法实现的事情。

我们刚才讨论的意思就是把这些问题都具体化。工作方面要具体到用你的教育和专业背景去找什么样的单位，可以换来你想要的户口或稳定工作；感情方面你要找什么样的男友，到哪里去找，准备用多长时间去找，怎么找等，都是眼下要做的具体事情。

你现在把之前搞科研的思路用来指导你找工作、谈恋爱，指导你选择一生的职业就可以了，有个先后的顺序才能有效率。

女博士：好的，我明白了。你刚才提到写论文的时候，我找到一个自己很感兴趣的题目，然后就可以在杂志或网络上寻找相关文献，再加上思考后可以得出一个结论。但情感的问题我也可以在杂志或网络上找吗？我现在的问题是没有一个感兴趣的目标，不像写论文，我有了特别感兴趣的题目很想去研究，然后才愿意去研究。

乐观地看，当善于学习和工作的人能借助原有经验，去思考该如何谈恋爱，大龄男女的智慧反而可能给他们加分。

STEP 5
顾家还是顾工作，是动态平衡

　　事业发展到一定程度，或是在事业发展的某个阶段，与家庭、生活之间的平衡是很难把握的。如果你有一项业务大单要谈，或是有紧急任务必须去执行，其他安排可能都得临时取消，若是家庭能给予充分的支持，家人之间的亲密程度仍能保证，形成休戚与共、同舟共济的关系；若是家庭成员总是无法理解，抱怨、冷战，甚至报复，就很麻烦。所以前面我们讨论了婚姻中的"滋养"。当然，很多时候不是伴侣不愿意滋养你，而是完全没意识到你需要滋养、需要支持，你们的婚姻需要妥协。

　　而一般朝九晚五的工作，比较容易实现照顾工作和照顾家庭之间的平衡，但平衡往往是动态的，最重要的是人心里的平衡，你在外面多忙一点，伴侣就要在家里多忙一点，如何能让对方愿意这样？对方能得到怎样的补偿？或你是否能理解对方的付出？这个往往比必须挤出时间待在家里更切合实际。

■ 掌握平衡，从毕业开始

　　从大学毕业开始，就会有平衡的考虑。这主要涉及工作计划和生活计划的安排，令人生变得井井有条，大致知道自己往哪里去。但那时平衡相对好掌握，年轻人多半还没有成家，即便谈了恋爱，也可以周末约会，当然更没有养儿育女的负担，可谓是人生发展的

"黄金时代",也是事业上难得的一段自由时光,千万不要浪费。

25 岁前后的阶段,适合对自己所喜欢和擅长的工作进行深刻观察和反思。比如有人学医学护理,却特别害怕与人打交道,自己特别焦虑,既怕别人给自己负面评价,又怕自己跟别人吵起来,所以不喜欢做这种为病人服务的工作。如果其他方面都没问题,就可以思考自己适合做什么,比如做打针的护士、手术室递器械的护士,都可以避免跟人打交道,同时原本学的专业还能派上用场。

毕业四五年后,情况又会发生变化。这时就发现,职场中男性的便利还是比女性多。一般中国女性在 30 岁前后,通常都会考虑生育下一代。当上司得知女性在备孕,或多或少总会将她原本的工作职能进行一些转移和调整,否则等到她怀孕、生产期间,许多工作都会难以安排。女性在这个阶段难免会有惘然若失之感,原本风风火火干事业的热情被现实生活的安排打了一棒子,但如果非常好强,或是发展机会很好,不舍得放手,就可能把生育时间推后,甚至耽误自己的最佳生育时期。

■ 职业发展与生育问题纠缠

有位 30 多岁的女性职场人就面临职业选择和生育的压力,前来咨询我们。她首先说到对自己做了将近 10 年的职业不满意,目前从事与心理学相关的管理工作,因为领导和企业文化的原因,考虑离开现单位;心中向往心理咨询工作,考虑该不该改行做心理咨询师,但是缺乏经验,担忧难以依靠咨询谋生,心里没底。我们询问她是否做过兼职心理咨询工作,参与接听咨询热线的频率和强度等具体问题,帮助她看到:内心热爱一份工作和能否胜任是两回事,只有一定强度的实践才能帮助她找到答案。我们建议她采用兼职咨询的办法,通过一定强度的实践,在未来半年内帮助自己看到能否胜任这份工作。

第二个困扰就提到与年龄相匹配的生育问题。她已满 35 周岁,想要生小孩,因为患有多囊卵巢综合征,医生建议她做试管婴儿。该女性对于怀孕及其怀孕后如何处理工作等问题感到困惑,我们与其一一作了讨论。不仅如此，我们还帮助她看到其未曾考虑的方面，并且提醒在此期间锻炼身体、认真工作，正所谓"磨刀不误砍柴工"。

相关咨询实录

女性职场人：我现在想跟你讨论一下我的第二个困扰。我现在已经过了 35 周岁，挺想要个孩子，现在被诊断出来患有多囊卵巢综合征，医生建议我做试管婴儿，所以就担心以我现在的工作强度，一旦试管婴儿成功，能不能保得住这个孩子。这个问题跟我刚才说要不要离职有关联，假设选择去一个新的工作环境，又要从头做起，需要花费比较多的精力在工作上，也将有比较大的压力；但是留在目前的单位呢，环境虽然熟悉，就是不开心。

咨询师：那我想了解一下，假如你们家庭的总收入是 100，你能占多大的比例？

女性职场人：一半。

咨询师：那没有你这份薪水看起来影响很大，有其他的亲属可以帮忙吗？

女性职场人：嗯……家里的亲属也都是工薪阶层，只能满足温饱，把日子过下去还是有可能的。

咨询师：我认为你现在的主要问题是经济方面的。目前来讲，试管婴儿成功的概率还是比较高的，但是有可能会出现双胞胎、多胞胎……

女性职场人：这个我还真没想到，我只是在考虑，如果一次失败了，我要不要做第二次，两次失败，我要不要做第三次。

咨询师：对，我跟你讨论的是另外一方面的可能性，有时候太成功或是太失败都有可能带来压力。如果一下生出两三个孩子，那经济问题就需要去考虑。试管婴儿成功的概率很高，经济问题反而是更重要的，这是第一点。

第二点，你现在的年龄是一个比较好的阶段，你大概很惊讶我这么说。从医学上来讲，女性在 35 岁之前生育比较有优势，因此 35 岁是第一个坎，但是你现在已经过了这个坎，36 岁生小孩和 40 岁生小孩几乎没有区别，那这样你就有 4 年的时间可以去做这件事；另外一方面，就像你说的，如果你在这期间试管婴儿成功了，那可能要面临保胎、养身体的问题，很多人不会在这个时候着急离开已熟悉的工作环境。

女性职场人：我听你跟我讨论的这些事情，感觉很受鼓舞。你说的好多事情是我根本就没想过的，比如有可能生出来多胞胎，会有经济压力问题，这些事我听着都挺新鲜的。我还在想，假如我怀孕了，单位是不是就不能解雇我了。

咨询师：这里我们不讨论法律方面的问题，有时候单位即使不解雇你，你自己可能因为怀上宝宝，也不想去上班了。你刚才讲的都是小时候的经历怎么样，领导怎样左右你的选择，人生很多时候不是别人替我们做决定，而是自己选择跟什么人结婚、要不要生小孩、在哪里工作。

女性职场人：对，我是有这种倾向，似乎我的命运都是由别人决定的。

咨询师：对，我现在是在引导你做你自己生命的"船长"。

女性职场人：我现在期望能怀上孩子，在这个单位把孩子生下来，而且我还想在怀孕期间工作压力小一些，这有可能吗？

咨询师：有这种可能。大多数企业都能理解女员工生产的事情，尤其是优秀的企业会更注重人文关怀，领导关心的是在你生孩子前、后的工作表现，不能因为怀孕就"磨洋工""混日子"，这是不可取的。

女性职场人：我很认可你的说法，我之前也是在做管理工作，前不久底下的一个员工怀孕了，但是我们的领导不会给她减工作量，所以我想我之后也不会被特殊对待，但我很自信我这几年的工作都是勤勤恳恳的，成绩也是让领导认可的。

咨询师：这很好。有句话叫"磨刀不误砍柴工"，在你努力怀孕的期间，抓紧时间把身体锻炼好，另外把现有的工作做好，与领导处好关系。把目前的几件事做好，你纠结的事情都会在40岁之前解决。

随着新情况的展现，许多纠结也会——消解。比如，这个女性职场人琢磨自己要不要换工作，到了新的单位怀孕、生孩子好不好。

其实，她一旦怀孕以后，就会明确，在熟悉的环境完成这些女性独特的家庭任务比较合适。其至只要她到职业市场去了解一下，就会发现大部分人力资源经理招人时会避开"已婚未育者"。因此，她在这个节骨眼跳槽并不现实，选择合适岗位的机会变小。

因此，"坐而论道"容易令人焦虑，加重负性思维。如果不了解那些职场的情况、换岗位的概率，多看看、多问问就知道了。若是想要孩子又有困难，可以请医学和医生帮忙，无论如何，总会有科学的解释、结论和建议。若是感到苦恼和烦躁，就去求助心理咨询师，可以帮你理清这些难以理清的烦恼。

人生处处面临选择，包括做什么工作、和谁结婚、要不要小孩、什么时候生小孩……没有人"纸上谈兵"就能将人生蓝图规划好，没有人"足不出户"就能实现一个个目标，理性的思考加上一步步脚踏实地的实践才能使梦想成真。

■ 家庭利益测算助平衡

在工作与家庭生活的平衡中，离不开家庭利益的测算。所以在上面的案例中，我们仔细问了这位女士在家庭收入中的比例，答案是"一半"，那么，她的任何变动都会对家庭产生举足轻重的影响。

当然，在中国家庭中，有时还要考虑男女的社会角色分工，往往全职太太比全职先生更常见。而在美国，面临生活平衡选择时，他们的分配安排更倾向于理性。一对夫妻，谁出去工作，谁在家带孩子，往往跟家庭利益权衡最密切相关，老公赚得多就由老婆在家当全职太太，老婆赚得多就由老公在家料理家务，接送孩子们上学、放学，处理各类庭院事务。在他们的心目中，在外工作本来就并非生活的全部，就连总统也不会因为工作而轻易改变跟妻子和孩子的约会。

而在家庭利益测算时，如果一个女性确定做全职太太，她就必须同时测算自己的机会成本和风险因素。经常有全职太太慢慢脱离社会，巨大的脱节令她社会价值降低，夫妻间的新鲜感大幅弱化，最后夫妻的距离越来越大，情形越来越糟糕。

而在测算家庭利益时，也少不了评估社会资源的情况。以上案例中，就会评估这位女性如果选择去做试管婴儿，外部资源是否能支持她。

相关咨询实录

女性职场人：你对我这两个问题的提示和方向我都比较清晰了。我想问最后一个问题，如果我一旦试管婴儿成功了，我希望能在怀孕的头三个月里不去工作，专心保胎，这个事情可以做到吗？

咨询师：第一，要看你和领导商量的结果。第二，要询问你的医生是否有这个需要。在美国很少有人这么做，因为它和自然怀孕是差不多的，胚胎一旦移植成功了，它就在你的身体里了，所以这里要询问你的医生，不要假设。看起来你很容易去预想所有坏的结果，很多事可能没有想象的那么糟糕，那样会折磨自己，人放松下来比较容易怀孕。

女性职场人：好的，我明白了，这个不是我现在需要考虑的问题，医生如果觉得需要，他会给我建议的。

另外，测算家人支持系统的稳固程度、家族关系中其他资源的丰富程度、家庭财务储备状况，以及夫妻的朋友圈资源质量，也都是很重要的。评估家庭财务储备，是为了确定家庭抗风险能力，万一夫妻中一方失业，家庭运行是否能维持。评估各种资源的丰富程度，是了解在寻找新岗位的过程中，是否可能获得比较可靠的支持，挖掘到有用的人脉关系。

而评估家人支持系统的稳固程度，则基于夫妻感情、价值观的吻合程度、处理难题的模式等，来大致了解他们在遇到风浪时在何种程度上能同心协力、解决问题。

第五章

我是直来直去的"学生腔",怎么面对"可怕"的职场?

在传统教育中，老师和家长很容易将社会、职场妖魔化："以后走向社会你怎么办？""你会吃亏的！"这些笼统而负性的传导方式应该改变了！走出"象牙塔"，看到真实的职场，不被人际关系所困，基于全局，确定自己的奋斗目标，不断提升竞争力；不扭曲自己的本性，亮出自己纯真、踏实的优势，设计被人看好的职场品牌；懂得为他人着想，学会协调各种关系，一步步向上。

还有一点至关重要：每换一个职业"驿站"，每跳一次"槽"，都应是理性的决定，要为简历添彩而不是留下解释不清的遗憾。

STEP 1
"象牙塔"外没那么可怕

大学生毕业时 20 多岁，已经成人，该到"象牙塔"外去慢慢学会适应环境了。"直来直去"的性格，可以保存好的一部分，改掉带来麻烦的另一部分。

■ 人际关系令她烦恼

曾经有个在职场 4 年左右的年轻人找到我们。这是一位女性，不到 30 岁，大专学历，已婚，有小孩。因几年来周围同事总是嘲讽、排斥她，感到郁闷、压抑、无力应对。

相关咨询实录

咨询师：你好，讲讲你的困扰吧。

年轻人：我最近特别烦，不想上班，周围的同事老欺负我。我们同在一间办公室，但是我从事的是后台工作，他们是前台，对我特别排斥，总是嘲笑我，我感觉非常痛苦。

咨询师：与那些同事相比，你的工作性质是比他们好，还是挣钱比他们多？

年轻人：挣钱没他们多，但是他们老觉得我的工作很清闲。

咨询师：你的工作清闲是岗位本身的特点，是吗？

年轻人：对，这个岗位就是这样，清闲、挣钱少。他们的工作因为是和客户直接打交道，经常加班、比较忙，提成、加班费也比

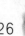

较高，但是他们还是看我不顺眼。

咨询师：这样的情况持续多长时间了？

年轻人：4 年多了。

咨询师：这 4 年多你都是在同一个岗位吗？

年轻人：岗位和工作内容有些变化，因为公司搬家，领导就把我和几个前台的人分到一个办公室了。

咨询师：原来跟别的同事在一起，他们也是讥讽、看不起你吗？

年轻人：原来那些人也会嘲讽我，但是没有现在这些人那么坏。

咨询师：但是他们也有这个毛病，就是程度不同，是吗？

年轻人：程度不同，以前的人稍好一点。

咨询师：什么原因呢？两组不同的人，程度不一样，为什么都拿你"开涮"呢？

年轻人：我的能力没他们强，胜任不了前台的工作，但是我也在努力地干活，他们还是看我不顺眼。

咨询师：你的心态很好，情绪反应也正常。我还是想问一下，你有没有觉得你和他们有什么不一样的地方，比如来自农村、学历没他们高、生活习惯不同等？

年轻人：我感觉就是他们是前台的，我是后台的，感觉不是一类人。他们要去营业厅加班开会，我就不需要加班，他们心理就不平衡，跟我撒气。

咨询师：办公室里，除了你以外，他们都是前台过来的？

年轻人：对，我现在感觉在一个屋子里只能是活受罪、受气。

咨询师：我听出来你确实挺委屈的。你们公司换岗的可能性大吗？

年轻人：这个环境我看是改变不了。我如果跟领导说换岗，领导还可能把我的想法告诉他们，反过来更得嘲笑我。

咨询师：那没有可能的时候不能乱动。他们好像形成了一个团体，你加不进去，还不是前台、后台的区别。你刚才讲好像不是因为大家的生活环境、学历、生活习惯、长相的不同，是吗？

年轻人：他们说我的工作简单、清闲，谁要是干这种工作，谁就是"半脑"了。

咨询师：这还是在讽刺你。我还是没听明白，你这"软柿子"软在哪？

年轻人：我是函授大专，他们现在正在读大专，还没有毕业。这一点上，他们心理也不平衡，他们说："你这么笨怎么大专都毕业了，我们能力这么强还没毕业呢。"

咨询师：你跟他们的年龄有区别吗？

年轻人：有一个比我大很多，其他都差不多。

咨询师：你的班长比你大吗？

年轻人：比我还小呢。

咨询师：你的班长对你有看法吗？班长也像他们那么看你吗？

年轻人：班长会劝劝我，但是因为还指望他们干活呢，有点偏袒他们，和稀泥的感觉。

咨询师：嗯。那这里面有没有你的老乡，跟你关系相对好一点的？

年轻人：营业厅里的有些人跟我还挺好的，同一个办公室的人对我都特别差。

咨询师：有没有人说你说话不得体、爱得罪人呢？

年轻人：我们屋那个人就这么说。

咨询师：其他人有这么说吗？

年轻人：别人都说我特别内向、不爱说话。

咨询师：那你怎么跟我说话的时候挺健谈的呢？

年轻人：因为我平时太压抑了，在那个办公室里不敢多说一句话，不敢多走一步路，像林黛玉一样。

咨询师：我听明白了，我看到资料里你已经结婚、有孩子了，是吗？

年轻人：是的。

■ 主动改变，缓解压力

看来在这样的工作环境中，该女士压力大，一时也没法换环境。如何帮助她通过其他的做法减压呢？

咨询师：你家里有什么压力吗？能有办法放松吗？

年轻人：家里都还挺好的，没什么压力。喜欢旅游，但没有时间。

咨询师：休长假的时候呢？

年轻人：没有年休假，就像奴隶一样在那死干活，不能看你闲着。

咨询师：有没有什么体育运动、听音乐等，也能让你感觉挺快乐的时候？

年轻人：这个城市比较小，感觉没有什么消遣的地方。

咨询师：平时有没有陪小孩做点什么事，跟先生交流交流？

年轻人：没有跟他交流过。情绪不好的时候跟他发过火，但是没有交流过。

咨询师：你先生是否比你更成熟，能做些事让你开心一些吗？

年轻人：也没有什么，就是陪我逛逛公园，不像大城市能听听音乐会什么的。

咨询师：那你没有长假，有短假吗？

年轻人：有，能休个大礼拜。

咨询师：那你周围有没有几小时之内你能去的地方？

年轻人：可以去 X 市，周末就可以去。

咨询师：那挺好，现在我们来讨论一下解决方案。首先，你刚才描述的情况和公司的企业文化有关，你刚才讲了因为是和客户打交道，员工压力比较大，这是正常的，但是所有的压力都需要有个出口，得到合理释放，所以有一些比较有人文关怀的企业会选择给员工购买员工帮助计划（EAP）服务。企业之间在这一点是有很大的区别，员工工作的感受也会大不相同。

年轻人：有压力，像坐监狱一样。

咨询师：是的，这还是跟企业文化有关。你现在才刚刚 30 岁嘛，英语有句话叫"人生四十才开始"，你的人生还没有开始呢。

年轻人：呵呵。

咨询师：在企业不能改变的前提下，还有另一方面的问题，就是很少有人会在一家企业做一辈子的，人在这种情况下就会变得有动力去努力适应现在的环境。很多处在和你类似状况下的人，如果和同事沟通不畅，可以尝试和领导去沟通，"现在他们的工作压力特别大，总是嘲笑我、排斥我，拿我撒气，干扰我的工作，我的性格比较内向，也不知道该怎么跟他们去沟通。我非常信任你，所以想跟你谈谈，为什么在我们的企业里，大家工作的时候不是高高兴兴的，而是互相排斥呢？"有的领导听了你这样的话就愿意去做点什么，所以有时候好的领导比好的企业还重要。

年轻人：领导如果去批评他们，他们可能会更加欺负我。

咨询师：听起来，处于你这种情况下，状况不会更糟糕了。有的时候，人一味躲避也不能解决什么问题，总需要去捍卫自己的权利，当然企业文化的事不是你需要去解决的，是领导要去解决的。你能做的是把这里当作锻炼自己的环境，看看在这里能学到什么。

咨询师引导她看到，同事这些做法与企业文化密切相关，而她的困扰也正是由企业文化适应不良带来的，既揭示问题症结，也减轻她的心理负担，令她在今后工作生涯中学会更智慧地挑选企业和领导。咨询师还问她："其他的同事对你是否有排斥和嘲讽""什么原因大家都喜欢拿你'开涮'"，从中观察到她认知上无明显偏差，情绪、情感反应也正常，并不符合人格障碍的诊断标准。

在工作环境不能改变的前提下，看到目前的困境只是"有期徒刑"，从而增加她的动力，更好地应对压力，也改变抱怨、向家人发火等消极应对方式，尝试类似与领导沟通之类积极的做法，并多做让自己放松的事情，还要升级自己的能力。

■ 跳出人际关系看全局

虽然前文提了职场新人的压力处理，但其实职业发展的重点一定不是"搞人际关系"，因为一方面职场人的内在能力才是长期可以凭借的优势；另一方面，搞人际关系也是非常消耗能量的，在取舍之际，需对照职场环境来看，比如，机关等事业单位需要更多地处理人际关系，而在快速发展的高新行业、注重效率的企业中，个人业务能力的重要性远远大于人际关系能力的重要性。

所以，职场新人必须跳出人际关系看全局，而并非受困于"拉关系"，烦恼于琢磨上司的一言一行、同事的一个眼色。对于有许多发展可能的年轻人而言，那就本末倒置了。

　　那么，跳出人际关系看全局，重点在哪里呢？那就是专业发展了。

　　许多找咨询师谈职业发展的年轻人会被问到一个问题：你的专业是什么？

　　有的人专业清晰，从大学到研究生到工作，都是聚焦于某个领域，他们的问题可能是：其实不喜欢；有些倦怠；希望往管理方向走；希望得到新的挑战；……对于他们问题的解决方案，往往基于原有厚实的专业基础，再增加或调整一些内容，比如，本来做编程的，那就看有没有机会带技术团队，找机会变身为专家型管理者；或是找一个与原有专业相关、跨界的领域，更新工作内容，避免进一步的倦怠等，不一而足。

　　但也有人会有点羞赧地说：我没有专业。其实该人并非没读过大学，而只是所学的专业不那么实用具体，或是容易被他人取代。比如，学文学、哲学的，局限于文秘、教师等岗位。也有的年轻人在大学一直参与学生会组织活动，工作后就做团委、党委工作，从来没接触过公司业务，那就利弊兼备。好处在于，由于擅长处理人际关系，在现有岗位上会发展很不错，但是重点也就全部放在这部分了；因此坏处就在于，很长的时间内都没有增加其他专业技能，只是做"行政管理"，万一在漫长的职业生涯中，公司有些人事变化，逼得自己不得不退出这个系列的岗位，想想还能有什么其他选择？这就类似于政府机关的状态了，要离开体制内的序列，就会牺牲掉许多的稳定和权力。

　　随着时代变化，愿意接受挑战、不安于所谓"稳定"的年轻人已经远远多于其长辈了。

　　因此，自身专业的提升会变得比人际关系重要很多。

　　增加专业能力，可以有若干途径：积极申请挑战重要的、前沿的项目，愿意跟随公司里的"牛人"打下手；在力所能及时，主动提出挑重担；留心行业内最先进的发展资讯，不放弃一切学习的机会；及时给予他人专业帮助，快速提升专业形象；通过在职学习，无论有无学历、学位，更新自身知识结构，认识更多行业内"牛人"。

这时候，人际关系只是基本保障而已。

■ 定位合适方向，不能甘于跟随

有个女孩，做了一年销售，就比许多前辈都强了。她一方面想要发展得更好，除了继续做销售外，也希望向管理岗位冲刺；但另一方面，还保留着固有的、过去的习惯，即自己做自己的，经常跟随，而不曾主动去引领。因此，一次她在跟心理咨询师讨论的时候，抱怨现在公司同事素质不够高，学历都是高中、中专，以致在公司业务的旺季，每天晚上团队都要开会两个小时，前一个半小时都在闲聊，效率非常低下。

相关咨询实录

咨询师：你们的会议是由谁主持？

女孩：通常由两个销售履历在两三年的同事主持，而上司则在旁听。

咨询师：你想过跟上司提出，大家可以轮流主持会议吗？正好你可以安排一次45分钟左右的会议，事先设计好会议主题，现场按顺序发言，并把握节奏，尽快得到结论，效率自然就高了。况且每个人其实都不希望每天开会到很晚，你开了这样一个头，大家都尝到"甜头"，之后就不大容易回归两小时的会议，而且，你未来想做管理者，这不是一个很好的主动尝试的机会吗？

女孩恍然大悟，她明白了，自己虽然很好强，但在过去的生涯中，对他人更多的是依赖，而不会主动去牵头。愿意尝试一种新的方式，也许会成为她职业生涯的一个新开端，也有机会令自己不再一味地依赖和跟随。

这个案例说明，如果希望自己未来从业务向管理方向转型，就要挑战原本的回避、依赖的人格特质。同样，如果将自己定位于做与人打交道的岗位，就要克服原本的退缩、内向；如果希望在服务岗位做得出色，就必须愿意为他人提供主动的帮助；如果想作为专家型带队者，就既要有自己的专业能力，同时也要对他人有说服力；如果想当一名出色的软件工程师、会计师，当然可避免与他人打交道太多，但是对本人业务能力的要求就会比较高。

STEP 2
"傻"人有"傻"福

在普通人善良的愿望中，"傻"人比较容易遇到"贵"人。而实际情况是积极的人容易遇到贵人，他们比较坚持、不去抱怨上司和同事，而是愿意改良自己的工作方法，不推卸责任。在某种程度上，这样的人不太"滑头"，显得有点"傻"。但这个"傻"不是指智商低、能力差、懒惰，而是不计较、有投入，在职场上，倒成了一种美德。

■ "傻"人可能遇"贵"人

在企业里，"傻"人体现的、被"贵"人所需要的特质是：忠诚，踏实，不挑活儿。大多数人小时候都梦想着当医生、科学家、律师、大文豪……戴着光环，做着大事。年轻人最容易犯的通病，就是"眼高手低"，动不动就憧憬着做大事，不爱做打基础的小事。而新人初入职场，必须通过勤快干活来更准确地观察周边环境、锻炼业务能力、展现优良素质，而上司、领导、同事也在通过观察新人的一言一行，来判断新人的能力、品行、价值。

那些抱怨自己在做职场"打杂"的年轻人，如果短期内不得不打杂，也要想办法把"打杂"的事做好了。

小韩是标准的职场新人，同时进公司的同学都觉得她太好支使了，简直就是部门主任，甚至全部门同事的小跑腿，无论什么鸡毛蒜皮的事她都乐意干。早上，她忙着给大家擦桌子倒水，中午则乐颠颠地帮领导打饭，还承诺把大家的洗碗任务都包了（当然，谁也不好意思让她洗），临到下班前一小时，她必定跑到主任办公室，问上一句：今天还有什么事需要赶紧去办的？她这一问，常给自己找来一堆麻烦，不可能按时下班了。她却不嫌烦，一桩桩去办，比如给张三打电话、给李四发传真，净是要耗时间的活儿。在其他新人眼里，小韩简直就是个勤杂工：好歹也念了大学，也是理工科的，如今就把青春年华耗在无聊小事上，值得吗？说不准，人家还当她"拍马屁"呢。其他新人懒得去理睬那些微不足道的"破事"，有时主任临时交代"打个杂"，他们常常敷衍了事，后来主任也就不叫他们了，感觉还是小韩"使"起来方便，喜欢叫她去跑个腿、张罗事情。

其他新人还挺庆幸，趁有空，就到网上看看资料，写写专业论文，可是时间一长，却慌了神，为啥？常看见小韩东跑西颠，有做不完的事，特忙，而自己呢？却特闲，除了搞点研究，就是上网瞎逛、闲聊……即使主任自己忙得像陀螺，也绝对不会想到要其他新人帮忙，帮忙的人永远都是小韩，一方面小韩时刻准备着帮忙，另一方面主任已把她当作左膀右臂。其他新人此时才意识到，自己被冷落了，当然，这份冷落，并不是别人造成的。

"莫因善小而不为"，还要打破所谓"工作是做给领导看的"的想法，虽说不少职场"滑头"善做表面文章，把领导"哄"得心花怒放，其实自己很少有真功夫，也很少干实事，但职场新人并不适合去学这样的"捷径"，更应该当上司在与不在都一个样，尽量做好每件小事。

■"傻"人不要躲着"贵"人

许多实实在在的职场新人有良好的品质，也不会偷奸耍滑，但在有机会接触"贵"人时，却会由于不同程度的"社交焦虑"而躲着"贵"人，不够自信，害怕得到负面的评价，有的则见了领导不知道该说些什么，发挥失常。

其实，这不是新人独有的问题。不少资深的经理人，在给自己下属开会时，谈笑风生，应付自如，但在给全国各大区总监进行业务汇报时，却可能连 PPT 都讲不完，感到"整个人都不好了"。这需要想办法缓解自身的焦虑，包括进行一些训练。

志浩是新人，他在公司待了半年，都没什么机会见上老板几面，因为他所做的一直是最普通的工作，天天忙碌的是公司电脑的维护，他很奇怪，老板的电脑怎么就不出故障，所以他也从来不曾因为修电脑而去一次总经理室。志浩也想过晋升，听说老板都喜欢"听话"的下属，所以他想，只要老实干活，听话，不闯祸，总有一天会被提拔的。

可巧了，就在志浩动晋升脑筋之时，一次他在公司食堂吃午饭，居然跟老板碰上了。他们就坐在一张桌边吃饭，老板倒是主动跟志浩聊了几句，志浩老实巴交地应对，似乎并没得到老板的满意。离开饭桌时，老板对志浩说了那么一句："年轻人要多创新，不要领导说什么就是什么。"志浩这才慢慢了解，并不是所有老板都喜欢"听话"的下属，志浩所在的行业变化很快，老板更希望员工们敢想敢做，给公司多带来一些活力。

不少员工见了老板，都有"老鼠见猫"的"害怕"和"敬畏"，然而有的老板不欣赏可怜的"小老鼠"，而是欣赏能反抗他、激发他创造欲望、激发他领袖欲望的"猫"。想要了解领导究竟喜欢哪类下属，不妨找机会跟他，或是跟其他上司多沟通几次。

但新人的终极目标不是为了讨好"贵"人，而是对自己的发展路径基本胸有成竹，并与公司的发展互相对应。然后在工作中勤于思考，遇事都能理出"一二三"，在与领导谈到业务问题时才能切合实际、头头是道，才会不露怯，才会有自信，克服那些焦虑情绪，展示正常的一面。

■"傻"人可不能真傻

有的企业文化是需要"站队"的，必须要选择跟着哪个上司。

年轻人常常难以处理这样的关系，一不小心就成了炮灰。

首先，不平等的权力游戏不是职场新人擅长的，也不是大多数职场新人未来的方向，"傻"人的优势在这里可以发挥出来，尽量客观中立，就事论事，你并非公司举足轻重的人物，做好自己具体的业务就好，既不要见利忘义、落井下石，也不要随意被人当枪使。假如你不适应这样的企业文化，可以抓紧提高能力，脱离是非之地。

其次，当职场新人获得新的好机会时，要权衡自己的能力，评估机会和风险，而不是不假思索而"傻乎乎"地去献身。曾有一个男青年，老板想叫他承包这家公司，他没想明白，来寻求我们的帮助。以下是他和咨询师的对话。

相关咨询实录

咨询师：你好，讲讲你的困扰吧。

男青年：我想咨询关于职业方面的。现在我们公司面临改革，老板想把其中一部分承包给员工，我是人选之一。对这个事情我很纠结，企业现在发展得不是很好，员工之间有很多矛盾，我自认为能力不足，但是又在这里面倾注了很多心血，从个人情感上我不希望看到它有一天撑不下去。

咨询师：你们公司是私人企业，对吗？

男青年：对。

咨询师：老板是准备拿出一部分股权出让吗？

男青年：他现在不需要我们有资金投入，在承包区里自负盈亏，如果将来亏了，我们就需要有资金的投入。

咨询师：他是让你们承包经营，老板还是企业的所有人，对吧？

男青年：是这样的。

咨询师：你方便讲你们公司是做什么行业的吗？

男青年：青少年行为矫正。

咨询师：能给我举个例子吗？

男青年：比如有些多动症、学习困难的孩子，我们帮助他们养成比较好的习惯，包括对他们的学习问题有所改进。

咨询师：目前公司的盈利状况怎么样？

男青年：我们公司成立还不到3年，目前是亏损状态。

咨询师：在你看来，未来两三年内，公司会有其他的竞争对手吗？

男青年：应该是没有，前景是比较不错的，只是我对自己的能力有怀疑。

咨询师：在你看来企业为什么亏损呢？

男青年：可能是有一些经营的问题吧，我也不是很清楚，我原先是做专职教官，负责教学，对公司的经营状况了解不多。

咨询师：在你看来，老板为什么愿意外包呢？

男青年：老板可能自己有一些其他的事情，而且他很不满意现在公司的经营状况，承包可能让我们更加积极地工作。

咨询师：承包确实可以起到调动积极性的作用，就像咱们国家原来实行的"包产到户"的政策，调动了农民的积极性，使产量增加了，起到立竿见影的作用。而在这个政策出台之前，农民在劳动中就比较容易懒散、不积极。

男青年：对。

咨询师：但是对于一家企业来讲，经营的好坏往往跟领导人的能力、核心团队的能力、项目的好坏、市场推广等方面有关系，还不像农民种地，土地是国家的，只要产量提高了，销售出去就可以了。粮食到什么时候都是刚性需求。而企业则不同，首先是需要把企业销路不好的原因分析清楚，刚才听你来讲，好像你的老板不是很清楚，你自己也不是很了解，这种情况下你来承包，你想成功的概率会有多大呢？

男青年：对，而且之前我没有任何管理经验，突然一下子接手这么一摊子事，我可能很难上手。

咨询师：对的，我们经常说，"找人、找钱、找项目"，你的能力怎么样，团队的业务水平如何，是否有向心力，成本需要多少，这个项目为什么几年下来没有打开渠道，这些你都需要仔细评估，才能决定要不要承包，这样你清楚了吗？

男青年：嗯，清楚了。

我们看到，这个男青年对于公司的经营状况、亏损原因不甚了解，对于经营一家公司需要评估哪些因素也没有明确思路，盲目决定承包经营，可能会面临较大风险。

咨询师不仅通过专业评估帮助他发现问题，并且通过举例子的方式，与他探讨承包经营的作用。经营一家公司需在"人、钱、项目"三方面做足准备，面临承包经营机会，年轻人也需要从这些角度给予理性评估。所以在遇到"贵"人时，年轻人还需要更理性地分析，以便做出适当的决策。

而且，咨询师在咨询结束前，还帮助年轻人分析了在这家企业中的所得，对长远发展的好处，调动起他吸纳经验、不断成长的动力，这都是非常积极的力量。

STEP 3
不被他人左右

职场新人容易把自己当作被动执行者，从而受到他人影响和控制，甚至在情绪上都飘忽不定。要知道，如果想要进步，就必须把自己当作"主人"。

■ 有界限，免慌乱

曾有一位 40 岁左右的国企女高管来找我们咨询。她硕士学历，曾有外资企业工作经历，国企与外企的制度差异令她在实际工作中难以适应。同时，她外甥不上进，父母病倒在床，她不知该怎么办。

相关咨询实录

咨询师：你好，讲讲你的困扰吧。

女高管：我的困惑主要来自两个方面。一方面是职场问题，我曾经有 10 年左右在外企做管理，形成了一些职业价值观和职业习惯。目前我在一家国有企业做管理，却遇到一些与我之前形成的价值观相冲突的问题，让我很困惑。我是"空降"到这个公司做高管的，刚来的时候其他的高管都是男性，只有我一个女性，再加上我和很多人的做事方式不一样，所以在这里很不受欢迎，工作也难以推行。

比如在我看来，新来一位管理者所有的办公条件都应该是事先配备好的，我只要做好本职工作即可，但这里所有的东西我必须去努力争取，甚至要争吵，否则就没有。还有我觉得公司应该推行绩效评估制度，而其他人却提出反对，导致我看到很多人的收入和福利很乱，却无能为力，左右为难。还有这里的人际和利益关系都很复杂，这些和我的价值观都是冲突的，让我很不舒服。我的任期也马上就到了，当初来的时候是希望努力让企业上市的，后来发现条件还不够成熟，那么我继续留在这里就没有什么意义了。

所以我向集团总部申请调离，但领导却不同意我离开，希望我能协助现在的领导继续开展工作。我的职位任期到了之后如果连任是需要民主投票的，即便领导希望我连任，但投票时我也很可能落选。

我希望能离开这个地方，落选的话也正好不在这里做了，如果没有落选，我还需要继续，但接下来的工作让我非常为难、很不舒服，毕竟整个环境很难通过我一个人的力量发生改变。

咨询师：你来到这个企业多久了？

女高管：3年多。

咨询师：的确像你这样的"空降兵"作为管理者很多时候可能会与企业内之前的"子弟兵"的核心利益不一致，所以很多"子弟兵"会排斥你，想尽办法和你抗衡，迫于这种大环境的制度压力，你很难在短时间内扭转局面。但优点是你有外企的现代企业管理经验，会为这种国企带来"春风"，注入现代的企业文化和先进的管理制度。

女高管：是的，我们企业里有一位管理者以前是我的上级领导的秘书，他帮不上什么忙也就算了，专门故意在我背后使坏。比如这次选举，他就撺掇几个人不要投我的票，说我不能为他们带来利益。我的这个领导非常欣赏我、器重我，这个经常使坏的人又是他身边出来的，我也不能和他说什么，所以非常为难，很痛苦。

咨询师：我理解，这样的制度下，即便作为管理者，但可能因为各种各样的关系，也无法解雇你不需要的人，很多人都可以与你制衡。既然是制度带来的问题，就不是你一个人可以解决的。但这并不代表对你来说就是坏事，首先你经历过外企和国企两种不同的企业制度，了解了外企的管理制度和企业文化为什么要那样设置，也了解了什么样的人、具备什么样的条件才能做好国企的管理者。只有像你这样跨两种制度的人才能真正了解两种企业制度的优劣势，这点对你来说也是成功的经验。表面上是挫折，但实际上这3年下来你收获的东西非常多，我们可以当这3年经历的挫折是学费。

女高管：这3年对我来说太煎熬了，但真的是学费。很多正确的东西在这里无法实施，反而很多不正确的甚至不太阳光的东西却很有市场，我在这样的情况下不得不忍耐，对我来说的确是一种磨砺。

咨询师：对的。有了这些经验和磨砺之后，以后再找工作的时候就知道什么样的企业、岗位是你可以去做的，什么样的企业、岗位是你不可以做的。另外，你马上要面临民主投票选举的问题，投票这个民主的方式是没有问题的，只是有些人会利用投票做一些其他的事情。但这个投票对你来说是个可以起到检验作用的很好的机会。如果投票结果是你选举成功，就说明即使有人这么努力地反对你，更多的人仍然愿意支持你，你在这里的基础得到了很好的验证；如果选举失败了，就意味着反对你的人使用的阴谋诡计成功了，同时也证明了这里多数人要么都能认同并接受这种阴谋诡计，要么就是人在屋檐下，不得不低头，也许还有很多人弃权。不论是什么原因，最终的结果是大家不敢公开支持你，这恰好给你找了一个最好的离开这里的理由，而且这个理由很客观。

女高管：我的上级领导说，如果这次我选举失败，就让我做现在这个岗位的副手，那我就更不干了。

咨询师：你原来是一把手的时候别人都不同意、这么反对你，做副手的话工作就更艰难、压力更大了。

女高管：对啊，那就更麻烦了。我觉得我是个理想主义者、完美主义者，所以来到这家单位才四处碰壁。

咨询师：人是要经过市场的检验之后才能看出来自己更适合什么，什么都不做怎么能知道呢？你能在40岁左右的时候经过这么多历练，形成了很多现代企业管理的价值观，可以看出来越是靠近原始状态的国企越不适合你。那么在下一个阶段就需要找到最适合自己的行业和环境，以后可以稳定地工作、生活，不能再变了，这个阶段就是我们常说的 50 岁知天命的时候，而你现在恰恰是在解决不惑的年龄段。

女高管：现在还有这样一个问题，我的上级领导一直承诺以后调我做集团总部某一领域的负责人，但还需要一两年的时间，他希望我能在现在的单位再忍忍，我不知道还要不要忍？

咨询师：如果这次选举成功，你可以继续忍，大家选你说明你有一定的群众基础，这样可以顺理成章地实现你之后的理想抱负。如果大家不选你，就不是你忍不忍的问题了，大家都反对你，怎么开展工作呢？那就只能现在就调走，或者另谋其他的出路了。通过这段经历，你可以筛选出，一个纯粹的国企绝不是你下一份工作的选择。

女高管：我是个说什么就做什么的人，这里很多人当面一套、背后一套、做的又是另一套，整个人格就是分裂的状态。不知道是不是因为我很幼稚，我活到现在了也不明白为什么那些人能选择这种人格扭曲的生活。

咨询师：多重人格的人是不知道自己为什么变成这样。而在现在这种大的环境下，你说的这种情况应该属于人格扭曲，因为这是他们自己的选择。他们选择这种方式的原因就是利益，利益驱使他们在主观上有意而为之。

而你为什么可以选择不这么做呢？是因为不这样做你也能活下去。如果有人告诉你，再坚持你现在的做法，就会既没有房子也没有车，事业也不会有前途，甚至生存都有问题，你可能也会变了。他们在一定的压力下，没有其他的活法，而你最大的优势就是你有选择另一种活法的资源和能力。所以你可以在这样的体制下跳进还能跳出，现在最重要的就是如何让自己活得更舒心。通过咱们刚才的讨论，可以看出来什么岗位和环境是更适合你的。

女高管：那我清楚了，谢谢你！

对话中，我们发现这位女高管工作非常努力，也承担得太多，以至于令自己感到疲于应付。在履行职责时，她少了一些界限，现在需要的则是设定界限，在工作上，进一步明确自己适合怎样的企业和文化；在另外一个咨询中，她提到家里的事，可见模式是一致的：缺乏边界。在生活中，明确该由外甥自己承担的责任，就不能由父母和小姨承担，这些做法明显有问题，必须调整。

■ 有判断，远离情绪污染

缺乏界限，会令职场人迷失主见。而职场新人则更容易未形成独立判断，缺乏与他人的界限，除了认知之外，情绪也容易受人影响。

早上一来，"牢骚大王"就发牢骚，说公交堵车、人们拥挤在车上缺乏公德心；然后从包里掏出在车站买的早点，开始抱怨糍饭团味道不正宗、豆浆又涨价；领导布置工作，他一转身，一脸的不悦，怎么净把难活儿派给我！同事发结婚请柬，他偷偷说"红色炸弹"又来了，这个月非得超支不可！搭档告诉他为了赶明天的一个会，今晚要加班，他怨天尤人，你们年轻人不知道，我有家室的，还得回家烧晚饭，不像你们，一人吃饱，全家不饿。

办公室同事都怕了他，多一事不如少一事，惹上他，可要被唠叨半辈子。

"牢骚大王"的唠叨不是最可怕的，可怕的是他对待任何事情，都是从反面去理解的。一样的事情，从正面理解，可以很阳光，很有朝气，很有希望，激励周围的人奋发上进；从反面理解，则琐碎、阴霾、潮湿、目光短浅、毫无希望，对其他人造成负面影响。一个家里只要有一个这样的人，就可能造成整个家庭所有成员存在不同程度的悲观情绪；一个办公室里只要有一个这样的人，就可能导致工作任务上的执行不力，面对难题时人们不是迎难而上，而是推卸责任。

办公室同事常把这种思考方式很极端的人称为"唐僧"，不停念"紧箍咒"，坑害周围的人，导致成事不足而败事有余，还会损害身心健康。

所以要控制情绪，尽量少在同事面前抱怨，把更多精力放在努力干活和改变不如意的现状之上。如果有抱怨一定要发泄，那就找值得倾诉的人、找家人、找与自己的职场无关的朋友和同学、找心理咨询师，这对保障自己的职业形象建设比较有利。

■ 有主见，不醉心权力斗争

权力斗争，在有人的地方就存在，在国企有，在外企也有，在机关事业单位就更多了。新人在权力斗争中，容易"找不着北"，被推到某个"山头"，可能莫名其妙沦为"炮灰"。因此，新人到新的人群，先别急着去"进步"，要擦亮眼睛看清环境。如果权力斗争如火如荼，新人也不免卷入的话，最要警惕的，第一个是"站队"问题，第二个是"入圈"深浅问题，第三个是个人态度问题。

一个电信国企与外方合资开了一个子公司，在某个区域生意做得还很不错。合资公司的总经理是外方派遣来的，副总经理有3位，其中2位是中方的。4位老总分别主管不同业务，包括采购、生产、营销、财务、人力资源等，倒也相安无事，虽然私下里由于权力的分配会有少许微词。公司业务越做越大，很快就在全国设立了若干家分公司。本来四位老总的分工依然是按照各个业务职能来划分，后来发现对于分公司来说，常常"鞭长莫及"，于是又根据各营销区域进行了划分，每人管4~5个分公司。渐渐的，本来分管营销的老总就觉得自己的权力被"摊薄"了，而管采购的老总当然希望所有分公司采购工作统一由总部操作，不愿被分去"一杯羹"。如此下来，大家各怀心腹事，以至于分公司的下属们无所适从，需要总部决策之时，不知该向谁汇报，是分管这项工作的老总呢，还是分管这个区域的老总？

小丁就在这个合资公司做，她的不幸在于管资金预算。新人们渐渐会知道，任何机构，领导者只要左手抓住钱，右手抓住人，也就是只管好财务和人力资源，他就"大权在握"了。所以小丁的工作成为老总们关注的焦点。打个比方，公司新的年度要启动一个新项目，总预算在1000万人民币，那么这个项目由哪位老总来牵头？A总和B总是主要的争夺方。第三季度，新年计划将启动时，A总赢得了主导权，于是小丁在他的指挥下，有条不紊地制订计划、提交总经理办公会和司务会讨论，讨论时B总提出无数修改意见，并将自己的心腹安插到项目组内,小丁一时无所适从,只是将所有意见汇总,交 A 总决策。计划从秋天讨论到冬天,都没有尘埃落定。圣诞节来临之际,小丁获知一个惊人的消息,新年计划改由 B 总负责,B 总对小丁的前期表现很不满意,提出将她清理出项目组。

这就是残酷的权力争夺战,冰山一角。小丁其实并没站队,也没入谁的圈子,她的态度本来可以更超然中立。毕竟,公司内斗过于激烈,令新人们被硝烟呛得难觅生存空间。虽然公司大谈企业文化,但其中的矛盾都跟利益相关,不可能和谐得起来。但小丁是否可以自保?身为该项目的财务负责人,也没必要把责任全部揽于一身,毕竟只是个小角色,为什么不把自己的行政上司也拉进来呢?她的行政上司是财务部经理,比较泼辣能干,又经验丰富,那些老总也给几分面子。发生争执的时候,小丁首先可以把争议汇总,交由 A 总和财务部经理商讨解决,而非由自己直接去开罪 B 总。

都说在权力场,尤其是国企文化下的权力场,有"站队"问题,就像在超市付款,你站错了队,又基于许多原因,没法马上改弦更张,换一队来站,那就只能慢慢熬着。在权力场,可能得不到机会,得不到重用,被其他势力所排挤,不一而足。而选择"站队"的位置不仅是智慧问题,更有性格原因。

一个生性固执的新人常常不愿意去跟陌生的上司套近乎,而一个阿谀奉承的人,如果能力不足,则很难在正派严谨的领导面前找到位置。

"站队"之后,还有"圈子",其实跟"站队"差不多。说是"没进圈子想进圈子,进了圈子被圈子深深套住"。年轻人常常不免会被"带"入圈子,社会经验缺乏,判断力不足,可能给自己带来大的灾难,所以即使不小心入了"圈",也要尽量保持清醒头脑,该做什么,不该做什么,实在没办法做了什么,那也要留下一些证据,尽量少卷入自己不清楚的事故里面。

STEP 4
学会管理，向上晋升

如果要做一个管理者，与纯粹做业务相比，自然增添了更多难度。如果想要向上晋升，除了沿着业务序列向高级岗位攀登之外，也可考虑将业务与管理结合的岗位。即便仍然做业务，想要带项目团队，以专家身份进行顾问，也必须考虑管理方面的提升。

■ 管理是个绕不开的难题

既然管理是个绕不开的难题，天生主动进取的人就会主动去提升能力、解决问题，而较为内向、回避问题的人，在与人打交道过程中则容易产生挫败感，若不能选择实验室、图书馆之类避开人的工作，就难免要考虑怎样降低焦虑，学会管理与他人的关系，管理团队。

一位 30 多岁的学校教学主任，在岗位上感到工作难推进、同事远离她。

相关咨询实录

咨询师：你好！请讲讲你的困扰吧。

女教学主任：我主要是在工作方面有些问题想请教你。我是学校的教学主任，最近我招进来一个老师，她的到来使我们这里发生了一些变化。她经常通过明示或暗示的方式让我让位给她，曾经和我说"有些东西该是谁的就是谁的，不是你的，你争也争不来。"以前非常支持我的一位老师也倒向她那边，开始和我拉开距离，甚至有时还会挤对我。

这位新来的老师客观上讲对工作也很认真负责，但是话比较多，而且讲同事们的缺点比较多。她做一点点工作也要说出来，让所有人都知道。自从她来了之后，我觉得我处处都受到她的压迫，以前支持我的老师也远离我，工作也很难推进，这些变化让我觉得很不舒服，压力很大，有时会流泪。尤其以前有那个老师支持我的时候，我觉得还有前进的动力，现在失去这个动力，让我觉得非常艰难。

咨询师：你是教学主任，属于中层管理人员，应该会管理很多老师，为什么只有这个老师的支持是你的动力呢？

女教学主任：第一，这个老师是女的；第二，我加入这个团队也还不到半年的时间，刚开始推行我的一些工作计划时，其他老师都是拆台的状态，对我冷嘲热讽，只有她支持我，所以我的很多想法都是跟她商量。

咨询师：现在这个支持你的老师和新来的老师走近了，和你越来越远了，对吗？

女教学主任：对，她们走得很近很近。

咨询师：新来的老师也是女的吗？

女教学主任：是的。原来支持我的老师是我们学校的会计，她不负责教学。我原来有什么想法都是和她商量的。

咨询师：听上去像是你宣泄的一个对象，更像朋友或者闺蜜。我再了解一下，你们学校其他的老师都是男老师吗？

女教学主任：是的。因为我是这个学校的第一个女老师。

咨询师：按你刚才讲的关于这个新老师的情况，多数人会觉得她是个很难缠、不易相处的人，比如讲话过分、忘恩负义等。我们常讲群众的眼睛是雪亮的，每个人做人都有一定的原则。你先于她来到这个学校，还做出了一定的成绩，领导又把你放在中层干部的位置。按你刚才的理解，应该是大家都远离她、排斥她才对，而实际情况是她在很短的时间内就和其他老师打成一片，团结起来对付你，这在你看来是什么原因呢？

女教学主任：第一，工作上她的确比较认真；第二，她做什么工作都要讲出来让大家知道。

咨询师： 看来你已经找到答案了。第一，听上去你比她工作还要认真；第二，我们常说一句谚语叫"会哭的孩子有奶吃"，她就是在工作中善于表达自己，让别人知道自己的成绩。这点你可以向她学习，找机会和领导汇报你的成绩就可以了。你觉得学习这点对你来说有困难吗？

女教学主任： 我做的很多事都不会讲出来，比如我负责招聘、更换老师等很多决策，经过事实证明都是正确的。我不会因为哪个老师比我有经验就将她拒之门外，这是我工作的原则也是目标。

咨询师： 我们不是要讨论你的工作目标，我的意思是对方做的事情都想办法让别人知道，而你做的事情为什么不想让别人知道呢？比如别人遇到你刚刚讲的招聘、更换老师的事情时，就会寻找机会让大家知道。

假如中午有同事叫你一起吃饭，你就可以趁此机会讲："我上午刚刚面试完几位老师，下午还有面试，我得赶紧准备一下。领导还催着我赶紧更换总遭到家长投诉的老师，这事我也推不掉了，弄得我特别忙，特别累。所以我现在没有时间去吃饭，你们先去吧。"或者同事约你出去活动时，你表面上是在说没有时间，其实告诉大家你在忙什么。你做过的事情为什么不能这样讲呢？

女教学主任： 我总是默默地发现问题，思考问题，解决问题，寻找补救方案等，没能够把事情弄得那么热闹，想着拿出来说一下。

咨询师： 在我看来，你看问题有些太机械、对立了。很多问题要不一点都不说，一说就像是在彰显自己。

女教学主任： 我的确有这样的问题，我的本意不是要显摆，但我就是不知道怎么做到像她那样。

咨询师： 对，这就是问题。这两者之间是应该有个平衡的，并不是要么就什么都不说，闷头干活；要么就像她那样，干多少都说出来。比如说你要解雇一个老师的时候，是因为你和他的关系处理不好，还是因为他的确遭到很多家长的投诉，或者是你在领导的压力下要做出这样的决定，这些都是可以在会议的时候公开讲出来的。你做得好和能够恰当地表达出来并不是相互矛盾的，是你把它看得矛盾了。

女教学主任：我觉得我在这方面的确需要学习和加强吧，得学会把这些工作都放在桌面上和大家一起讨论、评价，让大家知道我在做什么。

咨询师：对啊，不需要天天讲，但开会的时候可以通过和大家讨论的形式，适当表达自己所做的事情。另外，很多人在遇到你这样的问题时，会向领导汇报。因为有些问题不是中层管理人员能处理的，但你刚才提到的新来的老师之所以都被大家接受，是因为把自己做的事情都表达出来，而你认为别人不觉得你好，是因为你光做不说，那就要问你自己为什么不讲出来呢？而且你们学校男性老师多，你在性别上应该更占优势，而这些老师更愿意和新老师走得近，一定不仅仅是你刚才讲的原因，是否还有她更擅长与异性交流等其他方面的原因，这点需要你再仔细想想。听上去你应该在这个学校比她有经验、比她学历高对吗？

女教学主任：她是大专毕业，但是比我年长，的确很有经验，而且也善于和其他同事沟通。

咨询师：看来她年龄较大，职场经验比较丰富，但要看她的所有做法是为了企业更好，还是专门为了拉帮结派等。一个好的员工是让自己在企业里变好的同时，也带动其他同事做得更好。

女教学主任：她刚来的时候，在工作上能支持、帮助她的我都尽量去做。因为我刚来的时候开展工作就非常困难，很多人会因为我过问工作的细节，认为我是多管闲事。

咨询师：一个集体就像一个家庭一样，虽然大家分工有所不同，但作为管理者就是要发现问题后及时解决问题，因为"一荣俱荣，一损俱损"，这是很重要的企业文化，需要让领导清楚的。你现在有这么几件事可以做，一是坚持你自己做得好的地方，二是多与这位新老师学习她身上你没有的但大家喜欢的东西，三是要学会向领导汇报。

女教学主任：我感觉他们没有把更多的精力放在怎么去经营和建设上。现在很多教师的做法遭到了学生和家长的不满，但是他们也不予以理会，反而觉得我是多管闲事。

咨询师：对，这就是企业文化，在一个企业中应该是友好地竞争，而不是破坏性地竞争，但这些都是高层管理者要去处理的，不是中层管理者能够决定的，这里你需要和你的领导汇报这些情况。

女教学主任：我感觉我来到这边工作以来，一直很难推进工作，有很多阻力，现在我甚至想是不是要放弃推进我的教育理念。

咨询师：能听得出来你是有苦要诉，但是你这些想法最重要的是要跟领导去沟通，让他去推动这件事。放弃不是好的办法，沟通是好的方法。从你说的这些事情中，我好像看不到公司高层领导和企业文化的作用，这是比较麻烦的。如果员工的合理化建议总不能被采纳，那说明公司出了问题。你现在可以每周见到领导，向他汇报工作吗？

女教学主任：很难。

咨询师：这就是问题。公司的高管得每周或每两周拿出固定的时间和中层干部沟通，否则问题就会被积压下来，就会出现你这样总是感觉有委屈的情况。这里面不论是企业文化的事情，还是具体业务的推进，你都需要和公司的领导去沟通，而不是只通过自己的努力去改变，好吗？

管理的确是个大主题，不仅是带着团队一起前进，也不得不处理过程中的分歧。这就对管理者自身的局限性提出挑战。若是原本不善于与人打交道，就必须学会观察、归纳情势，并且改变方式，促进队伍的融合。

■ 晋升，也要做自己擅长的事

许多人的晋升，是因为在原有岗位做得好，但是晋升到新的岗位，就一定适合吗？不尽然。有人自己做技术，完全没问题，一旦做得好，被领导提拔为管理者，就开始觉得不适应。比如下属不听话，相互"打架"，上司越级直接调配自己的下属等。完全不懂得该怎么处理。

晋升了，就意味着必须做自己不擅长的事情吗？

当然不是。公司里的职位有限，每个年轻人的晋升速度也不同，除了要看上司是否赏识，机会是否降临，个人是否能够抓得住之外，还要了解自己是否基本适应新的管理岗位。

这就需要评估原有的能力，了解自己的潜质，并提升可以提升的能力。不一定做技术的人就能做管理，也不一定领导看好的人就会带团队。

在晋升之前，要评估自己擅长做的事，也了解自己的短板，知道如何去弥补。

小廖在公司辛辛苦苦6年，却依然只待在主管层，直接领导是部门经理，对他的工作一点也不懂。小廖做的主要是公司大型研发软硬件实施项目，作为中国区工程部项目经理，一般都是直接向大老板汇报，而并非向部门经理汇报。然而说到升迁和加薪，却又是由部门经理来推荐的。

这样一来，由于小廖的业务跟部门经理太隔绝，部门经理根本搞不清他整天在忙啥，大老板了解他的工作业绩，但比他高了许多级，业务繁忙，哪里有空管他的利益，他自然被扔到"三不管"地带。

其实小廖工作性质很特殊，干起活来挺难的，他的工作伙伴分布在不同国家，各成员级别都比他高，沟通起来有压力，语言的障碍也经历了漫长的克服过程，项目管理能够理顺到今天这个程度，可真是下足了功夫的。小廖拿的工资是主管水平，干的却是经理工作，职位更是一无所有。真不明白为什么自己会混到这种地步。

其实，做技术的年轻人往往比较实干、聪明。然而，技术团队的矩阵结构，在许多公司内部会产生"多头管理"的窘况，也就是说，一个员工行政上被一个部门经理管，同时常年"陷"于项目经营，就不得不一直向分管工作的大老板汇报，渐渐他就被行政上的部门经理疏远，什么好事都轮不到他。

小廖的问题是，与部门经理和大老板都沟通不够。技术工作很繁忙，但一定要抽空去跟上司谈谈，去请示、去交流自己对业务的独特见解，这些沟通是必需的。目前的情况是，缺乏跟上司的沟通，也许部门经理会认为小廖此人根本没把自己放在眼里，工作也不向他汇报，整天自行其是，他凭什么要给小廖升职加薪的机会？

　　站在公司的立场上，我们看一下，公司里谁最可能晋升呢？多半是忠实拥趸企业文化的人，不会只坐在电脑前忙自家的事，最好对公司的发展多一份关心，赞同公司价值观，融入公司文化，这种人最容易进入老板选拔人才的名单；还有就是令同事心服口服的人。除了能展现自己傲人的工作能力外，还要协助同事更好地完成任务，不要吝啬与同事分享心得，主动去处理突发事、麻烦事、难事，表达自己独特的想法，并及时行动，而不总将计划停留在口头上。

　　王经理在带团队之前一直是个优秀的工程师，非常积极，不怕难题，执行力强，很受上司欣赏，在带了几个项目之后，被晋升为部门经理。没想到当了经理之后，发现各种人事问题很复杂。比如，部门有几个项目分布在各地，有的工程师常驻外地，不在自己眼皮底下，管理困难，相互之间还有矛盾，都来告状，一碗水端不平。在本地的工程师呢，在项目中出现各种状况，工作推进乏力。王经理渐渐对自己的能力产生了怀疑，虽然上司还是那么支持他，但他仍然不知该怎么做才能缓解心头的焦虑，又有什么办法能把部门管理好。

　　王经理的问题在很多新晋经理的身上都存在，尤其是原本侧重于技术而不是人事管理的领导者。第一年会比较难，到第二年以后会慢慢变好。当然，如果没找到自己的问题所在，有的经理一辈子都会很迷惑。王经理的问题属于从技术岗到管理岗的不适应。王经理需要盘点自己手下的人，将他们按照能力、合作度、动机、潜力等方面进行分组，给不同的人不同的机会和激励，在团队中发挥不同的作用。具体可以将团队成员分为若干梯队，给他们分别赋予不同功能；培养几个下属，可以很好地支撑管理工作，成为左膀右臂；更合理地搭配外地工作的工程师团队。同时，别忘记将具体的困难与上司进行讨论，在管理技能方面得到更多支持。

■ 分析利弊，理性取舍

对于发展顺风顺水的年轻人，在公司被看好，快速升职，尤其关注自身能力与未来岗位的匹配。今年 30 岁的丹丹，大学毕业后来北京工作 5 年。学法律的她在一家上市集团公司从文员做起，经过努力，现在已是北京分公司的总经理助理，负责公司的行政和人事工作。

不断晋升让丹丹信心倍增，但前段时间，她经手的一个订单在后期出现人员伤亡事故，公司损失很大。过后丹丹积极配合调查，尽力保护公司利益。经查实，此次事故不是丹丹的责任，但丹丹对事故的处理态度让集团总部看到她对公司的责任心，决定给她再次升职，并提出两个方案：第一，集团在外地（省会城市）有个子公司，多年来业绩一直不好，只有一个工作多年的副总，没有总经理，打算调丹丹去做这个子公司的总经理；第二，调到集团总部做职能性质的工作。其中方案一是领导优先希望丹丹考虑的。

丹丹一直是个不怕吃苦，喜欢挑战的女子，做子公司的总经理，对她有诱惑力，但她觉得自己离做总经理还有很大差距，担心不能服众，因为 5 年来她从没直接接触过公司的核心业务，并且性格也不擅长公关和应酬，不知道作为总经理该如何开展工作。

除了担心不能胜任，丹丹还顾虑自己的感情问题。30 岁的丹丹处在单身状态，在自己不断努力寻求另一半的同时，也积极向身边的同事、朋友寻求帮助。目前有两位追求者都是丹丹的考察对象，如果现在去外地，不知道自己什么时候才能嫁人。除了北京，丹丹只喜欢海边城市，不太喜欢可能要去的这个省会城市。

而方案二呢，优点是工作内容比现在要清闲一些，有充足时间去解决感情问题，还可利用业余时间学习充电；可是了解到这个岗位的直属领导与目前总经理关系很不好，虽没发生过正面冲突，但也可能会影响实际工作的开展。集团领导针对这点也给丹丹吃了定心丸，承诺丹丹，如果担心现在的副总不配合工作，可以将他调走，同时给她配两个了解核心业务的副手。丹丹本人也并不认为这是个不能克服的困难。主要还是面对这个可以在人生履历表上重重画上一笔的总经理职务，丹丹不知道是该去挑战还是放弃？

我们给丹丹提供咨询参考，先是评估丹丹的职业发展方向，让她看到自己职业生涯规划中是否有做管理者的意愿，她的专业是法律，但从文员起步，现在成为总经理助理，主要工作内容为行政和人事，在这家企业工作 5 年，并不了解公司核心业务，之前也没有积累某一专业领域的经验。但她有总经理助理的工作经验，对待工作认真负责，当公司出现事故时，显示出较强责任心，且获得领导的认可和肯定。

接着看丹丹可选择的职位：如果选择做总经理，在人生职业生涯规划中非常重要，且并不代表要在这个城市、这个职位工作一生，如果做出成绩，很可能两年后又升为总公司的副总。丹丹若有做管理者的计划，就不能把这个机会仅仅作为在履历表上画上一笔，而是为以后做好管理者打下基础。她有责任心，认真实干，抗压能力强，又有领导认可，说明有做管理者的潜质，若不尝试就不会知道能否做好。

选择做总经理的风险在于：丹丹不了解核心业务，不擅长公关和应酬。如果要做这个岗位，就应要领导至少分配一位了解核心业务的副手，不一定是专家，但一定是内行。让了解业务的管理者首先稳定公司的核心业务，找出本公司的核心业务与其他子公司的不同之处、业绩一直不好的原因，立即复制其他业绩优秀子公司的成功模式，而让不了解业务的管理者则负责其他事宜。关于子公司原来的副总，如果没把握让其积极配合工作，建议将其调走。

如果选择集团总部管理者的职位，就要看到，这个职位并不高于现在的总经理助理，但总经理助理可直接跟着总经理学管理，而去集团，则要面对一个与之前总经理有明显利益冲突的上司，经过努力有可能化解矛盾，但不得不消耗更多时间和精力，影响对管理技能的学习，对于 30 岁女性，这可能是个"陷阱"，耽误了前程。

接着，讨论丹丹的情感问题。我们询问她与两位男士的交往程度，因为这个与丹丹今后的选择有关。恋情发展到什么程度，对职业的影响是不同的。在职业晋升过程中如何分析岗位利弊，进行取舍，取舍后如何获得更多资源，以及如何将工作与恋爱进行统一安排，这都需要依靠管理思维，进行有策略的统筹布局，按步骤执行。

STEP 5
避免非理性跳槽

许多职场新人方向不明确，到处尝试，屡屡跳槽，把自己的精力消耗得很厉害，简历上也是几个月换一个公司，到后来再找工作，人力资源经理一看，就会有一些不利的判断。因此，新人要逐渐看清和把控自己的职场，避免信马由缰、随意跳槽。

■ 阶段性职业倦怠是正常现象

新人经过最初的新鲜期，半年到一年后，有的对工作内容和流程开始熟悉，会觉得一切按部就班地重复，有些乏味，也有的感到难度很大，自己无法进入状态，很是苦恼。尤其是到季度末、年中、年底，项目赶进度，加班加点，又有绩效考核的压力，倦怠感一下子加重了。加班、冲刺、开会、总结、计划……许多的事，如山般压将过来，无论新老，不少职场人叹息：压力山大，累啊！"职业倦怠"冒出头，辞职的念头像草一样长出来，有人开始骑驴找马，有人等不及领年终奖，就恨不得"一跳（槽）了之"。

若是没处理好阶段性职业倦怠，没明白自身究竟该选择怎样的职业路径，同时又不去争取在岗位上的训练机会，过个几年，就会面临尴尬境地。有个近30岁的女孩来找我们咨询，她大学学历，已婚已育，在国内某知名媒体从事产品营销类工作，似乎成了"鸡肋白领"，也就是：这份工作食之无味，经常倦怠，却又弃之可惜，因为暂时并没找到其他适合的工作，又因为家庭、孩子的原因，没法放弃这份报酬不错的工作。

相关咨询实录

咨询师：你好，讲讲你的困扰吧！

白领：好的，我现在是从事新闻信息产品营销的工作，已经有一段时间了。现在感觉工作挺没意思的，会产生倦怠的情绪，在工作中没什么创造力和活力。我本科是学习心理学专业的，在刚参加工作的时候，还会做一些和专业相关的工作，很多人会说我那时候的状态很好，好像整个人在发光，自己也感觉很有力量。但是，现在我找不到自己的发光点在哪，不知道该怎么规划自己的职业方向，该朝哪个方向发展和努力。

咨询师：你说自己是做营销工作，能再具体讲讲吗？

白领：我现在是负责向媒体推销新闻信息产品，它不是普通的商品，是文字、图片、音频、视频等，一些有版权的稿件。

咨询师：你现在是对这个行业感到倦怠了，还是因为自己做不好而感到厌倦？

白领：嗯……倒没有做不好。

咨询师：你说本科是学心理学的，专业是心理学，还是学习了心理学的某些东西，或是专业跟心理学相关？

白领：专业是心理学。

咨询师：那当初为什么没做跟心理学有关的行业呢？

白领：是有诸多因素的，主要的原因是当时我们毕业找工作的时候，没什么跟心理学相关的工作去挑选；另外，我当时是打算保研的，但是出现了一些波折，我对学校也有些失望，没有再去考研，就选择工作；找工作的过程中也投过一些别的公司，包括有可以给我解决户口，或是条件也比较好的企业，后来看到目前这个单位的招聘信息，可能是因为文科生对这类企业还是比较有兴趣，就去参加应聘，一路很顺利地过关了。虽然错过了统招的那批，没有当时应届毕业生的待遇好，但是权衡之后还是选择到这里工作。其实，刚开始的时候工作挺好的，自己也挺有干劲的，不知道为什么，最近劲头越来越小了。

咨询师：你负责推销这些新闻信息产品，主要是靠人脉、市场，再加上本身这些产品也有版权，你并不参与这些产品的再创造，对吗？

白领：对，采编和营销两个部门是分开的，我不参与产品的制作，我写的都是一些内部材料，包括一些行业研究、市场用户的反馈等。

咨询师：我清楚了。你现在已经结婚、有小孩，对吗？

白领：对，孩子1岁。

■ 打破瓶颈，不一定非得跳槽

看来，该女子已处于"鸡肋白领"的困境。她必须一走了之才能舒坦吗？

白领：我想请你帮我理一下思路，我不知道自己现在是不是处于职业的瓶颈期，工作也已经七八年了，我不知道这是不是一个正常的发展过程，还是我应该找一个自己更有兴趣的工作。

咨询师：好的，那我来帮你分析一下。首先，我觉得你是很多时下年轻人想要学习的榜样：其一，年轻的时候考上大学，学了非常好的专业，有了一份非常稳定的工作，这是大多数人都想走的路；其二，你的个人生活做得也不错，不到30岁已经结婚、生子，看起来你大学毕业后的这几年是没少忙乎。这是因为你做得很好，才能完成这些事，很多人往往是工作做不好影响谈恋爱，恋爱谈不好反过来又影响工作，你在这两方面都做得很好。所以，要先肯定自己的成绩。

白领：嗯。

咨询师：其次，一般工作5年以内是新鲜期，做什么都有干劲，也不清楚自己到底能干什么；工作5～10年这段时间往往是职业的倦怠期，就像婚姻中的"七年之痒"，不一定是7年，往往是5～10年之间。你现在找工作的新鲜感过去了，谈恋爱的新鲜感过去了，结婚的新鲜感过去了，生小孩的新鲜感过去了，在这期间人就容易产生倦怠。

你现在做的工作能让人产生倦怠的地方在哪呢？是天天重复在做和你基本无关的事情，因为工作的平台比较好，卖的产品比较有市场，但你没有参与工作的创作，也没有职业的积累和提升，日复一日、年复一年，就容易产生倦怠，基本像是"鸡肋白领"，食之无味、弃之可惜。但是，你有安全性，如果再没有安全性，人就不是倦怠，会抑郁了。

　　白领：嗯。

　　咨询师：处于类似处境的人该怎么解决呢？你的专业训练和长处到底是什么？我听到你是正规的心理学专业毕业，又是文科生，能读能写。现在的职业路径无论再积累几年只能出现数量的变化，不大可能有质的变化。怎么才能出现质的变化？怎么把你原来学的东西用上？你现在工作的平台和国际上联系比较多，可以收集一些国际上心理学的进展信息，再卖给别人。比如，国际上关于孤独症有没有什么新的发现？关于精神分裂症有什么新的研究？你如果能利用现有平台的国际资源，国内外的时间差，用心理学的背景去筛选信息，再卖给别人，这就是你的专长。在人群中，一半以上的人都有心理困扰，也就是在中国有6亿人存在心理困扰，会有20%的人达到心理疾病的临床诊断标准。所以，你要卖跟你有关的东西，不是被动地卖那些跟你没关系的产品，否则就变成谁来卖都可以了，很难形成核心竞争力。

　　白领：嗯。

　　咨询师：再次，如果你觉得刚才说的事离你太远了，还想抓紧赚钱，还有另外一个角度。咱们国家最多的心理问题是焦虑症，很多人都需要吃抗焦虑药、抗抑郁药，很多心理学杂志、网站都要投放广告，你利用自己媒体的从业经验、专业背景帮助他们来做这些事，整个商业模式出来，假以时日，也会出现质的变化。同样还是做媒体，但是广告都是跟心理学服务、药物相关的，这就又用上你的背景了，你可以去鉴定哪些广告是假大空，哪些是有实际效果的。

　　白领：嗯。

　　咨询师：如果你还是不愿意做这些额外的事情、额外的拓展，感觉比较累，那你是否想过换跑道，做管理者？因为你既是媒体从业人员，又懂心理学，类似背景的人从事管理、人力资源方面的工作会很好。利用你的行业背景、心理学的背景，逐渐走向管理、人力资源方面的岗位，也会有质的变化。我刚才举的这些例子，能够让你跳出"鸡肋白领"的恶性循环，解决目前职业倦怠的问题，如果这个状态持续下去不解决，就变成抑郁了。我这样帮你分析，你能听得懂吗？

白领：嗯，能听得懂，谢谢你，我觉得你说得挺有道理的，虽然有些细节在目前的体制下，我可能做不到，但是你说的这个大方向，我觉得是对的，而且你分析的目前这个状态属于职业倦怠期，包括"鸡肋白领"的概念我也是很认同。

其实，之前也有猎头挖过我，我也想过换一个环境或跑道去做些事情，因为从性格角度讲，现在做的一些事情也不是我特别愿意做的。但是，因为我目前的环境和待遇其实还不错，尤其是成家之后，我也会更多地考虑对家庭的保障。所以，我没有真正下定决心，也没有足够的勇气跨出这一步。我今天也想跟你沟通，怎么在现有的环境下对自己的能力有所提升。

咨询师：我刚才跟你沟通的方向是帮助你打开思路，在目前的处境下，类似情况的人有两件事可以去做。第一，你提到了对家庭的保障，但是往往不要一个人什么事都干，女人嫁人总是有些目的的，不能对家庭的保障都是从一个人身上来。如果一个人想要动一动，那就需要对方多提供一些保障，这样你才可能多一些自由度，并非一个人把什么事都做了，那为什么要成立家庭呢！尤其是到了一定的年龄，男人更容易创造更多的资源，这样家庭抗风险的能力就多一些，改变的自由度就大一点。

白领：嗯。

咨询师：第二，先不要想马上到一个全新的环境去工作，这都是刚毕业的年轻人的做法，你这些事完全可以用兼职的形式去完成。比如，收集了一些新闻，现在的工作用不上，可以看看有些心理杂志是不是买账；其他平台是不是用得上，真的有了市场了，可能别人就挖你了。所以，把你那些不太成熟的、风险较大的想法用兼职的方法完成，甚至暂时义务去尝试，做得好了，别人会给你更好的平台来展示你的才华。这就需要去尝试，大概一年之后就会有个比较明确的答案。我这样帮你分析，能开拓思路吗？

白领：能，能，非常感谢。你说的那点，我自己很早也意识到了，现在我所拥有的价值、光环都是我背后的平台、这块牌子带给我的。你也讲到，我现在这个平台不能做许多事情，不代表我不能利用现有的资源去做另外的事情，这个我也是很认同的。更重要的是，我目前需要去提升自己的能力，而不是纠结走与不走、换与不换的问题，是在实践中给自己寻找一个出路，而不是整天在这想，这一点，我觉得也是很重要的。

咨询师：因为你是学心理学的，最后送给你一句话，我们共勉"人生要想结果不同，要做得不同，而不是想得不同、说得不同。"

咨询师的建议其实是提醒白领女孩积极准备自己的 B 计划，应对未来的茫然，而不是贸然地辞职。

当感到在目前职业岗位上比较懈怠时，就要考虑自己整体的资源，以及是否可能创造其他的 B 计划、C 计划，经过同步的积累，到了一定的时候，再进行新的选择。这比一味抱怨要有建设意义得多。

第六章

办公室规则稀奇古怪，我怎么适应？

办公室的规则很多，有些是"潜规则"，有些是"显规则"。如果想少给自己添堵，不无故牺牲，总要明白一点"潜规则"，至于愿意不愿意去践行，那是仁者见仁、智者见智。而对于公司的管理者而言，如果想更好地推进业务发展，尽快建立"显规则"，令人们对自己的发展有盼头，愿意把自己的命运与公司绑在一起就很有必要。

　　而抱怨和咒骂都不是积极、有效的处理方式。想成为心理健康的职场人，就需要不断提高对职场的适应力。

STEP 1
公司的"潜规则"和"显规则"

每个公司都有自己的文化。不少职场新人稀里糊涂进入一个环境，然后发现：跟自己不对路！有的匆匆跳槽，再匆匆找工作，最后依旧是到哪儿都受困。

问题关键既与公司文化有关，也与自身的选择有关，还与适应能力有关。所以对这些都要有理性的认识，而不是单纯地抱怨那些"潜规则"。

■ 每个公司都有独特的文化个性

有些来自欧洲的大公司很受人信任，非常重视走流程，漫长而烦琐的流程是为了保障业务的绝对安全，但是，有些员工就感到效率太低、无法忍受那样的煎熬！

有些老牌公司口碑很强，福利也非常好，但是在里面多待几年，人们就会感觉自己只熟悉其中一段工作，无法完整地承担整个项目，而若是有一天需要跳槽到同行业另一家老大公司，技能并不够！如果要把自己这颗"流水线上的螺丝钉"转化成独当一面的英才，还要业余再学些别的东西。

与大牌外企遵守流程相比，民营企业显得特别灵活，但是原则性似乎不那么强，有时打打擦边球，有的员工会不小心被牵扯到利益的风波中，"没吃到羊肉反惹一身骚"。有些小民营企业还会牵涉行骗犯罪，那些大学毕业生稀里糊涂地进入之后，当公司被查时，才猛然觉悟自己也是个从犯。

以上只是列举几种企业文化。企业文化的生态景观林林总总，务必要看清楚、想清楚。假如进了一个企业，得到了想要的东西，又感到其中规则太诡谲难料，其文化并非你可以参透、融入，那就需要在一定的时间段后换一个阵地，以便更好地前行。

有人明显感到与公司文化不合拍，跟同事待在一起很受气。在办公室里"不敢多说一句话，不敢多走一步路"，感到郁闷、压抑、无力应对，感到上班很压抑，像是"蹲监狱"。

这些情况在许多公司都存在，尤其在差异较大的岗位之间，比如前台和后台、销售与行政、生产与检验。前台和后台——前台要忙着去应对市场的各种问题，而后台是做支撑的，如果两者没有协调好，前台就会抱怨后台支撑不给力，后台会抱怨前台为了客户一时的满意而牺牲公司利益，甚至还怀疑前台是否有猫腻，比如拿"回扣"；销售与行政——销售忙着去应付客户，行政要给予各种文字资料、财务人事政策等各方面的支持，如果一个公司以销售为主，行政就可能较弱，反之，销售人员就要去求行政人员网开一面，就连一个发票的报销、一个统计的数据，都可由行政人员说了算，说卡就卡，说放就放；生产与检验——生产人员忙着完成订单生产，检验人员不能放松质量，吹毛求疵，有时两者会产生矛盾，但各自都有考核指标，谁都不能放松。

但在不同的文化氛围中，冲突有强有弱，冲突方有强势有弱势。理想的氛围当然是前后台一条心，目的是完成和突破业绩，把公司做大做强。在创业型公司里，文化更积极上进、宽容和谐；而在历史悠久的大公司里，层级和官僚风气多半已经形成，若是没有大的市场冲击，基本就定型了。

公司总的文化跟小部门文化有时也有差异。比如来自欧美的公司开放、重视个人价值的文化，但是，在其小部门中却并非如此，老板是本地人，来自民营企业，特别会用街头智慧，员工也会感觉"潜规则"很多。

因此在选择是否入职时，年轻人必须考虑到这些文化因素。

■ 在公司文化中，不要把自己定位在弱者

除了环境和文化外，影响局面的还有自身的因素。

如果习惯把自己当弱者，就会以弱者的方式来应对冲突。遇到困扰，就躲避和抱怨，可以选择时却不敢积极地去比较和选择。比如把自己形容为林黛玉，在大观园里一步也不敢乱走。

职场中其实有不少人早已把自己定位为弱者，弱者心态并不是示弱和平和的，而是愤怒、敌意、敢怒不敢言的，对于某些原本就不同情弱者的公司文化而言，又会增加一些新的负性内涵。

当面对企业文化采取消极态度时，什么都是负性的，个体往往并没处在积极改善的阶段。如果她还是把自己当弱者，咨询师对她的帮助就是有限的。因此，当前只能讨论如何缓解那些焦虑的情绪。等她"缓"过来一点，再看看是否可以作更积极的调整。

积极的调整，通常可以选择以下几条途径。

一是拿到自己想要的就走，设置一个期限，比如一年，升到"主管"岗位，再写简历、跳槽，就有一个新的资本、新的起点，也有的是学到某方面的行业知识和经验，不枉在这个公司待了一段时间。

二是反省自己的应对方式，进行调整以后，是否会比原来好。比如遇到挫折的解决方式、与人相处的新诀窍。

三是如果没有行动力离开，就考虑：有没有其他的改变方法？或许就只能将重点转移到其他事务上，不把工作看作重点，从业余生活和家庭关系中获取更多营养和快乐。

当然，第三种选择往往只能在短期内有效果，因为当重心完全放到工作之外时，就会发现：工作之外的人际相处未必就没有问题和冲突。同时，在工作中得不到成就感，很容易加剧冲突的转移和泛化，酿造新的情绪伤害。因此，个体积极成长、寻求解决方案，往往是最长远有效的方向。

■"显规则"，才是长远之道

为了避免企业里太多"潜规则"，影响团结和活力，最好的办法是确立更多明白的规则，令员工的努力方向清晰，多劳多得，不必"耗子扛枪窝里斗"。这就需要用到管理者的胸怀和智慧。

曾经有一位40岁的女老板找到我们咨询，她是一家创业型公司的创始人，创业过程中因公司员工流动较多，导致血压升高。同时，作为管理者，还有很多关于管理方面的问题和困扰。

让我们看看咨询师是怎么帮助她的。

相关咨询实录

女老板：我自己经营一家公司，最近公司走了很多人，有的是因为业绩不好被我辞掉的，有的是自己辞职的，每个人离开公司，我心里都有点不舒服，但感觉还好。1周前，跟了我3年的助理向我提出辞职，对我影响很大，导致我血压升高，吃了1周的药都没有好转。这件事让我反思很多，同时也有很多困惑，现在心情有所平复，但血压还是没有降下来，所以我来求助你。

咨询师：我建议你先去看内科医生，把血压先降下来。如果用药没有效果的话，看看是否是药的剂量问题，一种药不管用是否需要换其他的药或者加第二种药，要在医生的指导下尽快把血压降下来。

女老板：非常感谢你这么关心我的身体健康状况。

咨询师：没关系，因为我是医生，首先要关注和生命有关的事情。否则你的员工都留下了，也发财了，但身体不好了，那一切都不值得了，所以你的健康才是最重要的。那现在我们讨论你的员工问题，你有没有统计过，在你开公司的这3年间，是被你辞掉的员工多，还是你认为有价值的员工离开了的情况多？大致的比例是什么样的？

女老板：有80%的员工都是自己提的辞职，但这80%的人里面有些走了也就走了，我觉得没什么，有一些我觉得最好不要走，很少有我觉得非常有价值的。

咨询师：有没有一半以上是你认为有价值的员工？

女老板：应该有40%～50%的员工我认为是有价值的，至少是适合目前岗位的，如果是更高一点的岗位我觉得能力可能还不够。

咨询师：有没有员工走的时候会给你反馈，或者你从留下的员工中，是否间接得到他们离开公司的前三条理由？

女老板：我和他们沟通过，其中提得最多的是觉得公司发展太慢了；第二是他们觉得我对他们太严厉，让他们有压力；第三是提到他们同学的收入比他们高，他们觉得不平衡。

咨询师：看来排在前三位的原因比较清楚了。我还想了解一下，你给他们的薪水和行业内的平均水平相比，是低于、相近，还是高于平均水平呢？员工同学的薪水是不具有代表性的，所以不能与他们同学的公司相比，我们要和行业内的平均收入水平相比。

女老板：如果是我很看重的员工，我会给他高于行业平均水平的薪水；一般的员工我会给他们略高一点；还有一些员工我之所以留下他们，是因为他们在我这很长时间了，熟悉这里的业务，但是我根本看不到他有什么提升的希望，这样的员工我就会给他低于平均水平的薪水。

咨询师：现在你觉得走掉的比较惋惜的这些人才，在行业内是属于中等人才呢，还是高于行业的平均标准？抑或是低于平均标准？

女老板：因为公司是在创业阶段，还比较年轻，总的来说，我的员工来的时候低于行业平均标准。刚开始的时候特别难带，我可能有个不太正确的想法，就是我亲自带起来的团队才会长时间跟着我，我特别用心，几乎是手把手地教他们，经过这两三年的锻炼，他们的敬业和细心努力的踏实程度要比行业内的一般水平高。

咨询师：你的公司比较年轻，属于创业型的公司。那你们是属于对技术要求比较高的行业呢，还是最低要大学毕业，或者什么人都能干，培训两个月就能上岗的行业？

女老板：我们这里对技术是有要求的，比如说项目经理，确实需要技术和经验，这些人我给他们的薪水比较高。还有一些是工程师，我给他们的薪水就是行业内的平均水平，因为他们也在学习阶段，不能单独做事情。还有一些是助理性质的工作，对技术没有太高要求，但是对经验和人品要求比较高，所以我给他们的薪水也是略高于平均水平的。

咨询师：关于薪水这方面我明白了。那公司除了薪水，还有其他的奖励制度吗？比如占有公司股份、期权等，当然不是指全部员工，有没有让核心员工的福利和公司的成长成正比？

女老板：我和公司的几个核心员工谈过，想给他们股份。但是关于股份我不是特别清楚该怎么处理。另外，还有一点就是我觉得这么个小公司，这点股份会有人看重吗？我听过有员工说"股份算什么啊"，所以这件事我就迟迟未动。我考虑他们稳定性的同时，也打算再观察一下，想等到做满三四年以上再这么做，所以这事就是一直在想，没做。

咨询师：刚才我们谈到了薪水的问题和对员工中长期的回报。关于股份，尽管公司发展得慢，但公司的壮大和员工的贡献有关，也是对员工的潜在回报。还有一点，就是走的员工有没有人提到，在这个公司我没有职业生涯方面的新成长，什么都没有学到，领导没有给我们提供成长的机会，没有刺激大家把事情做大做强，也没有新技术的应用？

女老板：在这个问题上我听过几种观点。大家都会觉得我一直努力在教他们做人做事，这点是他们都非常认可的。有的员工甚至会给我回馈，出去后发现没有人这么教他们。他们也有人说，有那么一两个人的离开，是因为职位没有弄清楚。比如跟了我 3 年多的这个助理，因为公司比较小，很多事情都在他一个人身上，工作种类很多，但是量不是很大，他开始就和我说只想做人事工作，不想打杂，我告诉他这是暂时的，很快就把其他工作转给别人。我觉得这也是很大的问题。

咨询师：看来你也意识到了自己的问题。首先，你能拥有自己的一份事业和基业，是成功而优秀的；其次，我看到了你是个有真情的人，员工的离开能让你血压都升高。你还是一个有专业素养、及时总结经验，能放下架子想解决问题的创业者，这些都是难能可贵的品质。一个想做事情、想解决问题的人才能变得越来越好。与那些只在家里坐而论道的人相比，你的做法才会有潜在的巨大回报，很多人因有挫折创业不成功，而你是创业成功了遇到一些挫折，但未来可能会成长得更好。这是所有的创业型公司都必经的路，你是处在中段，所以会有这些困扰，有很多人还走不到这一步呢。现在我和你分享一些其他类似的创业型公司的成功，他们主要靠三点来吸引行业内的人才。

第一，小的创业型企业领导人要有领袖的魅力。很多人是来寻找偶像和榜样的，他们看到你就觉得你是成功的人，是榜样，他也想变成像你一样的人，你本身就是对员工的一种激励。所以你需要在自己或者公司其他合伙人身上想办法，如何使自己变成青年人的榜样，能让他们在自己身上看到人文精神和企业家的创新精神。

第二，关于薪水，一定要保证同行业的平均线或者稍多一点。因为小公司靠别的比不过大公司，平均水平的薪水是非常必要的，但创业型的小公司并不提倡高薪。

第三，就是要让大家看到未来，这个未来需要用两个方面来体现。一方面是你做的事业是真的有未来，能让员工迅速掌握本行业的基本生存技能，让年轻人有所成长，从做人做事到技术再到经验，甚至能够创新，出去后在行业内能很容易地找到稳定、高薪的工作。另一方面就是将你认为最有价值的、最优秀的员工利益与公司的成长连接起来，这个连接就是股票、期权。但对这些员工的考察最短是 1 年的时间，最长也不要超过 3 年。在这里我给你举个例子，就是李开复的创新工场，他给这些年轻人行业内的平均薪水，但是期权完全谈判，因为他教给年轻人创新精神，最终公司是这些年轻人的。所以这些年轻人抢着围着他转，就是因为刚才我提到的这三点，在创新工场里全部得以实现。

我们不是李开复，也不是创新工场，但他做的事情我们都能做，他是年轻人的偶像，我们可以做榜样，给员工行业内的平均薪水，给员工最优秀的成长，让公司与优秀员工同步成长，不能只有你一个人有这个打算，而员工却感受不到，以为你用这个来诱惑他，诱惑了 3 年，看不到希望，他就会选择离开。

经过讨论，我们引导女老板发现了她创业中期的问题，导致人才队伍的不稳定，并且将自己所看到的成功创业者的做法分享给她，包括总结和发挥领导者的魅力，给员工的薪水高于行业平均线，通过股票、期权激励让大家看到未来。

■ 善于反思的老板最可爱

咨询师说的一番话引起这位女老板的深思。她问得也更深入了。看来她很愿意为自己的公司确立明确的规则，鼓励年轻人一起上进。

相关咨询实录

女老板：我还有个问题想问你一下。就是关于期权的问题，我不是很了解，这也是我迟迟没有执行的原因。现在公司是我一个人的，我不太清楚我该怎么做才是合理的，不至于风险特别大。如果我把股份分给员工了，这个员工过几天走了，这中间的复杂手续我不知道该怎么做。

咨询师：一般自己的公司，无论做得多好，都是自己承担风险，因为期权是潜在的。一年下来去掉正常开销，如果没有什么可分红的，股份和期权就没有意义，也没有什么利益而言了。

有利益的情况是指，公司去掉日常花销之外，还剩下一些利润，那就需要和有股权的人商量，假如还剩一万元钱，公司有两个人各占50%的股份，这两个人就需要商量，拿出五千元作为公司明年的储备，剩下的五千元一人一半。还有的持有股权的人不用发薪水，就等到年底，把公司需要的储备钱留下，剩下的都分给股东。因为你没有权利解雇一个人的股权，只能转让和买卖，股权的处理比婚姻的处理还要麻烦，所以和你分享股份的人得十分有把握，看人要看清楚。

我不反对你考察员工，但考察3年的确有点长，2年以内都是可以理解的，至少也要1年。对期权还可以实行递进制，得到的期权一定要与员工的贡献成正比。你不清楚一个员工3年后会变成什么样，但是现在的表现很好，是你公司的核心员工，假如你拥有100%的股份，公司比较小的话可以给他5%的股份，这样年底时他就可以得到分红，第二年公司的利润好了，同样5%的股份可以得到更多的分红，或者你发现他的表现依然很好，可以增加他的股份。如果拥有股份的员工离开公司，可以采取股份转让的方式，用原价或者更高的价格收回，在还没有上市的公司里，制定这样的内部规定是允许的，具体如何制定可以咨询律师。这件事不能疏忽，但也不能因为怕就不做。

的确有很多公司出现股东不和的事情，这就涉及读人的问题了，一些风投公司首先看重的是团队，然后才是产品和技术，是否缺乏资金排在第三。如果你对读人没有把握，就尽量把股份压缩到最低，采取递进的措施，再用一些针对股权的内部规定加以控制，风险就会在可控的范围之内。实在没有把握，可以先在一个人身上做实验，当你看对一个人的时候，看对第二个的概率就会提高，我认为你作为企业家看错人的概率应该不会太高，谁都有看错的时候，多一个股东还可以帮你一起参谋。

女老板：我明白了，你说得非常好，帮我处理得很清楚。我还有个问题，就是关于员工离职时，我的心态问题。也有朋友劝我说："铁打的营盘，流水的兵"，但每个员工走的时候，我都会感到失落，有的还会很严重。

咨询师：那应该是你不想让走的人走了，你感到失落；你想让走的人，你应该很高兴才对啊。

女老板：确实是这样的。

咨询师：那可以把他当作人生的一个老师，我们可以这样想，这个员工是最有价值的，我对他最好，最器重他，甚至想让他做接班人，可是他为什么要离我而去呢？这个人不就是我们最好的老师吗？

女老板：对。

咨询师：他提的意见才应该是你最应该改进的。比如你说的那个助理，他说他做的事情像是在打杂，那你就应该立即改掉，因为在你心里他是有价值的员工，他认为自己在打杂，那可能就真的是这样，为了防止下一个员工也是这样的想法，你就得立即改。

失去了有价值的员工，一定会感觉到痛，只是每个人痛的程度不一样，但换个角度想，恰恰是痛定思痛，高兴的事情不太可能让

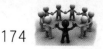

我们增长智慧，经历过失败的人才会总结经验长智慧，变成熟。

如果你把这段挫折当作垫脚石，就不会失落了，而你现在把它当作绊脚石，就会觉得失落。以后如果有机会可以和这个助理交流，你应该感谢他，"公司发展到那个阶段的时候，我只想到培养你，让你熟悉各个部门的业务，能尽快成长，以后可以做总经理。但我没有想到给你的感受却不一样，让我发现这样考虑问题是有欠缺的，很感谢你给我发现问题的机会。"

通过这些给你带来难题、对你不满意的人，就能让你重新考虑一些问题，改进做法，慢慢变成一个成熟的企业家，这是你在任何地方都学不来的，所以应该感谢人家。但重中之重还是要保护好自己的身体。

女老板：好的。但我还有一个问题，就是他们总说我太严厉，其实我也反思过，很多时候我也对自己的某方面不满意，但是觉得很难改。我很多时候说话没有什么城府，好像不太考虑别人的感受，是不是这样的性格和做管理这个职位不太相称呢？可我又不知道怎么改。

咨询师：这里有两个方面，一是对事不对人，对方事情做不好，直接说出来，可以让他做得更好，一般人不会记仇，不会认为是严格。但如果是对人的要求直接表达就会有问题，比如"你怎么这么笨啊，这么点事都处理不好"，这样的确会让对方觉得你太严格。如果换成"我知道你昨晚加班很辛苦了，但是你给我的稿子这块能用，那块不能用，还需要重新调整"，这样讲就不会有问题。

二是对自己也要严格，以身作则，才能有说服力。

那么对于性格里的问题，有些事情可能真的是做不好的，别人一般就给自己提拔一个助理或中层经理，让他帮助自己把一些信息传达下去，有的人很擅长这方面的事情。让一个人了解并能够接受你的风格没有问题，让全体都接受就有难度了。但不是让公司形成一种溜须拍马的文化。要找一个人帮你换个方式把事情办好。做人文工作和做技术工作的人，在管理上一定会不一样，做技术工作的有一种"工程师文化"，这些人在管理上还不能胜任的情况下，就找一个能帮助自己的人，把更多的精力放在自己擅长的事情上，做到展现优势越多越好，暴露不足越少越好。

女老板：你说的这点的确非常有道理。我现在的确想找一个总经理助理或者总经理秘书，我也不太会定位，我刚刚离职的这个助理，性格里有比较执拗的一面，在与其他员工相处时也会有问题。既然他走了，我再找的话，也想找一个你说的这样的人，同时文笔也要好一些的，但是我在这方面还比较模糊，我不知道该怎么找到适合的总经理助理或者秘书。

以上讨论如何激励员工，以及如何从"失去了有价值的员工"这样的事实中获得启发，以便以后更好地用人。

■ 规则制定需要经验积累

哪怕是老板，在明确规则的过程中也需要不断尝试，积累经验。尤其是专业出身而非管理出身的老板，有一份急迫的、想做好事情的心还不够，还需要不断尝试、总结和改进。

咨询师：第一，做管理工作的不要找新手，新手没有经验，有风险。要找口碑好的，在同行业做过的，这样的人就会很得力。不能因为一个人的教育程度好，简历写得好就聘用，必须是做过这方面的工作，并且做得比较出色才可以。因为一个人过去的成功经验是未来的最好见证。

第二，总经理助理不是要代替总经理，而是帮你分担你不擅长的、应接不暇的工作内容。所以，面试的时候，如果对方从个性到能力和你非常相似，不太适合做助理，要找和你互补的。

第三，要充分利用试用期，无论面试时多么满意，还要看他在实际工作中的表现，如果不得力，要尽快考虑换人。我现在觉得你最大的长处是，你真的开始痛定思痛了，你在全方位地反思作为管理者，为什么员工频繁离职？你自身有什么问题？奖励制度是否合理？股权问题如何解决？总经理助理的角色是什么？如果不是员工离职的问题，你怎么想到反思这么多问题？你怎么会进步呢？所以，看来你真的是把这些困难当作垫脚石了。

女老板：我非常感谢你对我的鼓励，我这段时间的确想了很多问题。关于公司的组织结构问题，有的员工离开是他的职责不够明确，这个组织结构我该如何搭建才够合理呢？

咨询师：这个问题最简单、最捷径的办法就是去模仿同行业相似的、做得很好的公司，很多公司的组织架构都公开在自己的网站上，你可以查到。或者雇用一位离开他们公司的员工就可以了，这些对你有直接的指导意义。一个公司的成功，在基本的组织结构上可以同质化，但在优势上一定也有差异。

女老板：好的，非常感谢！我觉得你刚才提到的优势要差异化这点特别好，因为也有人怀疑过我的方向是否正确。现在我的公司状况是研发能力不强，不知道国外这块怎么做？我觉得任何企业都是各有专长的，不可能每个环节都很强。

很多软件公司都是从研发到咨询，到销售，再到售后全部都做，但我没有开发的经验，我就想把我的优势放在后三个环节，我认为做好这几个环节才能让一个软件系统有生命力。所以我想问你，我这样做有问题吗？

咨询师：任何一个公司的成功往往在于市场细分化，差异化，就是别人没做的、不想做的事情我来做，别人也在做的事情我要做得更细致、极致，而不在于你具体做哪一个环节还是每个环节都做。

这个问题不是服务和研发的区别，也不是公司规模大小的区别，而是你能不能做得比别人更好、更细的区别。比如做服务，要想客户之所想，急客户之所急，甚至客户不能想到的，你都要想到。而公司的运营都是标准化，因为公司的基本架构都是一样的。

女老板：你说得太好了，谢谢你！只是每当有人向我提出质疑的时候，我就会动摇，但仔细思考之后，我又会坚定我的想法。

咨询师：企业家之所以能做对，有的靠天赋，有的靠天然条件，有的靠企业家精神等，不管是什么，最终的检验标准只有一个，就是市场，你赚到了钱才是硬道理。只要你的决策得到了市场回报，你就是对的。今天我觉得你是正确的，是因为你现在生存下来了，如果明天你来和我说你破产了，那我就觉得你做错了，因为你失败了。这个判断就是这么简单。

女老板：我觉得你说的这个标准非常好，因为我一直是在客户和产品之间找感觉的。

咨询师：这就是你能做到、很多人做不到的原因。能否赚钱不是由理论和权威决定的，而是市场决定的。

女老板：我还想占用你一点时间问你一个问题，就是作为一名女性管理者，我可能会存在一些问题，比如对员工的信任问题，你能在这方面给我一些提示吗？

咨询师：我觉得做管理要中性化，把女人的这种温柔、体贴、母爱精神等转化为关心人、做事细心。把男人的冲动性变成果断、干脆。这些特质都集中在你的身上，作为管理者就比较成功。

因为你管理的企业有男有女，所以你得在管理的时候变为中性人。除非你的企业只有男性或只有女性，要另当别论了。也就是要把感性和理性做到平衡，做到既感情丰富，有人文精神，又有理性判断、值得信任，再加上一些科学的决策、民主的精神来辅佐，基本上就会成功了。

女老板：作为管理者，我现在是从一个阶段转到了另一个阶段。前一个阶段是因为我雇用的员工都很年轻，我事无巨细地带领大家深入每件事情里。现在这个阶段，我觉得我的精力不够了，我希望又检查到每件事的效果，又不深入每件事情里，但这个度我拿捏不好，有时还是会深入具体的事情里，可我知道这样做不对。

咨询师：我觉得这也是作为管理者的一个上升期，原来你是近距离显微镜式的管理，现在学会了远距离放大镜式的管理，以后再学会望远镜式的管理，就真正在管理上走向成熟了。到望远镜的时候，你需要用总经理助理或者副总经理等一些中层管理者，来做一些放大镜和显微镜的事情，这时你只需要发挥你的长处，把握企业大的发展方向就可以了。

女老板：我会有点担心，作为中层管理的这些职位，他们对事情的管理没有我那么追求完美的细致。

咨询师：如果衡量一个总经理是否成功是用市场和能否赚钱作为标准，那么作为中层管理就是用管理能否出效率作为标准。如果你试用的中层管理上岗后，员工的离职率从现在的40%降到20%，说明他的做法比你的还要完美。

　　女老板：非常感谢你！你和我说的这些话让我心里的很多东西都平稳下来了。

　　咨询师：也感谢你的配合，更重要的是你的身体健康，我还是建议你尽快去看内科医生，把药调整好，健康才是第一的，好吗？

　　女老板：好的，谢谢你！

　　在与咨询师的咨询中，女老板对于公司选择的道路、管理公司的方式、下一步如何选人用人等，都进行了思考和积淀，听上去已经有了更自信的结论。

　　观察咨询师给女老板的咨询，发现首先做的还是评估工作。

　　第一，生物因素：女老板提到自己1周前血压升高。咨询师建议她速看内科医生调整降压药物。

　　第二，心理因素：

　　（1）加重因素：公司有很多员工辞职，导致女老板一直不是很舒服，每一个员工的离开都会感到失落，但1周前，助理的离职导致她情绪激动，血压升高。总是反思自己，寻找原因，为此感到困惑。

　　（2）读人：担心自己缺乏解读员工的能力，导致期权分配时带来一系列麻烦。不知如何筛查中层管理者和核心员工。

　　第三，社会因素：作为企业的管理者，缺乏很多管理方面的技能和经验，比如员工的奖励制度，股权的分配，公司的组织架构，以及管理者与性别的关系等。

　　第四，风险评估：让女老板意识到，如果血压过高可导致有生命危险的心脑血管疾病。

　　评估之后，咨询师给予的综合干预是：

　　第一，生物干预：建议女老板尽快看内科医生，如果用药没有效果的话，是否是药的剂量问题，一种药不管用是否需要换其他的药或者加第二种药，在医生的指导下尽快把血压降下来。

　　第二，心理干预：先分析员工离开的主要原因：员工认为公司发展较慢；认为女老板对人过于严厉，有压力；看不到未来，慢慢变成"鸡肋白领"。

再讨论可以怎样更有效地吸引人才：小的创业型企业领导人要有领袖的魅力；关于薪水，一定要保证同行业的平均线或者稍高一点；让员工看到未来：一方面要让员工尽快掌握本行业的技能，另一方面要将核心员工的成长与公司的成长连接起来。

同时，咨询师还给了这位女性老板许多的正向鼓励：让她看到作为一位女性，能拥有自己的一份事业和基业，已经很成功而优秀；她还是一个有专业素养、及时总结经验、能放下架子解决问题的创业者，这些都是难能可贵的品质。一个想做事情，想解决问题的人才能变得越来越好。通过这些鼓励、缓解女老板的焦虑和压力，让她对自己和企业更有信心和希望。

另外还用了普遍化、重构的技术，"普遍化"：是让女老板知道，她现在所经历的困难是所有的创业者必经之路，要把这些困难当作垫脚石，才会蜕变成成熟的管理者。"重构"：女老板认为有价值的员工离开，导致她情绪失落，咨询师将此重构为把这些人当作管理生涯的老师，是他们的离开才重新引发女老板的思考，改进自己的做法。

除了生物、心理方面干预外，社会整合干预则体现在，咨询师针对女老板关于管理方面的困扰，本着"充分利用咨客的优势，弱化咨客的不足"的原则，逐一帮助女老板解决问题。

这样一个案例也可以给予企业管理者很多启示，帮助他们更好地制定和执行规则、激励员工、做好事业。

STEP 2
让自己专业，不被
"潜规则"击败

职场"潜规则"令年轻人听上去都生畏，正由于是"潜"的而不是"明"的，更令人捉摸不定。人们会联想：权色交易、裙带关系、溜须拍马、推杯换盏、商业贿赂……反正跟从小父母教育孩子的价值观肯定是背离的，就在"教的不等于用的"困扰中，年轻人的能力会耗费在无价值之处。其实，要想不被"潜规则"击败，最重要的方法还是让自己变得更专业，有了核心竞争力，就不容易摇摆不定。

同时，也要认识"潜规则"，自己可以选择不去参与，或是"同流而不合污"，但不要为了争取更好的生存环境，赢得发展壮大的时间和空间，而把别人逼到墙角。

■ "潜规则"令人左右为难

有位 40 多岁的女性是国企普通员工，她投入全部精力的项目得到直属领导和客户的支持，却遭到公司大领导反对，而这位大领导 10 年前与她关系很好。项目失败让她很受挫，又找不出大领导反对项目的合理理由，因而寻求我们的帮助。

相关咨询实录

咨询师：你好！请讲讲你的困扰吧！

女员工：其实我的这些问题一直都有，只是最近变得明显。

咨询师：没关系，你可以说说什么事情，从什么时候开始困扰你。

女员工：先说最近吧，我在一家企业里做人力资源方面的培训工作，有个比较大的项目已经定好由我去做，公司去年这方面的工作也是由我负责，并且效果不错。这个项目是去年这类工作的延续，方案已经做好，公司内部的客户也都同意，但更高一层的领导却不认可这个项目，没有签字。我不太清楚他是什么想法，是拒绝还是不认可，公司其他相关的同事说他不太支持这个项目。得不到他的支持，也就很难得到其他部门领导的支持，我的工作就无法深入进行。而我非常热爱这个工作，几乎投入了全部精力做这件事。

在级别上，作为普通员工，我没有办法直接和这个领导进行沟通。大概 10 年前，我在另一个部门工作时，和他有过接触，我们是老乡，关系也比较好，那时他还是个小领导。后来我换岗了，我们的接触就越来越少，他升到现在这个职位后，就没有任何接触了。基于以前的关系，我给他写过信，也发过短信，他都不是很支持。以前是因为其他部门有需求，我就一直在做，因为效果不错，我还挺开心，挺有成就感的。这个项目是我之前工作的延续，他的态度让我很愤怒，也很压抑，我不知道该怎么处理这件事。

咨询师：依你的判断，他不支持你的工作是因为在专业和公司发展的角度的确不需要，还是你们之间有过矛盾？

女员工：我现在也判断不准。我不知道他是对这个工作不支持，还是对于我做这个工作不支持。以前他对我从事的工作比较肯定，后来他听说我改行做了现在这个工作时，还很诧异。现在我的工作在各个方面都没有得到他的支持，包括我给他写信也没有任何反馈，发短信也是很官方的回复，让我找另一个部门协调，但那个部门的效率更低。后来我想，既然员工有需求，我就先好好做，现在已经得到几个部门领导的认可，但到他那还是不支持，这个阻力是非常大的，我担心对我以后的工作会有影响。

咨询师：过去你与领导是否有过负面的关系或矛盾？

女员工：我也说不清楚，我这个人比较开朗热情，领导给我的工作，我都会很认真地完成，给别人的印象也是很认真，会关心他人。我猜是他需要一点暧昧，而我没有做到。因为以前电话沟通时，他对我比较有好感，我平时也不太想这些事，就稀里糊涂地过去了。

还有就是他刚刚升到现在的职位时，有一次我和部门领导闹矛盾很气愤，找过他，他说要帮我调节，我没同意，但我不太清楚怎么就直接去找他了，也不太记得说了什么。再后来就是见到的时候打个招呼，问候一下。

咨询师：但是能感觉出来你们这10年多的交往有个像分水岭一样的变化，原来对你很友好、热情，甚至有些"暧昧"，后来会有明显态度上的变化。

女员工：以前的确比较熟悉，但是这个关系也不是突然变化的，应该属于渐行渐远。我这个人喜欢和权威保持距离，只要这个人的职位比我高了，我就会渐行渐远，因为我觉得和人家不存在交往的基础了，走得近了，别人会说我拍马屁之类的话，我不知道该怎么保持适当的联系。我不喜欢仰慕别人的生活，通过自己的努力做自己想做的事，这是我理想的生活状态。其实以前我也遇到过很多这方面的阻力，但都过来了，谁知道这种事情又一次发生了。

刚开始听到这个消息时，我心情非常糟糕，这两天好点了，我就想我还能做哪些努力，如果他坚决不支持，我该怎么办？前两天我都想直接去他的办公室，不卑不亢地和他谈，但是想起他之前回复短信的那种态度，又怕他对我更加反感，我就不知道该如何对他了。

咨询师：看来你和那些比你社会经济地位低或接近的人相处得比较好，与你的领导或者社会经济地位比你高的人相处比较困难，是吗？

女员工：对，是这样。

咨询师：对于你现在的这项工作来说，这个领导是具有一票否决权的，如果他不同意，你的工作就无法进行，是吗？

女员工：对，他要是不支持，以后工作的开展会有很大的阻力。

看来，有些已经形成的成见不太容易改变。这种状况下只能就事论事了，看能有什么解决方案。

咨询师：过去的矛盾、纠结毕竟已经过去，现在听上去你也不能确定他是对这个项目有意见，还是对你这个人有意见。

女员工：但一般情况下，如果部门领导都已经商议好的事情，到他这只是个程序的问题，尤其像我的这个项目属于企业内部软性的需求，不会明显影响企业的经济效益，他就更没有道理阻拦。这件事对我来说是个大事，但对他来说是一件非常小的事情，我不能理解他为什么不同意。据我了解，他是个很霸道的人，因此，我就猜想是不是因为我之前的态度让他对我有意见，尽管我不愿意这样想他。

咨询师：也就是在你看来，他对你这个人有意见的可能性更大。无论是因为过去的矛盾还是其他原因，这个关系修复起来比较困难，因为是"历史遗留问题"，历史是不能够改写的。如果真是你和他在人际关系上有矛盾，直接找他，可能会和你翻旧账，再加上你之前发过短信、写过邮件，都没有成功，这次成功的可能性也不大。很多人处于你这个角度时，如果评估后发现大于60%的可能是对你个人不满，只有40%的可能是对这个事情不满，就会把项目交给一个与领导无冤无仇、又被领导重视的一个人，公关这方面的事情由这个人去做，你只负责做具体的工作。

女员工：我也想过这个主意，但不太现实，因为这个项目前前后后就我一个人在做。另外，最近还有件事让我非常痛苦，就是我的部门领导知道大领导不同意后，我和他沟通过一次，按以往的经验，他不可能为我争取什么，因为他也觉得这个工作可有可无。可我觉得这个事情是企业非常需要的，并且下面的员工和其他部门的中层领导也有需求。

咨询师：你的部门领导原来是支持你的，但发现大领导不支持后，他也不支持你了，是这样吗？

女员工：如果这个事情我做出成绩，是我们整个部门的成绩。我觉得他也不知道应该是什么态度。

咨询师：在大领导表态之前，他支持你吗？

女员工：小程度地支持，其实只有他能支持，我和客户签订协议后，他鼓励过我。对这个工作我一直是热情高涨，也一直在孤军奋战，才获得了大家的认可。

咨询师：也就是之前你的部门领导是支持你的，大领导表态后，他变得犹豫甚至倾向于不支持，是吗？

女员工：现在我怀疑他也不支持了，因为他是个中层领导，要按照上层领导的旨意做事。所以，现在我的压力就更大了，唯一可以支持我的人也指望不上了，彻底陷入了孤军奋战的状态。

咨询师：我明白了，你的工作单位是国企吗？

女员工：对。

通过上面的对话，我们看到，这位女员工在国企工作已经十几年了，跟大领导以前关系还挺好，但是过去她对于他暧昧的表示没有回应，更严重的是，后面还出现了一些分歧，大领导是个要面子又有些霸道的人，于是在这位女员工负责的项目上投了否定票。在这样的僵局下，她该怎么办呢？

■ "别把别人逼到墙角"是最大的规则

咨询师：多数人在你这种情况下，可能就真没有办法了。因为国企和私企在很多地方是不同的。私企主要以经济效益为主，很多私企的管理者都是持股人，只要对公司的利益有好处，即便是中层管理也会坚持自己的观点；而国企的管理者更多的是对上层负责。这就涉及职场"潜规则"的问题，我们刚才谈了这么多，我能感觉到你对职场"潜规则"不是很熟悉，才导致你现在的这些困扰。

女员工：太对了，我是一点都不清楚，因为我原来是做技术方面的工作，而且想什么都很理想化。

咨询师：因为你对职场"潜规则"的不熟悉，导致你在工作中碰壁，其实很多话是没必要挑明的，像你这样做事时把别人逼到墙角的方式，在很多的企业文化中是不适应的。虽然你投入非常多的感情和精力，希望能做成这件事，否则觉得自己的价值得不到体现，但现在上层领导已经表态不同意这个项目，直接领导的态度也发生变化，如果再坚持下去会得罪更多的人。很多人遇到你这种情况时，就不急于推进项目了，先缓冲一下。"潜规则"不仅仅是与性、暧昧有关，很多时候还与做人做事有关。

从这个角度讲，你也不是什么都失去，第一，你坚持自己的理想，做事努力、敬业，又很有激情。第二，你没有因为与某个领导关系好而去攀龙附凤、失掉做人的原则，说明你是正直的人。第三，通过这次挫折使你静下心来，找个人一起来分析一下原因，为什么会遇到这些挫折，还能有机会发现职场的"潜规则"。这些都是你这次挫折的收获。有句话叫"谋事在人，成事在天"，你已经很努力了，做了你该做的事情。成事在天其实就是靠这种软性的关系和实力，下次如果再遇到这类有人故意给你设置障碍、找你麻烦的问题，首先要想办法与别人合作，不在项目里做主要负责人，没有全身心的投入，你的受挫感也不会特别强。与别人一起做，仍然可以发挥你的聪明才智和专业性。第四，即使这件事做不成，你至少不会将其看作你非常大的损失，这样才不会使你越想越委屈、难过。

女员工：的确会感觉在工作上失败，倒不会觉得是全部的损失，我还有其他方面的需求，只是我把这个看得更重一些。

咨询师：那就调整一下，做一些与你无矛盾的、中层领导支持、同时又不需要大领导审批的事情，这样的工作是在你的控制范畴之内，就不会产生这方面的阻力。

女员工：我明白，其实我一直想很干净地做事情。这个职场"潜规则"我听说过，但一直觉得是离我很远的事情。现在却活生生落在我身上，让我不得不面对，不知道对于现在的我来说，还能学会吗？了解这个有用吗？

咨询师指出，这位女性的受挫不仅与企业里的"潜规则"有关，更与她"把人逼到墙角"的直率方式有关。遇到问题，处理方式较直接。她以后可以避免做事做人太极端，同时调整心态，做一些不容易引起挫败感的项目。

■ 可"同流而不合污"

咨询师：要依据你做的具体项目，一个项目越是需要上级领导支持，与外面的人接触得越多，越是用得到"潜规则"。其实这里的

"潜规则"不是贬义，它与当地的文化有关系，是不可避免的，只是不同的地方用的多少不一样，仅靠技能做事的人毕竟是少数。

比如医生这个职业，只是医生和患者的关系，就很少涉及"潜规则"。如果这个项目涉及团队、投资、领导支持等，就需要他人的帮助和支持，就会涉及"潜规则"。

女员工：你说得太对了，我原来的工作就不需要我考虑这么多。

咨询师：对，我再举个例子你可能就更加理解了，医生和律师这两个职业相比，一定是律师涉及的"潜规则"较多，因为一个律师从举证到开庭，再到判决都不是他一个人决定的，需要很多的关系；医生只要给患者治好病就可以了，相对简单很多。

所以我总结你过去的那份工作比较成功，是因为那份工作关系比较简单，你业务方面比较成功。现在这个项目涉及很多人际关系和领导支持，你就会遇到障碍。

因此，从现在开始，首先不要再去推进这个项目，调整好自己的心态，不把这件事当作挫折，就当作自己的学费，你做了自己喜欢的、有意义的事，又被你的直接领导肯定，大家都知道你是个坚持理想、坚持原则的人，为人正直，这些都是你做这件事的收获。

其次，通过这件事你认识到自己不了解职场中的"潜规则"，那么下次这种工作你可以找别人合作，让别人帮你去公关，你认真做好你的业务即可，这样就能避免你下次再因为这样的事受到挫折。非常好地掌握职场"潜规则"可以帮助自己，用不好的话会伤害自己，如果你想多了解，我们可以下次再讨论。但如果你对职场"潜规则"不认同，表示反感，就想办法尽量做与业务有关的工作，做你的直属领导控制范围内的工作，就像我们常说的"没有金刚钻，不去揽瓷器活"。

女员工：我的确是对职场中的很多现实情况不太清楚，对这个不成文的制度也不太认同。

咨询师：如果你不认同就不要去改变自己，要学会在自己能力控制范围之内生存。

女员工：是的，我也想选择一种自己理想的工作状态。其实，工作期间我的领导也常和我说"有些话不要那样说"之类的话，我嘴上都答应，但心里不太认同。现在我特别认同你刚才的观点，去做一些我能做的，领导也支持的其他事情，把注意力转移出来。

咨询师：对。我可以帮你总结一下，一般人面对职场"潜规则"的时候，会有三种态度。第一种是"同流合污"；第二种是"同流而不合污"，因为人在屋檐下不得不低头；第三种是"我行我素"，坚持自己的原则，做自己想做的事，至少自己是开心的。现在你能做好的是第三种，要看未来是否需要做第二种。

女员工：我现在特别着急转化成第二种。

咨询师：没问题，这样你的路能更宽阔一些。如果你坚决不认同同流合污也没有任何问题。

女员工：我也不会坚决不认同。因为别人的想法和做法我无法控制，只要不损伤我做人的原则，为了做事，我可以减少自己对这些问题的看法。

咨询师：对，如果你能做好第二种和第三种，你的选择也会增多，得到的也会比较多。只做第三种可能有一天发现坚持了原则，却损失了利益，付出和回报不能成正比，会感到后悔。

女员工：你说的这点我非常有感触。我原来就是处在自己的理想状态，坚持了原则，几乎不顾自己的利益，所以我也开始要逐渐转化。

咨询师：对，只要做到"同流而不合污"，加上"我行我素"，以后就会好很多，这也是你在这次挫折中总结出来的经验。你这两天心情有所好转，也非常好，做正确的事，也要做开心的事，如果做了正确的事变得不开心，慢慢变得抑郁就不值得了。

女员工：是的，谢谢你！

咨询师：那你今天还有其他问题要讨论吗？

女员工：我想再和你确认一下，前几天我一直纠结要不要直接拿起电话和我们那个大领导沟通，现在我是不是就不要再去碰这个问题了？

咨询师：很多人面对你这样的问题时，就不会再继续推动这个项目。因为在企业环境和企业文化没有改变的情况下，很多中层领导都是"见风使舵"的人，高层领导已经表态，他们就不会支持你，你再继续推动，会得罪越来越多的人，以后其他工作也不支持你就更加麻烦了。

女员工：好的，我明白了，我现在倾向于去做自己能做的事情，不在这件事上继续纠结了。

咨询师："退一步海阔天空"，就是这个意思。

女员工：我想再问你最后一个问题，你刚才说我们的关系已经成为历史，不可能修复到之前的状态了，如果通过私人交往让他再像从前一样认可我的工作，也是不可能了吗？

咨询师：这个很难，因为第一，已经时过境迁了；第二，你对很多问题不认同，不愿意与领导保持很亲近的关系，既然不认同，就没有必要改变自己适应别人。我们常说的破镜不能重圆就是这个道理，不是镜子不能重圆，而是留下的很多痕迹很难修复。与结交一位新朋友相比，修复这类老朋友的关系会让人想起很多不愉快的回忆，让人感到尴尬，看上去你在这方面也不是很擅长，就没有必要去修复历史了，一般人都选择将这样的历史搁浅和遗忘。

女员工：看来不能再"刻舟求剑"了，谢谢。

咨询师给这位女员工进行咨询的过程，首先是评估，发现案例中女员工对工作热情认真，坚持原则，但与权威相处困难，不了解职场"潜规则"，面对职场"潜规则"时"我行我素"，缺乏弹性，导致工作中经常遇到阻力。

对她进行干预时，使用了以下方法：

第一，澄清：该女员工对领导不支持她的项目不能理解，咨询师首先澄清领导是对具体的项目不支持还是对她这个人不支持。

第二，模式分析：首先，女员工与同事可以相处得比较好，与领导相处很困难，只要事情是在她能控制的范畴之内，就能做好，超出能力控制范畴，就会遇到阻碍。通过让她了解自己的模式，来改变她的应对方式。工作中需要公关方面的事情，学会与同事合作，自己多做业务和专业方面的具体事情，学会在自己能力控制范畴内生存。

其次，该女员工对人际关系和工作一直处于理想化的状态，坚持原则，面对职场"潜规则"时"我行我素"，导致经常在工作中受阻。咨询中她发现应对职场"潜规则"时除了"我行我素"，还可以做到"同流而不合污"。

第三，重构：该女员工认为自己投入全部精力的项目，没有得到领导的认可，非常受挫，感到很失败。咨询师将问题重构，改善该女员工的不良情绪。

干预的同时，还兼顾了风险控制：

该女员工还想继续推动自己的项目，或者直接找大领导面对面的沟通，咨询师帮助她看到继续推动这个项目，可能会得罪更多的中层领导，以后其他的工作也会无法进展。因为她所在的企业环境和文化造就了中层领导要按大领导的旨意做事。而之前大领导对邮件和短信的态度表明——再去面对面沟通，成功的概率也很低。

另外，该女员工认为基于自己与大领导之前的关系，通过私人交往还能够获得大领导对她的认可，咨询师为了避免该女员工陷入她不想陷入的"潜规则"中，从两个方面分析这种做法是不太可能有效果的。

该女员工已经由于不了解职场"潜规则"而导致投入全部精力的项目失败，以上两点想法同样是由于对职场"潜规则"不了解而产生的，而咨询师对以上两点的风险控制，一是在保护该女员工不再因为这个项目继续被"潜规则"；二是让她了解，学习如此解决问题，就是在应对她所不了解的职场"潜规则"。

■ 如何应对"潜规则"?

看了上面的案例，每个人都有属于自己的感慨。我们来讨论一下，如何面对职场"潜规则"的挑战。

首先，究竟什么是职场"潜规则"? 主要跟人际关系相关，不能写在教科书里，不能挂在墙上，也不能写在职工手册里，却真实存在。"只可意会不可言传"，能否找到好工作靠的是智商，能否做好工作靠的是情商。这就是为什么公司里有的员工付出最少，得到的最多，有的员工付出最多，得到的最少。

从领导的角度讲，一个员工是否被录用，有以下三件事涉及职场"潜规则"。

第一，是否能为他创造政绩，也就是你的业务能力是否非常强，无论是国企还是私企，中国还是外国，领导都需要政绩，他需要有一部分人能为其创造政绩。

第二，能使领导快乐的人，也就是性格好，顺从，工资要求又不高的人。

第三，是很多人理解的"潜规则"中与性有关的部分，当然这里"性"的含义是广义的，包括性文化和异性之间的关系，这显然是个别领导的行为。

既然以上已经作了区分，我们在职场中就要主动为自己定位。这三方面，哪部分是自己能做的？当然这不是进公司之前就定位好的，而是慢慢在这个环境下"物以类聚，人以群分"。如果公司的某领导表现出要与你有暧昧的关系，就说明领导要的是第三部分。当然这里指的不是性骚扰和违法行为。如果这部分是你不能满足领导的，就要做好另外两部分。

想在这样的环境下做得如鱼得水，就要在别人给你定位之前，快速主动给自己定好位。比如你将自己变为公司的主力军，给领导带来了政绩，好的领导当然会充分利用这样的能人，极少数领导希望和你发展暧昧关系，如果明显看出你的态度是拒绝，他也不会因为想和你发展暧昧，而失去公司的主力军。

因此，如果你不喜欢第二、三部分，就要努力做好第一部分，就是业务能力要强。同时也不要把人逼到墙角。很多一生都坚持自己的原则做事的人，最后可能付出了很多，得到的利益很少，但他因能清清白白、干干净净地做事，感到非常开心；最糟糕的是坚持原则做事，最后退休的时候却懊悔不已，很痛苦，认为自己很糊涂。所以，如果你能预料到并能接受坚持原则带来的后果，就继续坚持，如果不能接受，就要适当地让自己有点弹性，做到同流而不合污。

职场"潜规则"，除了从领导角度而产生的"潜规则"外，还有其他方面，比如商场"潜规则"，有时可以赤裸裸地说是"商业贿赂"。拒绝被它拉下水，击退"诱惑"，才能海阔天空。

有一个男子在某公司做市场销售工作，经常跟客户打交道，难免要上客户的门收巨额货款。大家知道，一旦公司的制度约束不力的话，许多销售员可能会私下里捞回扣，反正客户少付一点，销售员多拿一点，最后损失的无非是公司。这位男子对这种做法并不以为然，他知道，这种做法确实可为自己带来额外金钱，但他不想违背做人原则，而且公司也有明文规定，绝对禁止此类行为，万一被谁举报了，脸面尽失不算，还可能被追究法律责任。他比较胆小本分，也还算诚实，坚信财富要靠自己努力、创造好业绩来争取，所以从不私拿回扣，不过他当然也没去宣扬和举报，凭着自己的实力，把业绩做得很好。没承想，到了年终总结会，老总竟当众点名表扬了他！原来，老总一直留心着这个诚实肯干的小伙子，另外，有几位老客户跟老总交流情况时说起他，认为他很值得信任，是个非常职业化的销售员。他获得公司巨额奖金，职位也被迅速提升。

　　而在中国的文化环境下，还有一个"潜规则"是陪客人或领导喝酒，有新人很委屈地问："不喝酒，我就做不好业务吗？""不打麻将，我就做不好业务了吗？"其实就像前面说的搞人际关系、溜须拍马一样，没有什么必然要做的，如果你不做那些也能形成核心竞争力，你就只要做自己擅长的就行，而如果你并不很反感喝酒打牌，就自己把握愿意做到什么程度。喝酒打牌，可以密切人际关系，给你带来额外的收益，但你可选择的并非"自古华山一条路"，你专业、正直、服务好，一样能得到客户的认可，甚至会形成另一种别样的好口碑。

STEP 3
发现和应对职场危机，
是自我保护的规则

职场中有一些人完全没有危机感，在公司的流水线上，总以为可以干到退休，不去总结自己的工作和优势，或是增添自身的技能，一旦遇到公司并购、裁员之类的情况，首当其冲受到影响，并且马上就会有很大的情绪波动，有些还会出现严重的问题。

当然其中不少人是因为惯性和懒惰，保持在"舒适区"每天做类似的事，不用动脑筋，养成一种习惯。所以，并不是所有人都"活到老，学到老"的。

但事实往往很残酷，许多曾经垄断一时的行业技术风光不再，行业内的公司就必须转型或消失。比如胶卷公司的业务在数码相机普及后日薄西山，而智能手机飞快地取代了普通芯片手机，支付宝、微信支付等方式疯狂地占领了 POSE 机的市场。于是，这些衰退的技术行业的企业员工就会遇到麻烦，尤其是他们本身已经很熟悉的技术都被市场淘汰，意味着必须学习新的技术。这些事实都证明了：在职场上应时刻保持一定的危机感，明白"技多不压身"，是一种有利于自己的状态。

■ 危机随时可能发生

这位来找我们咨询的李先生的确是遇到现实困难，担心自己会被老板炒鱿鱼。

相关咨询实录

李先生:最近确实遇到一些困惑,主要是在工作上,不知是不是自己疑心或者多心,总觉得领导、同事在找我的茬,感到工作不顺心,也很担心被裁员。

咨询师:你有这种感觉多长时间了,是很久,还是刚发生的?

李先生:从去年圣诞节后,就感到几个领导都在找我的茬,不断挑毛病。因为这些问题以前也经常发生,但他们并没有和我说过,现在突然感到变化。

咨询师:除了领导外,你听到周围的同事有这样的说法吗?

李先生:我与周围的同事关系挺好的,我已经是公司的合伙人了,平时不说什么,但也有过两次冲突,主要是因为工作上的事,发生了争吵,有一次是正面的冲突。

咨询师:你在公司工作多长时间了?

李先生:已经工作5年了。

咨询师:那你觉得公司的经营情况有变化吗?财政状况是更好了,还是下降了,还是和以前一样?

李先生:这半年是有下降,下降了20%。但我们干的工作还是一样多。

咨询师:那我还想问,在这几个合伙人中你的地位是怎样的?是属于资历最浅,最不重要的?还是不可替代的?

李先生:我在这几人中,是最后一个才进去的,不是最重要的,也不是不可取代的。

咨询师:你公司最近有裁员吗?

李先生:有的,一般是招一个,就会裁一个,最近又招进两个人。

咨询师:那么以你现在的资历,如果你去找另外一个工作会有困难吗?

李先生:也不是太困难,但也要有人介绍,可能还要换城市。特别是我在找到这份工作之后,又买了一个大房子,所以现在手里的流动资金很少,关于这点我也比较苦恼。

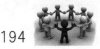

咨询师：由于涉及隐私我不能问你的职业和个人太多具体的问题，但是不难看出你是一个很聪明、很能干的人，这么年轻已经是合伙人了。但是我想知道现在这种不顺心是否影响到了你的睡眠？

李先生：有影响。当大老板找我谈话说上层不满意，要做一些决定后，我的入睡就有困难，吃饭还好，但是也不如以前。

咨询师：与以前相比，睡眠能有多少变化？

李先生：能减少一半，过去能睡7～8个小时，现在只能睡4～5个小时。入睡很难，很早就醒来。

咨询师：大概是40％的变化。

李先生：是的。

这位李先生明显不是普通员工，作为一个公司合伙人，压力都如此之大，怕被解雇！尤其是他近年来还买了一套大房子，需要还房贷。

■ 无论有无现实危机，都要做好准备

咨询师：如果是别人遇到你这种情况，一般会有以下几种考量。现在美国经济状况不好，为了降低运营成本，一般的公司会以减少人力资源为首选。从这方面看很多公司都会有裁员的准备，大老板也有这样的动机。那么具体到你的情况，我可以帮你分析：你是合伙人，但资历上、位置上都不如另几人，假如要裁员，你可能就在名单的前列，一般是在6个月后，渐进式地进行。这样你就要有个人预案，开始找工作，准备面试。如果公司是有预谋的，先准备好预案对个人来说是好事，这就是所谓的B计划，对于个人来说是最保险的。

另外一种可能是公司还在犹豫不决，到底要不要做出裁员的决定，所以放出风来给你一个警告。如果这个时候你又不想离开这个公司，那么你就要控制自己，对大老板说的话采取高度重视的态度。俗话说，"人在屋檐下，不得不低头"，在无法控制别人的情况下，你要很好地控制自己，这就是所谓的"敌进我退，敌退我还退"，这样就不会给别人制造口实，该道歉的时候就道歉，不是你的错你也

可以道歉。如果说提前找工作是"锦囊妙计"的话，控制自我就是"缓兵之计"了，在你不想失去工作的前提下，"缓兵之计"是你的A计划。

最后，也就是C计划，要保重身体，准备充足的应急资金。无论到什么时候都要认识到身体健康是最重要的，不管到哪里，健康都是第一位的。要保持愉快的心情，减少担心和忧虑。那么现在最坏的可能是面临失业，另外你也提到房子占用了你大量的流动资金，手中的资金很重要，所以房子要灵活处理，有合适的买主可以考虑卖掉，如果一时不好卖，也可作为抵押贷款的准备。给自己留足够的资金，最好是1年的资金，最少也要有6个月的储备，这样即使发生任何事也不会成为问题了。所以A、B、C计划供你做参考。

咨询师与李先生讨论的是目前的现实困境和危机应对，既有"缓兵之计"，避免"小不忍则乱大谋"，又有"锦囊妙计"，准备好下一份工作的预案；同时提醒李先生，不管怎样，身体健康都是最重要的，这一点适用于我们每个人，千万不要因为危机的困扰而忘记保护自己，睡眠变差是正常的，但要尽快调整情绪、改善睡眠。同时针对现金流的占用问题，尽快通过各种方式准备足够资金来"过冬"。没有过不去的坎，要利用这样的挫折机会，学会更智慧地应对现实危机。

■ 职业稳定与恋情发展如何平衡？

李先生：非常好。但是我还有一个问题，因为现在还是单身，刚有一段恋情，进展还不错，会不会因为我的工作问题受影响？如果我到另外一个城市工作就会影响了，我也非常担心。

咨询师：首先爱情将成为你在这里继续工作的动力，为了爱情你将更加能够忍耐和控制。男人的事业是很重要的，换一个城市，如果事业稳定，工资提升，也许并不会影响爱情，女方也许会更看重你的事业。我们经常说男人是一堵墙，女人累了可以靠一靠，所以要把事业搞好，让人觉得靠得住才行。我们也可以看出，李先生你是一个非常有责任心的男人，能够替你的另一半着想。

以上李先生又提到对职业影响恋情的担心。显然，恋情危机还不迫切。咨询师提醒他，不论是否换城市，只要男人事业发展得好就能靠得住。

咨询师给这位有职业危机的李先生做咨询时，先进行的是鉴别诊断：在咨询初始阶段，询问他担心被裁员有多长时间了？周围的同事是否有这样的说法？此类问题是为了进行鉴别诊断，排除精神分裂症、抑郁症、双相障碍等其他疾病。

接着采用"生物—心理—社会整合"的干预方式。

生物：睡眠障碍不仅会影响身体健康，而且会加重焦虑情绪，在工作中更易造成与同事和上司的口舌之争，形成恶性循环，因而必须询问他的睡眠状况。假设睡眠变化幅度达到50％以上，还需进一步询问睡眠障碍对他造成了哪些影响，是否存在安全隐患，如开车，是否影响了食欲……以评估是否需要药物治疗。

心理：李先生面临被裁员的风险，且存在睡眠障碍，此时需要帮助他寻找工作中自我控制和自我忍耐的动力。但是，要避免使用说教的方式，这种强加的建议不会有效。李先生自述的恋爱问题，恰好给予了咨询师挖掘他积极性的好机会，爱情正是他内心极为强大的一股力量，可以帮助他主动、积极地应对裁员危机。

社会：除了从生物、心理的角度帮助李先生以外，咨询师还考虑到他所需的社会资源，比如房产的处理、应急资金的储备等。

■ 应对职业危机有策略

目前美国失业率仍然居高不下，经济状况不见明显转好，就业市场低迷，工作难找，很多人都面临失业危机。而中国市场上经济也处于弱恢复阶段，就业难题凸显。

这种情况下，如何做好心理和财政的准备呢？以下是一些处事原则可供参考。

第一，小不忍则乱大谋。对待上级领导、同事应采取"敌进我退，敌退我还退"的方式，规避矛盾冲突，谨慎谦让为上，确保不被对方抓住口实。

第二，要有全局观，不要感情用事。因为冒犯上级、冲撞同事而丢掉工作可能会给人生带来难以想象的严重后果。比如会影响房子、车子的月供，还会影响感情、婚姻、子女的教育等。

第三，未雨绸缪。如果已经听到风声或受到警告，就要开始找工作，不要存在侥幸心理。平时多关注就业信息，与朋友常联络，做到有备无患。另外，财务上要保证储备 1 年或者至少 6 个月的应急资金，这样才能有一个平和、安稳的心态！

第四，"身体是革命的本钱"。俗话说，留得青山在，不怕没柴烧。所以不要因为心情不好而虐待自己的身体，这样就真的是得不偿失了。

第五，用爱情给职业加油、为危机减压。男人是一堵墙，女人累了可以靠一靠。如果男人的外表是砌墙的砖，那么男人的实力就是墙里的钢筋水泥。

STEP 4
办公室还有实干和共赢的规则

职场实干和共赢的正向规则是年轻人最需要掌握的。好的老板致力于构建明确的规则，鼓励下属一起好好干。员工构建自己的核心能力，也要通过实干和共赢。实干的规则就是在执行中积累资源。共赢规则就是自己得益的同时，也为他人创造机会。

■ 不断唤起执行的动机

动机面询在整合式短程心理咨询中用得非常多，在职场咨询中也是如此。

一个糖尿病患者认为治疗太麻烦，不想用药了，内科医生建议他去找心理咨询师，心理咨询师服务于行为健康团队（美国医院提供整合式健康服务，行为健康团队包含精神科医生、临床心理学博士、护士、社工等成员，驻扎在大内科，与内科医生配合，为患者服务）。

患者向咨询师抱怨，他的人生什么都尝试过了，不想再受苦了。咨询师表示同意。在聊天的过程中，咨询师寻找他的动机，发现他有一个宝贝女儿，两年后结婚。咨询师问："你想送女儿走上红地毯吗？"他说："当然想。"咨询师问："如果你现在不治疗，能活到两年后吗？"他发现"不能"。于是咨询师提醒他，何不稍作治疗，坚持到两年后呢？患者提到妨碍治疗的真正问题：每天注射药剂太麻烦。这个好办，咨询师告诉他，可以跟主治医生商量，减少药剂注射频次，进行基本治疗。于是患者欣然接受。

在职场上，人们有上进的动机，但又不断忘记自己的初衷，这就需要不断由自己或他人来提醒、唤起动机。例如，小林想在设计岗位上好好干，两年内成为在行业内小有名气的设计师，并亲手为男友设计一套最漂亮的燕尾服；可是在自己第一份设计稿被老板"枪毙"之后，她开始失去信心。

这时候，小林需要的是更理性的思考，结合学习设计的历程、资历、他人的评价、现有的作品等，评估一下能力水平、大致潜力。如果她的目标并没有设置过高，那就要激发动机，对困难进行具体分析，看如何做可以更好地完成任务、提高技能。可以提醒她，当初公司把她招录进来，已经进行了全面考量，对她的能力和潜质是认可的，老板对第一份草稿不满意，这也是正常的，老板要求高，她的进步就会更快，她还可以去弄清楚老板的具体意见，进行修改或重新创作。当她明显感到自己第二稿比第一稿做得好很多时，成就感就会渐渐形成。

不断唤起执行的动机，这就是动机面询。

■ 不断改善执行的方式

某个城市，有两个报童，同时卖一份同样的报纸，可称为"竞争对手"。一个报童勤奋有余，每日披星戴月，早出晚归，可是效果不好，卖出的报纸不多。另一个报童更善于动脑，他打破了单纯沿街叫卖的模式：他仍是会去一些固定场所，包括公交车候车亭、大学校园附近，当然，其他人流量大的地方他也不会放过；另外，他还会先把报纸分发给大家看，过一会儿才来收钱。爱动脑筋的报童生意越做越红火，只靠"勤奋"混口饭吃的报童则成了竞争的失败者，只能另谋生路。

这么简单的卖报工作，也折射出执行力的重要性。"执行"，不是下死功夫，还需要乐于学习，善于判断，根据形势而拓展决策空间；"执行"，不仅仅是外人看得到的执行，更是动手之前的动脑、一边动手一边动脑。就像流传甚广的"管道的故事"，一个人一辈子靠为他人挑水谋生，到老了干不动了，又恢复穷困潦倒，另一个人则思考铺设四通八达的管道，让水能流到每家每户，金钱也能自动流到口袋，之后，他又思考如何把经营管道的标准和技术卖出去。

■ 为他人创造机会，是共赢的规则

许多职场新人在成长岁月中，经常以主角的身份亮相。成绩好，社会工作表现不俗，父母骄傲，老师喜欢，同学羡慕……听惯了他人的掌声和喝彩，已经把它们当作人生的重要组成部分。上班以后，情形大变。每个人都在关注自己的手头工作，盯着自己的业绩、人际关系、上司态度……疲于应付。要我为他人创造机会，我哪有那个能力？我哪有那个闲心？

其实，只要有这个意识，在团队中更多想到"合作"，该为他人喝彩时就喝彩，该提到他人成绩时就不要吝啬，这一切积极的态度都会得到回报。

美国南加利福尼亚大学篮球队有一位教练很有名，叫丁克威，他当教练长达 39 年，培养了 21 位国家级球员，帮球队赢得了全国冠军，球队中有 13 名世界纪录保持者和数十位奥林匹克金牌得主。他的秘诀很简单，那就是：善于为队员喝彩。他的鼓励，发掘了队员的长处，激发了队员的内在动力。

有一年，在一场田径赛上，丁克威带队参加四人接力赛决赛。此前，队员们在个人赛中都一一败北，士气十分低落。4 个队员中，只有 1 名本身是专跑接力的。于是，教练把 4 名队员召集过来，决定针对每一位加以适当的鼓励。教练告诉第一位队员，你力道够，一定会比其他队的队员跑得快。他告诉第二名队员，你擅长障碍赛，所以一定能在无障碍的接力赛中轻易超越他人。他告诉第三名队员，你是跑长跑接力的，如今只需要跑四分之一，当然可以轻松胜任。最后告诉第四名队员：你最顶尖，跑给他们看！四名队员都竭力而为，终于夺得冠军。

每个人都有自己擅长的事，不盯着别人的短处，而为他们的长处喝彩，这样，整个团队都会更有动力。在大学毕业生就业不景气的情况下，有些美术设计专业的学生采取了一种另类求职方式，那就是"捆绑求职"：同窗四载，工作难寻，便干脆组成设计团队，共同应聘广告公司，由于几个人相处默契，干起活来效率高、有创意，还颇受企业欢迎呢！

　　所以，聚焦目标，把事情做好。这样就不会偏离靶心。年轻人在跟同事一起唱卡拉OK时，不一定要当"麦霸"，若是能在他人登台时，献花当一回"粉丝"，感觉也很开心；在共同做项目时，不一定要每一点成绩都标着自己的名字才满足，整个团队被认可，也很快乐。

　　当然，一方面是为好队友喝彩，另一方面在面对与自己不同的人时，也没必要喝倒彩。

　　尤其注意，年轻人切勿卷入负性"小群体"。

　　在公司中，"正式群体"作为实施行政管理的"正式"单元，各个单元都拥有明文规定的权力和职责，人与人、部门与部门之间的联系及工作流程都依据公司规章制度而行，因而"正式群体"拥有明白的"话语权"，发言正规，相对也更刚性。

　　"非正式群体"，乃是人们依据兴趣、爱好、情感等因素自由组合而成，满足人们的心理需求，包括对友情、尊重、交流、沟通的需求，"非正式群体"的内部无严格的等级区分，无明显的组织者与被组织者、领导者和被领导者的差异，也无明确的奋斗目标，因而成员情绪更加松弛，更容易产生心灵共鸣，也能从他人身上找到更为真诚而实用的帮助。

　　有的公司重视建设具有感染力的强大企业文化，领导者宽容的胸怀和高超的沟通技巧甚至能将"非正式群体"正式化，通过公司业余文艺娱乐活动等各种形式，帮助更多的人顺畅地与他人交流，同时又广开言路，令大家能顺畅地将自己的不满言论和负面情绪传递给正式组织中的领导者，避免这些情绪在内心压抑太久，积累成山，最后产生巨大的破坏力。"非正式群体"中的核心人物具有自然形成的威信，不少个人魅力显著的正式领导也能将自己的影响力渗透到"非正式群体"中，成为人们的意见领袖。

可是，如果"非正式群体"在关键时刻"搞分裂"，造成员工与管理层之间的对垒，群体中的"头目"也会被看作难剃的"刺儿头"，会在公司中处于困境。

因此，新员工在与非正式的小群体接触时，要特别小心，尤其要远离经常散布负面信息和情绪的小群体，有时类似市井传闻的讨论很容易以讹传讹，横生枝节，破坏团队中的人际关系，影响士气，进而影响项目进程。

■ 系统设置——竞争与合作的平衡

要让员工都愿意真心为他人喝彩，为队友创造机会，这需要企业有好的氛围！我们基本能想象这样一种理想状态：企业在好的行业，发展势头喜人，愿景迷人，企业有明确的规则，"潜规则"不太受欢迎，老板通情达理，大家事业心都很强，有劲往一处使。

因此，这里讲的是系统设置。如何设置一个竞争与合作平衡的系统？中国孩子从小被父母、老师强调"竞争"，分数排名，竞争！谁家有钱，竞争！老师喜欢谁，竞争！……只有当企业文化真的鼓励合作时，"竞争"才不会在公司内部投下那么强烈的阴影。"竞争"更主要的是应该放在市场上。

第一，倡导更公平公正、重视能力的文化。这个文化还涉及公司战略、人力资源系统等，包括薪酬、考核、培训、晋升等方面。

第二，为了减少人与人之间的恶性争斗，公司岗位序列设置要更有科学性，尽量少设虚岗、重复岗，减少不必要的竞争和内耗。如果"因人设岗"，许多岗位都会人浮于事，带来很多弊端，包括岗位重叠后的权责不清、争权夺利，事少人多而导致的没事干、嚼舌头。这种状态下，不可能指望大家都斗志满满地为愿景而冲刺，为他人点赞。

阿宝是一家外企公司驻京办事处的代理经理，原以为随着时间流逝，自己会被顺理成章地"扶正"，没想到总部又调来一个于小姐，担任行政经理。阿宝当然立刻进入"一级战备"：威胁来了，于小姐是个可怕的竞争者，可能会导致自己期待很久的经理梦破灭！

于是阿宝要采取行动！她不断在总部老板跟前叨叨于小姐的短处，有一次还当众出于小姐的丑，暴露于小姐在本行业专业能力方面的缺陷。于小姐忍气吞声，很有涵养的样子，所以她们一直不曾发生正面冲突。

不久于小姐被任命为办事处经理，位于阿宝之上，阿宝一怒之下，只能辞职。

第三，引导员工做职业发展规划。人际关系不能成为员工职业发展最重要的方面，他们必须知道自己的未来在哪里。如果今后 5 年的收入和发展都一眼就能望到头，没觉得有什么努力的必要，那是有很大问题的。

第四，企业可以购买员工帮助计划服务，缓解员工心理压力，寻求问题解决和职业发展方案。因为心理咨询和职业发展规划都比较专业，有的还需要保密，由专业人士来帮助员工，其效果更好。

这些都是企业系统设置需要考虑的。对于企业新人，就更要了解自己将入职的企业，有怎样的文化，自己是否能适应，这些信息从公司网站、互联网评论、同学、朋友、老师、家长、咨询师那里都可以获取。

第七章

高中就为职业发展做准备，太早吗？

许多家长、老师都只在意孩子的学习，其他似乎都不重要，所以很多孩子都不知道自己未来要干什么。孩子没有大致的人生方向，在学习过程中常会产生迷惑，或是面对模糊不清的未来，学习动力不足，容易产生无助感。

　　所以，所谓"不让孩子输在起跑线上"，也许其真谛是教孩子懂得人生往哪里走，奋斗的方向是什么，学习有什么意义，未来如何工作才是有乐趣的。实际上，不仅是孩子们，就连不少父母在这方面糊涂。

STEP 1
高中就得知道未来要做什么

许多学生到了高三都不知未来要干什么，面对升学有浓浓的焦虑。分辨清楚孩子们正常的焦虑，了解他们真正的难题，才能施以援手，帮到他们。

■ 放眼大局，就可减少焦虑

当一个高三女孩来我们这里咨询，她语言流畅，思路清晰，反应很快，但明显带着焦虑。咨询师一眼就看出，她的焦虑是一个孩子的正常焦虑，她需要的只是明确自己最合适的目标。

她的父亲从事运输行业，母亲做保洁工作。女孩目前在班级里学习成绩中等偏下，因为班级是实验班，所以基本还是可以考上大学。平时有偏科现象，数学、英语较好。未来想报考金融或是英语专业。本次找到我们进行访谈，想要探讨学习方法以及如何选择高考志愿的问题。

在学校，女孩有时候感觉比较迷茫。她们班是实验班，竞争激烈。在作业比较多的时候，看见其他同学做得很快，她心里就比较着急，也很想快一点，而早上起床也是这样，看见大家都起来了，她就特别着急，不能放松，搞得很疲惫；要求自己该睡觉的时候也学习，因此下午上课就有一点累。

女孩告诉我们，感觉自己一直爱和别人比较，怕别人成绩比她好，有时候也想，不应该和别人比较，应该是自己有多大的实力就发挥多大的实力。但是和同学在一起时就会有这样紧张的感觉。

班里有一半以上的同学都比她学习好，这就是她担心自己被落下、怕自己考不好、特别焦虑的原因。

我们提醒她：高考并不仅是和班里的同学比，还是与全市、全省的同学竞争。所在班级比较好，考上大学的同学比较多，即使一大半同学成绩都比自己好，但全班都有可能考上大学，所以即便大家都考得比自己好，也没问题，不会决定成败。只要自己成绩能过一本、二本的录取线就好。

女孩恍然大悟：我应该强调每个人都有自己的进度，不能老拿自己和别人比较，应该看实际情况，不一定跟着别人的进度，那样比较容易丧失信心。

■ 综合考虑，尽早发现专业特长

女孩似乎心里一块石头落地，毕竟上大学没问题。问题是她要学什么专业，以后要做什么，这个更重要。

好不容易上了大学，如果学个不适合的专业，一毕业就麻烦了。花了时间，花了钱，最后也没选上合适的专业，毕业后找不到工作，这些努力都白费了。所以，这里关键的一点是选专业时不跟别人攀比，应想好要学什么。

女孩想学金融或是英语。我们带着她一起分析。英语，她比较喜欢，但她出生在一个普通人的家庭，并没有经常跟老外学英语，而只是跟中国老师学。英语是美国人、英国人、澳大利亚人讲的语言，这个女孩的英语都是在中国学校里跟中国老师学的，就读的学校也不是外国语学校，家里也没什么环境影响，没有特别大的优势，所以把英语作为未来就业的一个选项，听起来比较危险，可以先放到最后。当然，如果英语学习超常，有家庭环境影响，有外教，或者就读的是外国语学校，则可以考虑把英语当作专业选择。

女孩也承认，多数人所说的英语学得好，可能只是英语成绩比较好，但是这个水平不能够真正与外国人交流，或者把英语作为一种真正的专业来学，很多人只是把英语当成一个科目，是为了应试。

说到金融专业，比较笼统。跟英语比起来，金融专业比较实用，因为就业比较容易，银行或者其他地方都适合金融专业就业。但这个行业竞争比较激烈，而且录取分数也比较高。女孩并不明白自己喜欢金融的什么方面，只是喜欢金融这个抽象的概念，她的数学成绩还好。

我们假设金融专业一个是研究市场经济，研究股票、银行的工作，还有一种是会计师。告诉女孩，学会计类的专业也需要很多数学知识，这个专业比较容易找工作，国家很需要会计专业的人才，不管经济好坏，也不管国营还是私营企业都需要，不像金融类的精算师等行业，常常与某一阶段的国民经济发展水平有关系。

女孩觉得她能接受会计一类的专业，可以用上数学，用上英语，还容易找工作，未来对自己和家庭都有好处，而且这个专业也是广义金融的一部分。

离高考还有一年，金融专业很具竞争性，一般分数考不上，而假如能接受财会这类专业，则可以用来托底，这样的话，数学、英语长处都能用得上，而且也比较容易就业。也就是说：能考上金融最好，同时用财会类专业兜底。而外语专业就不太合适。但现在学好外语是对的，可以提高高考分数。

■ 一边找到方向，一边缓解升学压力

女孩带着满满的焦虑而来，究竟能够进行多少改变，需要回去和老师、父母都商量一下，一点点地调整，不要急于求成。

首先要做的是，现在开始不跟别人比，不跟同学比，哪怕别人都比自己强也没问题，因为在实验班，班里的同学基本都能考上大学。只要继续把现在的这些科目尽量学好，多复习、多做题，多与老师交流，就行了。学习动作可以急，心态上不要急。

其次，选一个比较实用的专业。能考上金融没有问题，尽管对于这个女孩，金融只是个空泛的概念。同时，可用财会类专业托底，金融、财会是大体一致的方向。而类似英语、考古这样的专业，往

往适合没有家庭经济压力的孩子去学，不需要他毕业后尽快去赚钱，以解决家里负担。

我们评估女孩的焦虑不是严重的问题，都与年龄和经历相匹配。所以把重点放在鼓励孩子一边调整认知缓解焦虑，一边理清专业志愿方向。建议女孩先去调整一段时间，之后再看情况如何，需要时可以继续回来访谈。

■ 成熟，从高中就开始训练

咨询师接触高中生后发现，他们一方面懂得不少知识，另一方面却对人际关系的处理、问题的应对方法一无所知。

若父母在孩子中学阶段就启动他们的综合学习模式，孩子们对真实世界的理解就会更深入，也会更容易适应环境。

高中毕业生、大学毕业生、硕士毕业生若都能对过去的经历进行反思和提炼，就更可能在未来的职业生涯中展示更成熟的自己。

第一步　反思自己在校园成长过程中曾经取得的成功和遭遇的失败，从而客观分析自己的个性和能力，如果觉得还不够，就去问问自己的师长和同学："你们的心目中，我是怎样的人？"以便更准确地评价自己，一方面能够了解优势，增强信心；另一方面审视弱点，主动改进。这是从容完成"校园人"向"社会人"转变的重要一步，要知道，认识上的提升，常常是行动上的提升之先导。

第二步　按阶段来设置职场发展目标，每个阶段都要完成几个主要任务，任务的难度是循序渐进的，而不是一步登天的。都说如今职场的变数大，我们也在摸索中不断寻找更合适自己的发展方向，我们不妨将前两年作为适应期，令自己成为某项工作的初级专家，接着，在工作2~3年之后，再根据客观情况调整定位，究竟是继续做技术工作，或管理工作，还是"行政打杂"？两三年后的自己，需要得到一个新的评价，来自外界，也来自内心，内心究竟更喜欢怎样的工作，爱好怎样的生活方式，这一点不可忽视，会直接影响我们的"幸福指数"。

第三步　自我评价之后，未来的跳槽和转型也不宜过早或太突然，最好是在原有经验和实力基础上，考虑新的跳跃或"飞跃"。我们很清楚，理想的跳槽，目的并非"平铺直叙"，而是准备进入职业发展"快车道"，要么就是进入更有发展空间的新领域。

STEP 2
千万别逼得孩子"讨厌学习"

中国有很多中小学生不喜欢学习，但是，要知道学习是多元的、广泛场景的，不喜欢课堂内的枯燥学习，并不说明不喜欢所有的学习，比如对自然界的探究、对人际互动的琢磨、玩计算机等。在孩子长大的过程中，父母尽量让他们不要讨厌学习，如果能把一份"不讨厌"延续到长大成人，他们会有更多的想法和自觉性，就会逐渐尝到自主学习的甜头。父母一定要注意：千万别把孩子逼成"厌学者"。

■ 学习不好，有各种原因

曾有一位读中专的男生问：我上课总会不由自主开小差，老师总是这时候让我站起来回答问题，结果总是被同学笑话。有什么方法能帮助我专心听课？

这就需要了解这位男生不专心听讲的实质原因是什么？是注意力不集中？还是从小就存在某种特定学习障碍？或是对所上的课程缺乏兴趣？还是学习方法存在问题，导致挫败感？

不论是家长、老师还是心理咨询师，都可以跟孩子探讨：你不专心听课的时候，在想些什么呢？不由自主开小差，一定是在老师的上课之外有更吸引你的东西，或是老师上的课让你感到乏味？

分析一下，更吸引自己的是什么？可以去探索一下，但不要放在课上。而假如你有学习兴趣，学习上也没什么大的困难，只是老师的课令你昏昏欲睡，但又不得不听，那就不完全是你的问题了。那么，是老师的问题还是选择专业的问题？这就需要进行具体分析了。

有些学生的学习困难问题需要引起特别关注，比如"特定学习障碍"、注意缺陷/多动障碍等，那就要寻求专业人士的帮助，比如心理咨询师、精神科医生等。

当然，无论孩子是什么情况，父母都要尽量避免把孩子跟别人比，然后再去贬低自己的孩子。同理，把自己的丈夫或妻子去跟别人比，然后再贬低他（她），也是不可取的。

■ 焦虑也会影响学习成绩

有时孩子平时学习不错，一到考试就"发挥不好"。要知道，面对考试，有的孩子存在一种焦虑，归属于"表演焦虑"。做题慢，着急！成绩下滑，着急！有时晚上睡不好，对现在和未来都有迷茫。

许多同龄人都有类似的问题，但每个孩子又有不同的特点、不同的原因，所以应获得不同的援助。这需要老师、家长、咨询师给予他们关心和帮助。

一个女孩提到自己容易焦虑。我们就问她，生活中遇到什么情况会特别愉悦，遇到什么情况又会格外焦虑？没想到，女孩的回答全部与做题有关！她说，假如遇到特别难的题，通过努力和钻研解出来，心情会很愉悦，感觉充满了信心，也就有动力继续往下写。而如果遇见一堆特别难的题摆在面前，一个也做不出来，就感觉压力很大，而如果其他作业也很多，全部堆在一块儿，就会一直乱想，想来想去就特别烦躁，效率也不高。

看来，学习已经成为高三孩子生活的全部了！她的这些情绪变化跟学习牢牢地缠绕在一起！考试时也比较紧张，一紧张就发挥不好。

我们告诉她：其实考试完全不紧张也会影响发挥，因为不紧张脑子就会反应慢。建议女孩在脑子里提醒自己：100 道题中有 5 道难题不会了，就这 5 道题不会，不会就不会，放到这儿，做下一个，还有 95 道题会呢，那 95 道题都会了，还有 95 分呢。就这样训练自己。假如这样的认知调整用处不大，还可以考虑用药物。若经过半年训练，好了就好了，如果无论如何过不了这个坎，再考虑用药物降低焦虑。

■ 支持孩子找到学习窍门

父母对孩子除了情感上的支持外，最好的支持是引导其找到学习窍门，并且提供资源上的支持。

我们在与这个高三女孩的沟通中，就在不断寻找适合女孩的未来专业、改善睡眠的方法、提高学习效率的方法。

我们问女孩未来想要读什么专业，她说，老师叫他们不要想太多，等上了大学再想。我们说，那是对的，但需要大略知道自己的方向，这样即便只考上二本大学，也能通过选择好的专业来实现人生理想，这样，就能通过 A/B/C 计划的设置和实施，来缓解自己的焦虑。

我们提醒女孩：考大学当然是好学校和好专业最好，但是如果这两个出现分离的现象，好的专业比好的大学更重要。同样是一本或二本，如果考个一本里的冷门专业就很难找工作。

女孩说自己想学跟经济有关的专业，但并没有多了解这方面的问题。咨询师告诉她，经济里金融比较难考，竞争性比较强，会计相对容易。假如学纯经济学，则不好找工作。因此，如果考不上好的学校，在差一点的学校里选一个好的专业也不错，好的专业是指当医生、会计师、工程师等特别具体的专业。

咨询师跟女孩说这些，是为了帮助她思考自己的不同计划，能考上一本当然好，若只能考上二本，也要选择一个对自己未来就业、发展更有利的专业。这就可以避免万一考不上一本，可能会产生的重大冲击，从而通过更现实的考虑，缓解考试之前的焦虑情绪。

另外还可以通过运动、背单词等缓解焦虑，改善睡眠问题。

　　家长和老师必须理解：学习是一辈子的事，而不局限于课堂里的学习、为了考试的学习。假如能让孩子不讨厌学习，在他们成人之后，在他们读大学、大学毕业之后，还可能愿意进行持续终生的学习，这对他们未来的发展和生命质量都是相当有益的。

STEP 3
关注社交和情绪问题,
并非"不务正业"

　　孩子遇到人际关系问题、情绪问题,会找谁帮忙?他们会问家长吗?在对孩子的团体培训中,我们发现,90%以上都回答"不会",因为家长会说他们"又不务正业了""怪不得成绩退步,总想着那些歪门邪道"。

　　那么,正业是什么?只是学业吗?还是完整的人生?如果一个孩子学习很好,但遇见骗子,就会轻易进入圈套,不能辨认真实的和伪装的,那不是特别糟糕吗?

■ 别把孩子们的人际关系问题当歪门邪道

有个孩子给咨询师写信:

老师您好!我是一名高一女生。高中是我第一次住校,原本很憧憬离开父母独立生活,但一个学期下来,我想退宿了,和室友们实在难以相处。我有点洁癖,比如在洗过澡之后不愿意接触脏东西,同时也希望身边的人也是干干净净的;再比如有时别人不经过我允许就动了我的东西我也会很生气。但在室友们的眼里我的习惯却成了怪癖。她们说我太敏感,有大小姐脾气,有时谁也不愿意扫地,我非常不愿意回到那个乌烟瘴气的寝室。我好想回到家里,但爸爸妈妈不同意我走读,希望我自己妥善解决和同学之间的关系。我不知道该怎么办，好想逃，老师您能帮帮我吗？

这个女生明显在第一次住校时，所处的环境发生重大变化，遇上了"适应"的难题。以前一直是跟父母一起住，许多事情都由父母打理，都很合意、很适应，这时候的孩子很憧憬能够离开他们独立生活，说明她在逐渐地成长，有了独立自主的需求。然而真的到了高中住校后，一切都与在家时不同，经过几个月的集体生活，感到跟室友们很难相处，包括习惯上受不了不够干净的环境，对他人的小小冒犯也容易介意等。她甚至想打"退堂鼓"，好在她的父母还是希望她能坚持下来，并改善与同学的关系。不过，这时候，女生感到很无助。

父母可以跟孩子好好聊聊，帮助她从认知上理解这些人际关系问题都是正常的，因为人有着群居的天性，若是离群索居就会感到孤独；人也有着独立的要求，希望保持自己的独特性，不被冒犯。这两种特性是矛盾的，也是可以调和的。学生在集体宿舍里，就不得不想办法协调自己与他人的距离，找到一种最佳的共存方式。具体而言，集体生活需要每个人对自己的生活习惯做一些调整，心态也做一些调整，同学之间有一定的宽容、理解，甚至"睁一只眼闭一只眼"，才能相处得好，相安无事。

比如说，你喜欢寝室里是干净的，难道别人就喜欢脏的吗？没有人打扫卫生，并不表明大家喜欢住在垃圾箱里，是吧？那么你愿意带头打扫吗？或是建议大家轮流打扫卫生，创造一个干净舒适的环境呢？你因为人家不经允许动你的东西而生气，在一定程度上这是正常的，人与人之间毕竟有边界，逾越了边界就会导致被侵犯者的不舒服，但是，再想想看，室友是否觉得跟你很亲密，因而随便就动了你的东西？她可能根本没想到你会不高兴！那么，记得把你珍贵的东西放好了，免得摆在公共空间被人家动了，放在外面的尽量是无关紧要的东西，也避免造成太多矛盾和内心的不适。还有，平时与同学相处是否会主动关心别人？有好吃的好玩的能拿出来分享吗？能看到并赞赏室友的长处吗？试着用不同于从前的积极方式与室友相处，我们才能从自己的小圈子里走出来，发现更多人际交往的乐趣，也增长自己的能力。

虽然父母说希望孩子能自己解决好与同学间的问题，但是并不意味着父母就不愿提供帮助。孩子可以跟父母谈谈那些具体的事，让父母讲讲他们与人相处的成功经验，给孩子情感上的支持和智慧上的借鉴。孩子只要换上积极的眼光，学到一些与人相处的技巧，就能更好地适应住宿的环境。

相反，许多学生在高一阶段不能处理好与同学的关系，也得不到很好的帮助，他们与人相处的问题往往绵延一生，成人后变得更严重，令他们的情绪也容易起伏不定。

这与父母的引导方式特别有关系。还有一位中专女生曾写信给咨询师：

老师您好！我是一名中专一年级女生，我所在的中专离家较远，当初我选择了住校，达到了我向往集体生活的期望。我和室友们相处融洽，其中有一个女生长得高挑漂亮，也喜欢打扮，有一次妈妈来寝室帮我送东西时看到了她，回家后就跟我说不要被别人带坏！我很气愤，妈妈凭什么仅凭一面之缘就戴"有色眼镜"看人？更可气的是，从此之后，妈妈总是挑我毛病，最后总把问题归结到我"交友不慎"上，我觉得很委屈。前几天妈妈提出下学期不准住校，她要天天开车送我上学，我不愿意被关在"笼子"里，我该怎么办？

看，如果家长自己在认知上有问题，甚至可以对孩子造成负面影响！孩子好好地与人相处，他们还可以"横插一棒子"。

看得出这位中专女生正处于开始想要独立做决定的年龄阶段，而妈妈仍然把她当作什么也不懂的小宝贝，因此仍然以妈妈自己的标准来看待与孩子相关的一切，包括孩子的室友；也包括孩子的举止言谈等，甚至会戴上"有色眼镜"贬低孩子的朋友，并扩大到怀疑孩子会"被别人带坏"，这个明显体现了妈妈对孩子的关心和担心，同时也令孩子感到委屈，尤其是当妈妈明确提出下学期不准她住校后，她更感觉受到很大的束缚。

这封信令人猜测，不知道在他们家，除了妈妈，还有谁有说话的权威，比如爸爸？或者外公外婆？还有，平常孩子跟妈妈交流，能够顺畅地说出自己的想法吗？妈妈会愿意倾听吗？这些都关系到孩子是否能把自己的意愿与妈妈进行交流，并得到适当的反馈。假如在某些事情上她还是能跟妈妈交流的，那就试着用妈妈能接受的方式告诉她：我已经长大了，我希望有机会自己来做决定，如果我有不明白的，我会来请教爸爸妈妈。孩子也可以把对那位女生的了解跟妈妈说清楚：她爱打扮，爱美，但她又乐于助人，人际关系很好，老师也挺喜欢她的。

同时孩子还可以总结一下在集体宿舍的收获，比如：学会了怎么与那么多人相处，学会了关心人、理解他人的感受，学会了别人的学习方法等。妈妈无非怕孩子跟着别人"学坏"，只爱打扮，不爱学习，当孩子把心得跟妈妈交流以后，妈妈也许能放心一些，进而考虑是否让孩子继续过集体生活。

当然，若是孩子平常跟妈妈交流就不顺畅，也不妨请班主任老师帮忙，班主任若愿意给妈妈打电话解释一下，告诉她集体生活也很重要，孩子正处于社会化的重要阶段，同时她的室友都是不错的孩子。妈妈也许会听进去一些。还可以尝试与家里其他的"权威"进行沟通，让他们给你"投上一票"，到妈妈那里当一下"说客"。

在成长的过程中，学习如何超越不良情绪、理性地与父母沟通，也是重要的一课。

■ 当孩子出现低潮，可能有各种原因

当孩子学习成绩下降时，父母往往很担心。但担心、烦躁、对孩子的批评是远远不够的，必须得去分析孩子成绩下降的原因，甚至分析孩子整体陷入情绪低潮的原因。

比如，对于面临高考的孩子，我们不能只关心其学习，关心孩子是否能考上大学。因为他依然是一个整体的"人"，会有年轻人的困扰和问题。处于这个年龄段的孩子，可能有学习的问题，也可能有人际关系的问题，还可能有青春萌动和感情困扰……必须根据孩子具体的情况给予评估和帮助，才能防患于未然，为孩子的美好前程助力！

高三的孩子经常遇到以下问题，其一，高考填志愿，今后专业、职业选择的问题；其二，青春期萌动，早恋、失恋的情况；其三，跟父母、同学的关系问题。

　　一位高三男孩来寻求我们的帮助，他父母都是工厂工人。他一方面想要咨询学习心态及方法的问题，由于平时爱好军事和历史，所以想知道将来如何报考志愿；另一方面，他感到自己平时性子急、爱发脾气，影响和同学的交往，想要改善。

　　十个心烦意乱的人，可能有十种不同的原因。高二、高三的孩子，各种心烦意乱，又各自有原因。他们自己往往搞不懂是怎么回事，需要得到老师、家长、咨询师的关注。比如这个男孩，说自己上课注意力不集中。高一开学后几个月就有这种现象了。那么他的这个问题严重程度如何呢？原因何在？他认为，自己注意力不集中是因为对某些科目不感兴趣。

　　我们进一步问他："你是因为偏科，对某些科学不进去，还是即使是学喜欢的科目，也控制不了你的大脑？"孩子这才有机会思考：我比较喜欢历史，上历史课的时候精力比较集中，上数学课的时候就不是很集中。也就是说，他对哪个科感兴趣就可以集中注意力，对哪科不感兴趣就集中不起来。他学文科，科目包括语文、数学、外语、政治、历史、地理。最严重的是数学和英语，上课有问题。其他四门课还好。而且他在班上的成绩排中下游。他们这个实验班全部都能上大学，凭他现在的成绩也能考上大学。

　　这就将重点问题筛选出来：不是担忧考不上大学，而是如何缓解"注意力不集中"的问题，以便更好地提高成绩。

　　这样一问、一分析，才知道孩子的学习偏科具体体现是什么，才知道孩子的烦恼还包括觉得自己性子太急，跟同学处不好关系。

　　在与孩子的咨询过程中，咨询师会发现，父母其实并不太了解孩子的情绪变化、晚上睡得好不好。父母都非常忙，平时粗心一点，就不会注意孩子的变化，而孩子若是习惯把心事藏在心里，不跟大人交流，父母通常根本不知道孩子夜里失眠，担心第二天的考试而焦虑无比。

■ 引导系统思考，一箭双雕

我们在与这位男孩的访谈中，除了发现问题之外，还注重引导他进行系统思考。这孩子偏科，而且情绪容易烦躁，注意力不集中，这主要表现在学习上，可能与学习压力有关，而干别的事的时候就会好些。

我们问："假设上什么大学都可以，你自己想学什么专业呢？"孩子提到，首先想学跟军队事务有关的专业。比如说，报考一所军事学院，在里面当一个军官。因为他从小喜欢看战争片，本身比较喜欢军事上的故事，如第二次世界大战之类的。

我们给予现实鼓励的同时，提醒他利用暑假或其他机会接触一些军事院校，包括去校园访问，看一下它们的网站，了解一下。孩子觉得这是可行的。

男孩又提到自己身体不是很好，比较容易感冒。我们指出，上军事院校需要身体素质好。从现在开始到报考军事院校或者体检，还有 1 年左右的时间，建议这期间拿出一点时间多做一些体育运动。具体可以是：每天拿出 40 分钟或 1 个小时有计划地锻炼身体，避免如果将来考上了军事院校，身体不合格被刷下来，很可惜（后来男孩的班主任不仅支持他这样的做法，还决定给所有的学生体育锻炼的机会，这是一件大好事）。

系统思考就表现在，一个方案可以解决两个问题，这就是"一箭双雕"。通过体育运动，既可以改善注意力不集中的问题，还可以将身体练得棒棒的，为考上军校做好准备，毕业后就业的事情也容易解决，这就是一箭双雕。为了达到身体标准，上军事院校，锻炼身体是必需的准备。不仅如此，锻炼身体还能够改善注意力，让他的睡眠比较好，脾气也会变小，这是一个合理的选择。

我们提醒男孩，不能在睡觉前 1 小时或者饭后 1 小时锻炼，饭后 1 小时锻炼容易得阑尾炎，睡觉前 1 小时锻炼影响睡眠，只要不是这两个时间锻炼就可以，每天拿出 30 分钟。假如说，真的什么时间都拿不出来，还可以手里举着哑铃，一边拿着 5 斤 /10 斤的哑铃，负重走路，也可以起到锻炼的作用，慢慢肌肉就发达起来了。总之，必须进行规律性的锻炼，每天 20～30 分钟的时间，最少不能少于 15 分钟，要不然起不到锻炼的作用。

■ 不在真空里活，训练孩子的现实感

由于许多孩子长时间内只知道学习，不需要操心现实生活问题，所以他们的现实感往往很差，高考选专业时也很茫然，不一定能结合家庭的经济情况进行更有利的考虑。这就需要成人带给他们更多的现实感。在孩子与咨询师进行访谈时，咨询师就是他们的"现实感"。

这位男孩除了想考军校外，觉得自己还比较喜欢历史，想找一些与历史方面有关的工作。他们家收入中等偏下。

咨询师坦率地指出，历史专业不太容易就业。首先，很多学习历史专业的人毕业后都转行了，不是一个特别容易就业的专业。考虑到男孩家里的经济条件，咨询师认为男孩第一个选择比较好，不但军事院校包吃包住，学费适合中等收入家庭，毕业之后也容易找工作，军校毕业的就业率超过 80％，又符合个人爱好，这样家里未来的经济负担都能承担了，因此，他的第一个选择比较合理。第二个选择可以折中考虑，喜欢历史可以去研究第二次世界大战历史、伊拉克战争，喜欢历史又研究军事，一次投入多次产出。

这样，就能把个人的兴趣跟未来的职业，就业率跟家庭的经济状况连到一块，报志愿的时候，这样来选择，对社会好，对家庭和个人都好。国家需要大量的新一代的掌握高科技的军事人才，可以把研究历史当成一种业余的兴趣。

对于收入中等偏下的家庭而言，大人孩子都需要做一些更实际的事。而由于人际关系导致的烦恼也是特别需要现实解决的问题。中学生们经常困扰的问题排名前两位的是：学习、人际关系。

这位男孩提到：我跟同学的关系不是很好，他们开句玩笑话，我容易当真，伤到同学间的感情。还有，他一般跟别人讨论问题的时候声音比较大，也会令别人以为他发脾气了。

我们提醒男孩注意，有的人浑身充满能量，声音也很强、很大，锻炼完身体，累的时候说话声音小，没有劲了。一般来说，特别容易控制不住情绪、发脾气的人，经过一段时间规律性的锻炼，自然就变得温柔了。从想法上也试着改变，把对方当成老师，就不跟他们发怒了，情绪容易控制。运动本身使人冲动变小，焦虑变小。

另外，我们给男孩调整认知：跟别人讨论问题是想从别人那里学到很多东西，现在你变成跟他争论，为了辩出谁对谁错，这样声音就会很大。以后遇到类似情况的时候，是否可以尽量多听少说，认识到"他教给我了，我得到了，不管说对说错，说对了我去听，说错了我再找另外一个人咨询"。有意识地控制自己，告诉自己，他说的东西我都接收了，何必跟他辩论？说话声音大容易引起误解，尽量不说话，或是少说话。

也可以把同学都当成老师，不跟他辩论，就像不跟老师辩论一样。他是我的老师，他说对了我就听，说错了不听就完了，试着这样做。

这样自我训练，慢慢就学会把握情绪，更好地控制情绪。有规律地做3个月，效果就会出来了。

不论引导这个男孩根据家庭情况选择未来专业、职业，还是带着他去认识自己的情绪、调整认知、更好地处理与同学的关系，这些都是充满现实感的，能把孩子从课堂学习的真空中带到有血有肉的生活中。

STEP 4
不拖延，从小训练

　　拖延的习惯会给人带来很多麻烦，而且这个习惯是从小养成的，尤其容易与"缺乏动机""不善自律""半途而废"等联系在一起。

　　从小就教孩子锻炼身体，将有利于生活；教孩子学会与人相处，将有利于掌握社交技巧和维持情绪的稳定；学会不拖延，有利于获得更强的成就感和更好的发展。

■ 看看父母是否拖延

　　孩子往往都是跟着父母、老师学样的。如果孩子拖拖拉拉，做事没章法，我们只要往家里大人身上去看，就能看到类似影子，俗话说：不是一家人，不进一家门。

　　那个年轻人找我们说：我上学时不想上学，参军了想学习，我有拖延症吗？这位年轻人，高中没好好上，不想高考，去部队参军，一年下来，觉得还是应该学习知识，自己身边的人没有文化，并非他所想要的那种环境，这时候又后悔了，想要参加高考，在部队里自学、准备高考，这又需要多大的毅力啊！当然后续还会遇到各种痛苦，需要克服那些拖拉的陋习。

　　这个年轻人从小父母离异，跟爷爷奶奶长大，哪个大人都感到亏欠了他，所以不给他约束，又没有什么榜样，他就变得随意、懒散、拖延。好在父母都是知识分子，爷爷奶奶都有文化，所以他也并没学坏。对于这些原本可以做得更好，只因为拖延而失去许多机会的孩子，就要帮助他们找到一定目标，形成准确的现实感，好好调整自己人生的方向。

还有孩子与妈妈抗争：上学太没劲，我想到韩国学跳舞！或是说：我不想学习，其他做什么都行。这时，多半是孩子感到学习很无聊，其他的事情看上去还有点吸引力。当然，这比孩子对什么都不感兴趣来得强点儿。这时候，我们就要提醒父母，首先，去看看你们自己是怎样生活和工作的，给孩子的榜样是怎样的，你是不是能把日子过得很精彩。其次，父母可以通过与孩子的相处，发现孩子是否有"勤劳"的动机。比如，她喜欢跳舞，喜欢在人前展示自己，喜欢韩国明星，那么，她是否知道许多韩国明星都是大学毕业？她是否知道凭自己的天赋，加上文化课的学习，可能考上什么样的大学专业？

当父母对生活和工作比较有兴趣，也愿意表现出勤劳、激情的一面，孩子就容易受到积极的影响；同时父母再去发现孩子喜欢做的事，促进孩子将动机具体为目标，孩子就不容易拖沓懒惰了。

有时候，一对夫妻培养出的孩子特别懒惰、知足、不思进取。孩子并不知道，父母如今舒适的生活状态来源于年轻时的勤勉学习和工作，他只看到父母朝九晚五，喝茶、打牌……如果父母、家人没留意自己的榜样作用，一旦问题形成，面对孩子时，往往特别软弱乏力，没法说服孩子。

就有这么一位 17 岁男孩，沉迷游戏、不想上学，对许多事情都没有兴趣了。他与父亲共同寻找我们咨询。

相关咨询实录

咨询师：你好，讲讲你的困扰吧！

男孩父亲：你好！

咨询师：好的，你先讲讲孩子的情况吧！

男孩父亲：我简单说一下他的情况。他今年 17 岁了，在今年年初的时候，就不愿意去上学了，他说他要去上网，不想读书了。他还有一些症状，第一，是在学校里面，怕见同学、怕人多，不想跟同学交往，也不想跟其他人说话。第二，感觉他的生活有些懒散，有时刷牙、洗脸、洗澡都要催他，起床的时候叫很多遍才行。第三，我们发现他最近都没有去上学，这半年给他办了一次休学的手续，这是他的几个情况。我们到当地医院去了三次，一个是进行了心理辅导，看他是不是网瘾，也进行了一些心理的检查，显示有一些抑郁。用了一些药，吃了 3 个月了，现在还在用。服药以后他的状况会稍好一些，比如在交往上好一些了。现在你需要跟孩子讲吗？

咨询师：好的，我先跟他说一下。你好！

男孩：你好。

咨询师：你现在应该读高几？

男孩：高二。

咨询师：读完高三就得考大学，是吧？

男孩：嗯。

咨询师：爸爸说你现在不想学习，生活比较懒散，经常去网吧上网。我想问一下，很快就高考了，大家都要冲刺了，为什么你现在的表现正好跟高考生相反呢？

男孩：网瘾大，我也不知道。

咨询师：你的意思是因为你网络成瘾，所以不好好学习，是不是这意思？

男孩：我就是不想学习，不是因为上网。

咨询师：你是因为不想去学习，所以上网，还是因为上网，所以不想去学习？

男孩：我觉得没有关系，上网是上网，不想学习是不想学习。

咨询师：那你是哪种情况？

男孩：我觉得不想学习，最开始是上网引起的，但是现在不想学习，不是上网的原因。

咨询师：也就是说，你不上网，不接触计算机的时候，也不想学习，对吗？

男孩：对。

咨询师：我听懂了。什么时候开始厌学了呢？大家都想考大学，好像你父母也是大学毕业，对吧？

男孩：对。

咨询师：什么时候开始不想读书了呢？

男孩：在家里待了几个月过后就不想学了。

咨询师：我还得问一下，因果关系有点混乱，因为不想学习了，父母让你休学在家，还是因为休学在家，所以不想学习了？

男孩：我就是不怎么想学的感觉，至于什么原因我也不清楚。

咨询师：很多人都知道自己为什么不想学习，比如说，感觉学习没什么用，或者对学习没有兴趣，在班上排名靠后，或者本来就是父母逼着学习，总是有一个原因，你没有任何原因就是不想学？

男孩：就是不想学。

咨询师：从什么时候开始的？

男孩：在家里休学几个月过后。

咨询师：听你父亲的意思是说因为你不爱学习，所以就让你休学，可能考虑到你生病了，你说的意思是因为在家里休学几个月，你变成厌学了，这不是跟你父亲说的相反吗？

男孩：我休学的原因是因为上网成瘾了，在家里休了几个月过后，我就变得厌学了，之前网瘾特别大的时候还不是特别的厌学。

咨询师：什么时候开始玩网络游戏的，哪年开始？

男孩：高一。

咨询师：高一之前是个爱学习的孩子吗？

男孩：上高一的时候还可以。

咨询师：还可以是什么概念？学习成绩在班里排名前 10%，还是中游？

男孩：我在全年级排名中等。

咨询师：你们学校最终每一年有多少比例的学生能考上大学？

男孩：80%。

咨询师：那你们学校是个很好的学校了。

男孩：嗯，包括那些"三本"之类的学校。

咨询师：那就不错了。以你现在的成绩等于是考不上大学了？

男孩：现在我的成绩是考不上大学的。

咨询师：任何一个"三本"大学都考不上，是这意思吗？

男孩：我休学这么久了，好多知识都忘了，肯定考不上了。

咨询师：考不上大学想干什么呢？

男孩：我也不知道。

咨询师：玩游戏，肯定玩一段时间没问题，玩几年也没问题，你准备一辈子玩游戏吗？

男孩：没有。

咨询师：你的计划是玩到什么时候呢？5 年？10 年？

男孩：没有 5 年、10 年。

咨询师：总得有一个头啊，你最理想的计划是什么？

男孩：就是两个星期过后开学，我留一级去读书。

咨询师：继续读高几？

男孩：读高二。

咨询师：为什么现在不喜欢读书，留一级之后能读书了？

男孩：不喜欢读也要去读。

咨询师：这样听起来很痛苦，现在需要探讨如何做得不一样，才能让结果变得不一样，肯定不能永远留级、重读了。重新开学以后，怎么才能控制自己不玩游戏，重新拿起书来认真读下去，有计划过吗？

男孩：没计划过。

咨询师：这样怎么能知道自己这次能读好，而不是读了两个月又觉得不行了？

男孩：这次应该能读好吧，因为我的网瘾没有以前那么大了。

咨询师：这是好事，你做了什么使网瘾变小了呢？

男孩：就是连续上了几个月过后，就觉得腻了，反正网瘾没有以前那么大了。以前是一整个白天都在上，晚上也在上，上通宵，也就是说，一般从早上起来上到凌晨四五点左右那种情况。现在上网只是晚上六七点开始，上到晚上 12 点，时间比以前少很多了。

咨询师：假设一点儿不上网会是什么样呢？现在是逐渐减少，开学之后把计算机关掉，不上网，会是什么情况？

男孩：那我就周末上。

咨询师：一个礼拜只是周末上网，能控制住吗？

男孩：能。

咨询师：那是好事。每个人上大学都有一个目的，你能告诉我，为什么要上大学吗？

　　男孩：为什么要上大学，就是要上大学，为什么要上大学，嗯……没有为什么。

　　咨询师：上大学总是有原因的，比如，为了找工作，为了学习一个专业。不是所有的孩子都上大学，目前咱们国家只有一半上大学。你自己知道自己为什么要上大学吗？

　　男孩：不知道。

　　咨询师：大学毕业以后想做什么呢？因为大学是高等教育，里面什么专业都有，学医的、学法的、学药的、学计算机的，你有什么想法，想学什么吗？

　　男孩：走一步看一步。

　　咨询师：假设明天就是高三了，填志愿了，你打算怎么填报？我说的是专业，不是指某个学校，也不是一本、二本、三本。

　　男孩：那就要选呗，就看嘛，看自己成绩能考到什么专业，就填什么专业。

　　咨询师：自己没有一个强烈的愿望要学某一个专业？

　　男孩：我没有强烈的想法想学某一个专业。

　　咨询师：你爸爸刚才说你除了厌学、网络游戏比较上瘾，还有一件事是不梳头，不洗脸，早晨不起床，这是什么情况？

　　男孩：就是比较懒散，什么都不想做。

　　咨询师：不是因为不高兴，不是因为具体的事，就是不想干？

　　男孩：就是不想干。

　　咨询师：如果上高中呢？重新读书了，能按时起来吗？

　　男孩：能。

　　咨询师：现在上学的时候并不是不梳头、不洗脸？

　　男孩：上学的时候要洗，在家里觉得没有学校那种氛围，因为在学校里不刷牙、不洗脸，同学会笑我的。

　　咨询师：对，这么想是对的。你父母是做什么的？

　　男孩：公务员。

　　咨询师：父母都是公务员吗？

男孩：对。

咨询师：正常上下班这种？

男孩：对。

咨询师：在你眼里父母是比较上进的吗？比较崇拜他们吗？

男孩：崇拜他们不可能，呵呵。

咨询师：你的偶像是谁呢？你最崇拜，想变成那种男人的人，有吗？

男孩：X（某男性歌手）。

咨询师：在你的心目中，爸爸妈妈算是上进的，还是应付工作、马马虎虎的？

男孩：这个不知道。

咨询师：你今天有什么问题要问我吗？

男孩：我也不知道。

咨询师：你是喜欢运动的孩子吗？

男孩：我以前在休学之前有喜欢的运动，休学过后就没有了。

咨询师：喜欢过什么运动？

男孩：打篮球。

咨询师：现在呢，如果有人约你出去打呢？

男孩：现在没那么大兴趣了。

咨询师：如果强迫自己做某一种最喜欢的运动呢？作为家庭作业每天去做，有可能动起来吗？

男孩：倒是有可能。

咨询师：你喜欢听音乐吗？听起来挺兴奋、挺高兴的。

男孩：我喜欢听音乐。

咨询师：爱听哪种音乐？

男孩：就是X唱的那种类型的音乐。

咨询师：能坚持每天听吗？

男孩：我每天上网都在听。

咨询师：你还有问题吗？没什么问题要问我？

男孩：我也不知道。

咨询师：但是你现在吃得饱，睡得着，这个可以做到，是吧？

男孩：可以。

咨询师：体重有变化吗？胖了，瘦了？

男孩：体重没多大变化。

咨询师：那挺好的。你自己人生有没有一种比较强烈的欲望，比如我想发财，做歌唱家，做科学家？

男孩：有欲望。

咨询师：有欲望做成什么？

男孩：这个不方便说。

咨询师：想到一天要交女朋友吗？像你爸爸妈妈一样成家立业，未来有这种想法吗？

男孩：有。

咨询师：大部分女孩子都想嫁的人条件比自己好，如果上不了大学，找不着工作，不能养活自己，你觉得这种可能性是变大，还是变小了？

男孩：变小。

咨询师：想过这问题吗？我不上大学肯定很麻烦，一般女孩子找比自己强的，如果不能养活自己，不能交女朋友，不能正常生活了，这些想过吗？

男孩：这些想过，但想得比较少吧。

咨询师：有没有想过，想办法别发生那种情况，另外让自己不去网吧，因为一旦去了就控制不了想玩，是这样吧？

男孩：我现在一般都是在晚上特别想上网，因为我有几个网友他们下班回家后上网，跟他们玩儿最有劲，自己一个人就没那么大劲了。

咨询师：在家里玩儿，晚上不出去，是吗？

男孩：晚上在家里玩儿。

咨询师：如果跟父母说好了，开学以后周末上网，周一到周五不上网，可以吗？

男孩：可以。

咨询师：你想问我什么问题吗？

男孩：我也不知道。

咨询师：好的，我跟你父亲讲话。

男孩：好的。

咨询师：现在我先讲讲小孩有什么问题。第一，这小孩玩游戏是比较上瘾的，但是他不是因为游戏上瘾，所以不爱学习了。这个小孩最主要的问题是一种无欲状。即使最无欲人也愿意玩游戏，因为很能刺激人、有意思，而学习是一件枯燥的事。这个孩子到目前为止，不得不承认在养育上确实有问题，什么问题呢？已经读高二了，竟然没有任何欲望想成为任何一种人，我说的不一定是科学家，或者非要是教授，你和妻子都是受过高等教育的，但是他却没有想成为哪一种人的想法。

男孩父亲：是。

咨询师：不管是想当医生、做工程师、做宇航员，总是愿意做什么，这个小孩都没有。我问他为什么上大学呢？他说走一步看一步。想学什么专业呢？看成绩考得好不好，再选呗。你对父母崇拜吗？他哈哈大笑，说肯定不崇拜。你们夫妻都是公务员，最低水平做到旱涝保收、稳定。不知道是因为你的工作方式，还是两个人都太稳定的原因，或者平时不会给孩子立志，孩子看到你们稳稳当当的生活，这孩子就逐渐养成无欲状了。这明显与养育方式有很多关系，不是因为抑郁、焦虑、网络上瘾带来的不爱学习。整个谈话下来，感觉小孩属于无欲状，没有强烈的追求。

男孩父亲：没有目标。

咨询师：还不一样。第一，我更担心的是他没有欲望，没有目标我们可以引导，关键是没有欲望更可怕；第二，毫无疑问，没有具体的目标；第三，没有具体的可行性计划，比如，每天背多少单词，做多少题，这就是可行性。有一个目标，还要有一个具体可行的计划，这个计划还得可测量。但是这些事的底线是有一个欲望，就是想做一件事。我问他，除了玩游戏以外想干什么，他说不知道。在家不洗漱，知道上学不洗会有味道，害怕同学笑话，真回去读书了当然得梳头洗脸，都是为了应付。不是为了想做一件事而"不择手段"，去努力，没有这种想法。当问他的偶像的时候，他说是个歌手。

男孩父亲：嗯。

咨询师：小孩现在既没有人生的方向，也没有个人的方向，也没有为了家庭想怎么样，一定是你们家里什么样的环境把他变成这样，不是因为得了病突然之间变成这样的。他的问题不是游戏的问题，表面看是游戏，休学没事就玩游戏。更重要的是不知道人生想干什么，努力的是什么。人生失去了所有的方向，事业的方向、爱情的方向，说起读书往高了说，是为了中华之崛起而读书，往低了说，是为了父母，为了找女朋友。他是啥也不为，等于没有动力。所以不知道你们家庭的养育平时是怎么做的，可能是家长什么都帮他解决了，也可能家里确实不着急，不知道是什么原因让他变成了现在这样。

男孩父亲：你讲得非常有道理，他有这么几个问题，肯定是在家庭抚养方面出了问题了。主要是有这么几个因素，第一，我之前大概有整整5年的时间，是派到外地去工作，那时候他正好是10~15岁。我在外地工作了以后，基本上两三个月回一次家，最多跟他见一面，又得到外地工作，对他的教育比较疏忽。第二，因为我们家里人，我的父母、姐妹，还有我爱人的父母、姐妹，很多次来帮忙关照他，可能太宠他了，他想要什么，一大家人管他，要做什么就做什么。因为我在外地，大家都来帮忙，都来关心他。孩子是饭来张口，衣来伸手，水果都给他切好，玩游戏的时候，我爱人把水果喂到孩子嘴里面。第三，我爱人的教育方式也有问题，因为女同志总觉得孩子不懂事，一是没让他设立目标，二是他做什么事，我爱人都会强制地制止他，使孩子一直没自信、没主见，做什么事都觉得干不好。实际上他跟我在一起，我还注意培养他多方面的兴趣，如游泳、打乒乓球、下棋，但是我陪他的时间之前确实比较少。孩子的这个问题是从高一下学期被我们发现的，比较晚了，现在很多时候在家教这方面，我爱人跟我都配合不起来。举个简单的例子，他要上网，我不让他上网，让他给我写一个保证，到了他妈妈那里，就让他上网了，就形成了我这边说了什么规定，他自己也不兑现。

这个事情，我跟他妈妈也认真地谈了，严肃地交换了意见。我们发现他不上学的时候，在学校晚上10点下课以后去上网吧了，有

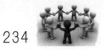

时候两三天找不到他，不知道在哪个网吧，因为网吧非常多。当时在他非常严重的时候，整天上网十五六个小时，如果不让他上网，甚至说出过激的话，骂他妈妈。我跟他谈的时候，他说如果你不让我上网，我就拿刀来杀你们，同归于尽。所以在这种情况下，今年开始我请假陪他出去玩儿，到外地玩儿，又带他到我们当地医院去检查、治疗。应该说最近这两个多月，他已经有非常好的好转了，今天能在电话那边，你问他的时候，他跟你交流已经非常好了，过去是拒绝这方面的谈话的，应该说整个情况在往好的方面发展。

咨询师：你分享得挺好，是这样的，他自己也说准备重新开学再把学习拾起来。但是刚才说的几件事必须要去做。

第一，这小孩为什么没有欲望，我们得重新燃烧起他的欲望，不管为了什么来学习，一定要跟他谈目标。

第二，坚持体育运动，不是到处去玩，他这个年龄最不需要的就是游山玩水。小孩一旦有一种体育运动，不管做什么运动，只要达到运动量，都能起到两方面的作用。其一，体育运动使人脾气变好，小伙子年轻气盛、挫折感强，你不让他玩游戏，他就容易发脾气，体育运动能改善脾气；其二，运动能够调整人的作息时间，能够增进人的奋斗欲望。很多运动员的生活都是特别有规律，食欲也能变好，因为运动可以消耗能量。在我看来，一定要做某一项运动。

第三，你得跟他谈，有针对性地帮他，等于给他做认知调整，"爸爸妈妈之所以今天有了这样一份稳定工作，不是因为玩游戏，在家里养尊处优变成这样的，是因为当年奋斗了，你也可以到我这年龄干这件事，你想成为爸爸妈妈这样一定要努力。"一个17岁的孩子应该是勤奋、好动、有进取心，不能像70岁似的，什么事都慢下来了，这是不对的。毫无疑问，得告诉他，你们今天的生活是怎么来的，而不是说一直都是这样，端正他的态度。退休之后玩玩游戏、喝点小酒，现在他等于过着退休后的生活。

男孩父亲：他还有一个想法，就在过去玩游戏没有那么上瘾的时候，曾经跟我流露出来的。他说，我凭老爸的背景就能找个女朋友，我说女朋友是看重你，不是看重你的家庭，有时候我跟他讲这个道理，你现在没有钱，我有钱，但我有钱是工作挣来的。

咨询师：对的，那不是长久之计。别人看你家庭挺好，可能愿意跟你成为朋友，但是不想嫁给你，因为未来没有保证，等于是暂时的。这么谈就是所谓的增加他的危机感，很多时候，家里的生活条件比较好，小孩就会缺少奋斗精神。现在你们利用暑期干什么呢？

男孩父亲：暑期是这样安排的，第一，每天下午去补课，补课2～3个小时。第二，我准备带他出去玩，他跟我提了要去海边，我就把他带到那边玩。我跟他说定了，暑期就是学习、锻炼，去看外面的世界，增强一些信心。

咨询师：这个计划得调整一下，不能这样，太空泛了，不爱学习的孩子，你让他学习，当然容易烦了。如果出去玩，带着他到大学里看看，比如去武汉，到武汉大学看看；去北京，上清华大学看一看，看看大学生的生活。17岁的孩子不该是游山玩水的年龄。除了体育锻炼以外，让他上大学里看看大学的生活怎么样，甚至听听大学教授的课，看看他们在做些什么。非常有目标地告诉他，完成一个大学的教育之后可以做到像父母这样，有一份稳定的工作，再往上受教育，还可以成为教授。让别人给他当榜样，有目标地来做。

暑期可以找一个计算机系毕业或者正在读计算机系的大学生，来给他上课，提前布置好任务，引导孩子。给他看计算机系的生活什么样，怎么编程，怎么写代码，怎么开发游戏。他喜欢玩游戏，找一个比他玩游戏更狠的，引导他，调动他想以后学编程、编游戏的动力。具体地告诉他，想做游戏，得先上大学，把大学读下来，把计算机读好了，以后专门设计游戏。给他找一个跟设计计算机游戏有关的偶像，这样容易把他拉出来一点点，再读一些其他的知识，否则读不进去。

就像让一个有关节炎的人去锻炼，锻炼两下疼了，就不会锻炼了。所以，游山玩水要有针对性，上高校游山玩水。别让他感到你的目的性很强，找一个计算机系的大哥哥跟他一起学，给他树立一个榜样。小孩往往敬畏自己欣赏、崇拜的人，榜样讲话，容易听得进去，这样能逐渐影响他。

男孩父亲：嗯。

咨询师：从资源的角度，你主动请假来帮助他是非常好的，能够承担一部分责任，亲自辅导孩子，把资源用到这地方。帮他找一个计算机专业或是其他专业的榜样引导他。平时跟他做认知调整，如：我们家里的钱也不是白来的，都是有限的，我们都用在刀刃上面。现在得谈这个问题了，找一个就像他说的能够尊敬的人，比如计算机系的大学生，想干什么就去引导他，你们影响不了他的，找一个"专家"影响他。

中国懂计算机的人非常多，不像找一个特殊人才不好找。听他讲这些事都不是严重的疾病，你说他头不梳、脸不洗，他解释的都挺合理，因为在家里没事干，也不上学，上了学会注意，这是好事。他也不是抑郁障碍，抑郁的人不爱说话，不管是不是上学，都不愿意梳洗，因为生病了。他不是严重的精神障碍，是教育方式带来的，这就需要重新去影响他。

你现在有一种危机感，非常好，高一到高三如果不救，这孩子就毁了，上不了大学，人生一半的路都没有了。高中毕业生能干的事非常有限，现在当兵需要高科技人才，但是年轻人有一个好处，虽然不断犯错，但改正错误就能改变，四五十岁的人改变起来就很难。这期间多花一些时间，把时间用在孩子身上，他成功就等于咱们成功了一半。

做事一定要有策略，否则不是事半功倍了，而是事倍功半，必须讲究策略地影响他，因为时间有限，不能继续休学了。没有严重的疾病休学，等于害了他，但是不能强迫他学，不爱学的时候逼他学更厌学了。找一个榜样来引导他，把他动机调动起来，不管为找女朋友学，还是为了将来设计游戏，把动机调动起来就好办。现在不是着急补科学知识的课，我们想办法一半学习正经的知识，一半通过这些途径，寓教于乐，好像是游戏，好像是玩儿，实际上在出游的过程中影响到他。

男孩父亲：很好。他原来也说过将来要超过我，我当时相信他，到了现在没有欲望以后，他说肯定超不过我了。另外，这边有一个戒网的学校，有很多成功的例子，我们现在也没有把他送过去，这种事情，你怎么看待呢？

咨询师：戒掉网瘾，没有什么用处，因为他现在的重点不是网瘾。当你干什么都没有意思的时候，游戏就是补充空虚的感觉，我们正常人干正经事，哪有时间上网玩？一天只有有限的时间上网，因为是为了工作，因为有那么多正经的事去做，有趣的事去做。现在孩子没欲望，觉得什么都没意思，上网变成调剂的因素。网络成瘾本身不是正儿八经的疾病，没有列入正式的疾病诊断标准，大家现在都没有搞清楚这是不是一种疾病，显然不是严重的问题。

我们刚才说的方案都是在现实世界里如何去帮助他，培养他的欲望，调动他的动机，至于将来具体要做什么，再根据个人兴趣来。他的问题不是网瘾，而是没有欲望，干什么都没有兴趣。这些方面的培养本来是应该在小学、初中就开始的，现在晚了这么几年，现在得想办法，把这些事帮助他补回来。

咨询师评估孩子是"无欲状"，需要引起临床关注，但还没出现严重的精神障碍。父母必须尽快调整自己在孩子眼中的形象，带着孩子走出拖沓无趣的泥潭。

■ 该放手时就放手，拒绝"慢性拖拉"

像上面的咨询案例中所显示的，孩子的拖延习惯有时是父母惯出来的。什么事都由父母决定，有难题都交给父母，孩子难免会依赖、退缩，遇到该自己决策或是付出体力和脑力时，就不愿意动了。

比如，许多孩子的高考志愿都是父母帮着填的，有人还问咨询师："我是不是很没用？"

要知道拖延的习惯，在大学毕业后的职业生涯可能给孩子带来大麻烦。"混日子"，吃亏的是自己。

有的职场氛围里，"混日子"是主流，大家一起混，谁也不会觉得内疚；另一些氛围里，"混日子"是非主流，是不和谐，可以对年轻人起到鞭策作用。

一个女孩读小学五年级时随父母到外地，中学毕业，她就到爸爸一个朋友单位下属的商店工作，商店属于机关单位的三产，做文员，很安定，收入并不少。但她很快变成一个又胖又懒的人，反应似乎迟钝了许多，不复是从前那个反应敏捷、勤劳快乐的小姑娘。

原来，她所在的那个店生意很少，工作还是行政拨款，人们干活也没动力，甚至当顾客打电话来咨询商品时，大家还推来推去，也搞不清楚具体由谁负责。人家要买大件货品，店里闲着那么多人，也不给送货，日子一长，客人都懒得来买了。渐渐地，女孩脾气变缓了，举止迟缓，跟店里其他中年女人、老年师傅差不多，显出与年龄不相符合的气质。她自嘲说：可能是得了拖延症吧！

其实，世界上并不存在一种病叫"拖延症"，但是，在一个拖拖拉拉、不负责任的团体，拖拖拉拉如同一种慢性病，无声无息而来，吞噬青春和神采。

现代父母的价值观越来越开放了，不像计划经济时代那么强调孩子到一个机关或事业单位、国企了。若是能以父母自身的勤劳上进影响孩子，同时又不给孩子样样包办，或许反而能激励孩子内在的奋斗精神，不爱"混日子"了。

■ 做一点是一点，比什么都不做好

每个人的能力都不同，在担心自己做得不完美之前，记得：做一点对的事，比什么都不做好很多。比如：多背英语单词，多运动，多帮助他人。多付出，绝对不会累死，但多偷懒睡觉，却一定很少收获。

我们在做抑郁症患者治疗时，就发现，抑郁发作时他们的行动力非常差，如果不住院，在家里用药治疗，父母家人往往不能理解他们的"慢"和"懒"，但实际上，他们的"偷懒"是病理性的，还有不少人有依赖型、回避型的人格，无法自己做决定，也特别容易相信父母所说的他们"偷懒"，对自己非常否定，缺乏积极的、正性的动力。这时候，我们也会劝父母，只要孩子有"一点点"进步，比昨天多做一点点，这就意味着好的改变。

STEP 5
放弃"我真倒霉"的习得性无助

许多青春期前后的孩子会受到同伴的影响，有一句口头禅："我真倒霉。"老师和父母一定要引起注意，避免孩子形成习得性无助，避免这种消极的情绪贯穿和影响孩子的一生。

"我真倒霉"背后是孩子的挫败感。孩子长大后，学习环境变成职业环境，在职业发展领域，当发展存在问题时，是感到自己"倒霉"不得志，被动等待"贵人"帮助，还是主动寻求突破和改变。这就需要父母先不说"我真倒霉"，带给孩子更多的正能量。

■ 无助的孩子需要有力的父母

孩子的能量往往与背后的家庭氛围和支持相关。消极的"我真倒霉"很可能与父母的表现相关。

父母如果注意到孩子的无力感，那就要反过来思考自身：是我把这个带给孩子的吗？我们每个人都会有无力、无助的时候。有的人会默默忍受，相信度过或长或短的一段困境，自己终将恢复力量；也有的人对未来缺乏信心，认为即使能暂时渡过困境，之后仍然会有阴霾。前者的无力是短暂的，他的元气和自信渐渐将恢复；后者的无力是与其认知密切相关的，是负性的认知，可能将他一直压倒在失败者的境地。

■ 不抱怨，是个好开端

　　虽然大部分原生家庭并不完美，但是，当孩子从不完美中走出来并慢慢长大，若是想让自己的生活变得美好，而不是乌云密布，那就必须停止抱怨父母。这会成为一个好的开端。

　　有位大学生对自己的父母耿耿于怀：我有个弟弟，我感到从小到大被父母忽视了，心里有些不平，怎么跟父母表达呢？

　　咨询师的回答是：家里如果有两个以上孩子，要求父母完全"一碗水端平"，也没那么容易。尤其是有的家庭里，难免有些"重男轻女"的传统思想，很难从根儿上挖掉。读大学之前在家感到委屈，面对不同的父母可有不同的表达方式。有的父母完全是无意为之，孩子的教育他们是重视的，孩子的表达他们也会注意；有的父母相对比较粗糙，孩子可能难以表达，或是表达了也难以被理解。

　　以上都是现实情况，对于未成年的孩子而言，可能很难处理。但是，当孩子长大，读大学后，就不要再议论父母对自己好不好了，因为18岁以后情感基本上就成熟了。在美国，年满18岁的子女，父母就没有养育的责任了。作为一个成年人，应平等地看待父母，他们不是神，要学会感恩，总纠结于过去的委屈中，自己内心也会很不舒服。随着年龄的增长，会越来越理解父母当时的窘迫、艰辛，越来越不会跟父母计较，而是着眼于让自己变得更完善，尤其是未来面对自己的孩子，会更加注意家庭教育，这就是一种反省和升华。

　　不抱怨父母，是一个好的选择。

　　学生年代，也不要抱怨同学。周围的同学也处于发展的阶段，没有谁是完美的。所有的抱怨，最受影响的还是自己的心情。

　　一位中专男生问：我长得矮小，总是被高年级的人欺负，怎么办？

　　咨询师的回答是：矮小是你目前的不足，以后还会有长高的机会；同时，现在你一定也有你独特的优势，上帝造人是公平的，也许你特别有内秀，也许你为人特别谦和，也许你成绩不错。找到自己的优势，并凭借自己的优势交上一些朋友，朋友多了，经常一起活动，那些欺软怕硬的人自然就不敢再欺负你。

咨询师的做法，是引导这位男生把目光从自己的短处、对他人的抱怨中转移到自己的长处、令自己更有力量的积极方面。

除了不抱怨父母、不抱怨同学、不抱怨老师、不抱怨同伴等，更要学会"不抱怨命运"。海伦·凯勒由于生病而失去正常的视力和听力，她却能借助他人的帮助，学会更好地生存，还写了一本书《假如给我三天光明》，因为她从未抱怨过命运。

曾有一位患卵巢癌的 17 岁女孩找到我们咨询，结果，我们却被她的积极心态所震撼。她来自普通的北方农村家庭，得了恶性肿瘤之后，她依然笑容灿烂。她说，父母告诉她，哭着是一天，笑着也是一天。她唯一遗憾的就是不能跟同学一起上学。我们邀请她到北京，一同在家长们面前发表演讲，然后把演讲酬劳全部给她作为激励。我们用的是积极心理学的方法，对她的积极心理给予及时的鼓励，并向外界传递。

■ 及时发现和改善孩子的悲观

有一些孩子受到家庭和父母的影响，面对挫折，习惯了悲观的认知方式。有一位 15 岁男孩有"要求完美"的强迫型人格特质，妈妈却坚持说：谁都没有要求他什么。明显，妈妈缺乏弹性。

孩子刚上初中时当班干部，但管不住学生，压力很大，之后在父母劝说下辞去班干部职位。之前学习成绩中等偏上，后来因学习困难，已休学半年。现在很少做事，可以好几天不洗澡、不洗脚，但每天起床会刷牙。喜欢看奇幻类小说，最感兴趣的是玩电脑游戏，之前运动项目做得不错，但现在不肯运动，也不肯出门，怕见到同学。

经过咨询，初步评估孩子有两个问题，一是他有 C 类人格特质（疑似强迫型人格），务求完美，这影响了他与别人的关系，也给自己带来许多挫败感，以至于退缩不前。如果不去干预，很可能发展成人格障碍。二是注意力缺陷（ADD），这使得他没办法安心做一件事，包括看小说，休学半年影响了他正常的社会功能。

虽然青春期孩子会出现很多新的状况，遇到很多新的烦恼，但不意味着他们都有"病"。这个来访的孩子则不然，他已经达到两种病的诊断标准，只是尚未到 18 岁，还不能诊断"人格障碍"而已。

相关咨询实录

咨询师：你好。讲讲孩子的困扰吧。

男孩母亲：我孩子按正常情况应该读初中三年级了，半年前给他办了休学。他现在有两方面问题。一个是上课的时候越来越紧张，每天回来都说好累。而且上课注意力难以集中，睁大眼睛想听课，觉得这节课下来很累，晚上写作业的时候感觉呼吸加重了，特别难受。第二个，他感觉同学跟他越来越不亲近了，因为他以前当班干部，后来感觉学习压力大了，在这方面也难以胜任，就把班干部辞掉了。之后就觉得同学们跟他的关系越来越疏远，他自己也不会主动地跟别人亲近。这两点，一个学习上的压力，再一个跟同学的关系让他越来越难受，半年前我就给他办了休学。但现在他在家里面就是什么事都不想干，什么事都做不了，主要是这些问题。

咨询师：先分两方面说，第一个先说学校的事。在你看来，他在学校是自己想学习，但是注意力不能集中，是这个意思吗？不是说他本身不想学习，或者整天就愿意玩儿，不是这样的，对吗？

男孩母亲：对，他之前特别想学，想学习好。

咨询师：他是上课坐不住板凳，还是注意力不集中，还是两者都有呢？

男孩母亲：我们这边上课要求全部坐在板凳上，不准到处走的。

咨询师：我知道不让走动，他有没有这种冲动，就是想站起来运动运动？

男孩母亲：好像没有，他就坐在那儿，没有想到处走的冲动，他想集中注意力。

咨询师：现在回家休学多长时间了？

男孩母亲：已经半年了。

咨询师：现在回到家里不用学习了，怎么在家里又有新的问题了？不洗脸，不洗澡，什么都不想做，为什么呢？

男孩母亲：对，在家里不存在学习问题了。在半年之前，觉得他的表情就非常紧张，非常烦躁，根本学不进去了，我才给他休学的。

咨询师：他学不进去是因为学习是件严肃的事，但是跟小朋友打篮球、出去散步，这些活动在学校里有问题吗？

男孩母亲：没有问题，他也愿意跟人家玩，但是玩着玩着就不想玩了，他很喜欢踢球的，运动还可以，一旦感觉玩儿得不好，球踢得不好，就不愿意去做了。

咨询师：也就是他必须要做好了。刚才说学习不好、踢球不好，有没有什么事是比较好的、他能愿意做的？

男孩母亲：他其实踢得还好，平时成绩也还可以，但是他自己不满意。

咨询师：有没有自己比较满意的事呢？客观来说。

男孩母亲：他说没有。

咨询师：每天都是觉得不满意，明白了，这是在学校的事情。在家里不梳头、不洗脸，浑身都是味儿，怎么会是这样？

男孩母亲：他现在越来越不愿意做事，他说他做不了。

咨询师：大事做不了，梳头洗脸也做不了？

男孩母亲：他晚上睡觉不洗，早晨起来才洗脸，晚上看书趴着就睡了，他说看小说都看不进去了。

咨询师：他喜欢读小说？

男孩母亲：是的。

咨询师：喜欢为什么还看不进去呢？

男孩母亲：我也不知道，看几行就难受了。

咨询师：这是两回事，不喜欢看是一回事，看的时候总记不住，所以难受，是哪个原因？

男孩母亲：他就是看不进去。

咨询师：你觉得还有什么其他反常的地方呢？

男孩母亲：举个例子，休学半年，他跟别的同学不接触了，一直不出去运动。前两天有同学约他踢足球，他也愿意去了，也很开心，回来之后就说跟同学交往不自在，跑起来也很累，再也不愿意去了。

咨询师：很容易有挫折感，总是达不到自己的要求。我想问一下，小孩测过智商吗？

男孩母亲：没有。

咨询师：他这个年龄主要学语文、数学，这些科目都学不好，还是某一科不行，有没有这种区别？

男孩母亲：每门课都要学的。

咨询师：我是说他本身有没有偏科，有些好、有些不好，还是统统不好？

男孩母亲：他没有典型的偏科的情况。

咨询师：我现在听明白了。你们的家属里，小孩的爸爸那边的亲属和你这边的亲属里，有没有小孩或者是成年人得过这些精神障碍，比如注意缺陷/多动障碍？

男孩母亲：多动症没有。

咨询师：学习障碍、自闭症、精神分裂症，这些有吗？

男孩母亲：都没有。只是孩子外公性格比较固执、内向，特别注意小节，在外人面前非常拘谨，但是外公的智力很好。

咨询师：人际关系呢？

男孩母亲：不会处理人际关系，特别怕跟别人交往。

咨询师：外公是做什么工作的？

男孩母亲：外公退休了，之前在国企的后勤部工作。

咨询师：也就说做的工作几乎不跟人打交道，是和具体的东西、事物打交道，对吗？

男孩母亲：外公一直性格比较孤僻，但人非常善良，特别能够谦让别人。

咨询师：我是问他跟人打交道多，还是跟事打交道多？

男孩母亲：跟事打交道，平时工作做具体的事，怕跟人打交道。

咨询师：你先生是做什么的？

男孩母亲：教师，物理老师。

咨询师：你是什么科老师？

男孩母亲：我教化学。

咨询师：你先生教几年级的孩子？

男孩母亲：我们都是教中学的孩子。

咨询师：他有人际关系的问题吗？不愿意跟人交往，还是挺社会化的？

男孩母亲：他没有，非常不拘小节，非常洒脱的一个人。

咨询师：他是非常擅长人际关系，比较活跃的人？

男孩母亲：他倒是不活跃，但是跟人相处很好。

咨询师：朋友很多吗？

男孩母亲：朋友不算很多，他不是活跃分子，但是有很好的朋友。

咨询师：他是有 20 个以上的朋友，还是就两三个比较深交的朋友？

男孩母亲：孩子父亲有三四个深交的朋友。

咨询师：那就是朋友不多了。你平常朋友多吗？特别愿意社会交往吗？

男孩母亲：少，我的朋友比较少，因为当老师，交往很少，但是有几个很好的朋友。

咨询师：擅长人际关系的意思是愿意交朋友，能在这个过程中得到快乐。你和先生都是只有这么几个朋友，其他人都不想交往，对吗？

男孩母亲：对。

咨询师：你跟你先生怎么认识的？

男孩母亲：我们是同事。

咨询师：在一个学校工作的？

男孩母亲：对。还有一点，这个孩子目前在家，他唯一能做的就是玩电脑游戏，其他什么都做不了。

咨询师：玩电脑游戏可以玩得进去，不是看信息、看新闻，玩个具体的东西还行？

男孩母亲：玩游戏是最喜欢的，要么就是看电视，看动画片或者娱乐节目，他也喜欢。

咨询师：游戏玩得好吗？经常有游戏比赛，他都能赢，能比别人玩得熟练吗？

男孩母亲：游戏玩得还行。

咨询师：小孩多大了？

男孩母亲：16 岁。

咨询师：过去没有给他看过精神科医生，吃过药？

男孩母亲：看过，我们在半年之前找过一个老师。那个老师结合森田疗法以及焦点解决短程治疗给他做心理辅导，刚开始还行，他愿意做事，后来他越来越不愿意做事了，到现在他几乎是彻底不愿意做事了。

咨询师：你说的是老师布置的家庭作业，还是平常的事都不愿意做？

男孩母亲：现在都不愿意做。

咨询师：那个心理老师用一些方法帮他，有效果吗？

男孩母亲：帮他的时候，我觉得他情绪上比较稳定，他一开始是很烦躁的，很焦虑。后来过了 3 个月，刚开始做一些简单的家务活，我们住在外面，他经常主动去洗碗、扫地，没有什么其他作业，就做这些事，后来他越来越不愿意做了。

咨询师：好的，现在你让小孩来说话吧。妈妈刚才说的你有两方面的问题，第一个先说的是你上课注意力不集中，什么科目都是这样，因此学不进去，这个事有多长时间了？

男孩：有快两年了。

咨询师：你上课的时候是听不懂老师说什么，还是你没有办法集中注意力听，总是溜号？

男孩：两个都有。

咨询师：你觉得这课难吗？老师讲那些数学、语文，讲那些东西都听不懂，这是一种情况。第二种情况，没有办法坐住板凳、听不进去，这不一样。你是哪一种情况？

男孩：我也不清楚。

咨询师：你也不清楚。第二件事，说到你人际关系的事。你在网络的虚拟世界玩游戏还挺好，游戏里面肯定不光只有你自己，有的时候还有其他的玩家，对吧？

男孩：对。

咨询师：只要跟他们不见面，玩游戏问题不大？

男孩：对。

咨询师：如果进行面对面的人际交往就比较有挫折感？

男孩：对。

咨询师：你上课有这个问题，人际关系也有问题，但是你在家里像梳头、洗脸，那不需要很多注意力，为什么不刷牙、按时洗澡、穿衣服，这些事都困难吗？

男孩：我有时候不想做。

咨询师：不想做是懒，不是你不能做，感觉太复杂，处理不了，不是这样的，是没欲望，对吗？

男孩：是的。

咨询师：你就是不想做这些事，不是不知道怎么做，比如怎么穿衣服，怎么系扣，怎么倒垃圾，这些事都能做，对吗？

男孩：应该是这样。

咨询师：对的，因为你不会做和不愿意做是两回事，听起来像是不愿意做。玩游戏需要很勤快，有的时候还得定时，这些跟得上吗？

男孩：跟不上。

咨询师：你知道玩游戏有的时候也得勤奋，不是随便什么人都能玩得好。我们这里有的大学毕业生用计算机，参加个网络会议都有困难，我都搞不清楚他们是智商的问题还是什么问题。你在玩游戏，看游戏规则方面，跟其他伙伴比，你属于平均偏上，还是玩游戏也玩不好？

男孩：我不知道。

咨询师：你是用电脑玩游戏吧？

男孩：嗯。

咨询师：电脑游戏需要下载，需要去运行，这些使用起来，你都能理解，不是搞不懂电脑怎么弄，装软件半天也装不了，上网也上不了，不是这样的，对吗？

男孩：不是这样的。

咨询师：今天你想跟我讨论解决什么问题呢？

男孩：我也没有什么太多的话想说。

咨询师：是妈妈强迫你来咨询的吗?

男孩：也不是。

咨询师：你愿意变好一点吗?

男孩：愿意。

咨询师：那是好事,你才 16 岁,年轻人有点小毛病,容易治,你愿意治,这是挺好的。假如这件事涉及看医生、吃药,会有问题吗?

男孩：不会。

咨询师：那还挺好,你能体会父母都是为了你好。我再来问你妈妈,今天想让我帮助解决什么问题呢?

男孩母亲：你好,他还有两个月就面临开学了,他这种状况我都不知道能不能上课,他自己也不知道。

咨询师：这是一个问题。

男孩母亲：下一个问题,他跟同学交往的情况,几天前他们同学放假了,到我们家来喊他出去踢球,回来以后他觉得再也不想去了。他跟别人交往不自在,我说当时同学到家里来,你跟他们交流,我觉得挺好,但他说不好,他不满意。他不满意那种交往,他觉得不够,我认为他对自己要求太高了。我就想解决这两个问题,一个是上课的问题,另一个是怎么主动跟别人交往,他现在除了玩电脑游戏以外什么都不能做。

咨询师：我听懂了,就是要解决这两个问题,我一起来回答你。

男孩母亲：嗯。

咨询师：好的,这个小孩有两方面的问题,先说比较确定的。第一,这个小孩有 C 类人格特质,是其中的强迫型人格特质,因为没到 18 岁,不能诊断为人格障碍,现在只是特质,但明显需要干预了。

这小孩的问题是怎么来的呢? 毫无疑问,跟你的父亲有关系,跟你和先生也有关系。你们家几乎都有人际交往缺陷的问题,你跟先生两人比较相像,都没觉得对方有问题,但是正常人不喜欢对方是沉闷、不爱社交的。小孩的问题很明显是受家族的影响,两代人之内都是人际交往有问题的人，所以小孩往这方面发展成了人际关系障碍，我们叫人格障碍。这个问题不是一天形成的，治疗上也得慢慢做。

你的先生是搞物理的，父亲选择后勤工作，而不是做后勤部长，都是跟事打交道多，这类工作都能回避与人打交道。家族中有这类的问题，容易加剧遗传因素的影响。小孩的问题是遗传和环境带来的，你家里几乎没有善于社交的人。你们当初没有很早地带孩子看精神科医生，人生没有后悔药，但是现在知道孩子是什么问题了。这类的小孩不但不能当学生干部，也不能选择跟人打交道特别多的事情，这对他压力非常大。强迫型人格特质的特点是追求完美，缺少弹性，不善于与人交往，特别容易焦虑。我们现在是想办法阻止他变成这个病，不要让他做学生干部，因为这会增加他的挫折感。毫无疑问，将来选父亲那样的职业，或者做 IT，就会好很多。

小孩这类的毛病，需要长期地进行心理咨询，不是用森田疗法和焦点解决短程治疗，这两个方法都不治疗他这个毛病。我们得用长程精神动力学治疗人格特质、人格障碍，需要找这类的治疗师。一开始不知道他有这类的问题，强迫他做学生干部，在你们的压力下，他做学生干部更多的是挫折感，而少有成就感，我们得想办法让他变得有成就感，找一个咨询师做长程咨询，改善人格特质，慢慢地变好，这是第一点。

男孩母亲：嗯。

咨询师：第二，这小孩还有另一个问题，这个问题叫注意力缺陷，但是没有多动。一般这样的小孩都爱动，注意力缺陷、不集中的时候，想站起来走动。而你的孩子因为还有人格的问题，不爱动、不想跟人打交道，那就更难受了。再加上是老师的孩子，家教比较好，不愿意在课堂破坏纪律，比较循规蹈矩，没有完全展现出注意缺陷/多动障碍，只有注意力缺陷，没有多动障碍，所以这个病表现得不典型，容易误诊。你需要找精神科医生，跟医生讨论，用利他林、安非他命这类的药。用药一周就能看出这小孩是不是这个问题。

因为这两个药都是特效药，两个月肯定会有效果，看一下他是不是能够改善注意力。比如，突然发现老师讲的课都能听懂了，小说也能看进去了，这样很容易观察出效果。找一个精神科医生，用这类的药物补充多巴胺，再去看效果。小孩为什么呈现出无欲状呢？因为看小说看不进去，上课也听不进去，全是挫折感，长期下来当然就变成无欲状了。他正好有一个动机，想变好，就是有困难，想做好但做不好，都是挫折感，咱们得从这两方面解决他的挫折感。

其一，注意力得提高上来，我们可以用行为干预、动机面询，但这类方法见效慢，药物化学反应快，用上药一个礼拜就能搞清楚到底有没有这个问题。因为是管制药品，不能随便在药店里买到，所以要找儿童精神科医生开药。其二，找心理咨询师，用长程精神动力学改变他的性格。他的问题不是一天形成的，既有遗传的因素，也有你们给他提供的家庭环境的因素。他正在全速地往人格障碍发展，我们要放慢这个速度，阻止这个疾病的进展，不要发展成像姥爷那样的毛病。

男孩母亲：嗯。

咨询师：不幸的是，小孩得了这个病；幸运的是小孩没有多动的症状，父母都是老师，有耐心继续管教他。注意力缺陷的毛病还有特效药来治疗，利他林或者安非他命，药的机理是促进脑内释放多巴胺。人格特质需要成年的治疗，一年下来可以看到变化。注意力缺陷的问题一周就能看到变化，这样他有了成就感，能听课，能坐住板凳。起初千万不要让他当干部，不要做人际交往特别多的事情，先练好了再去做。不能带着障碍和人家交往，那样会给他造成严重的创伤，小孩特别容易有挫败感。有人格问题的人不善于人际交往，注意力缺陷的人不愿意学习。他不是有特定学习障碍，这也是神经发育障碍的一种。不是专门数学不行、专门语文不行，有的人看不懂文字，有的是表达有问题，他不是这类的问题。注意力缺陷当然是上课、看小说等，干什么都有问题。后面的没有欲望、焦虑都是继发的，长期在家里无助、无望，致使他最后变得什么都不愿意做了。把注意力改善了，他觉得能学进去了，就有兴趣了。

男孩母亲：嗯。

咨询师：运动还是要做，把身体煅炼好，父母带着或找一两个喜欢的伙伴，或是自己运动，把球往墙上打，整个运动场只有球跟他一个人。想办法把他的积极性调动起来，尽量不要让他跟很多的人打交道，因为那样会对他造成强烈的挫折感。

所以，生物学治疗需要用促进释放脑内多巴胺的药；心理咨询部分用长程心理咨询治疗他的人格特质；社会资源要选择人少的运动场地和人少的学习环境，在不给孩子带来挫折感的前提下去做这些事。因为孩子注意力不集中，所以别逼他。父母知道怎么照顾他，这样就好办。在美国，一旦被诊断为注意缺陷/多动障碍或注意力缺陷，做作业和考试的时候都可以比别人晚交一个小时。因为有注意力缺陷，不能像对正常人的要求一样要求他，慢慢地等他的注意力改善了，这些事就可以了。不能让他当学生干部，不要让他跟别人一样学习，回到家里要用特殊的方式引导他。

我不担心你们教他知识，现在知道这小孩有注意力缺陷的问题，就得用一些方法帮助他。比如，把学习内容都放在计算机上，装个学习软件，念给他听。有很多 APP 能够帮助小孩学习、改善注意力，不是强迫他背诵、读书，不能往相反方向做。社会资源匹配方面，你们俩都是老师，这是优点，需要用特殊教育的方法来对待他。这样讲，清楚吗？

男孩母亲：清楚。

咨询师：抓紧时间找一个儿童精神科医生，找精神动力学的咨询师，来改变人格特质。这些明白吗？

男孩母亲：懂。他注意力不集中，注意力缺陷，小时候也没有表现出来。

咨询师：是这样的，一般这个问题在小学一年级开始，就会有一部分孩子表现出来。因为你俩是老师，都会教他读书识字，不容易看出他有问题。当学校的学业任务加重以后，就会表现出来。很少有晚于初中、晚于15岁发病的。你的小孩已经发病两年，从发病时间上讲是吻合的。

男孩母亲：因为压力太大了，搞得发病了。

咨询师：不是压力大，因为学习的任务多了，需要注意力的地方增多了。如果这小孩从来不上学，当然看不出来问题。学习任务越来越多，注意力越来越需要集中，就容易看出问题了。

男孩母亲：他做事特别慢。

咨询师：是，都跟多巴胺有关。

男孩母亲：他学东西还是比较快，五年级之前他学的东西虽然不精，但他学的任何东西都比较快，不管打球还是弹钢琴，比一般的孩子好一些，当时根本没有想到会出现这些问题。

咨询师：对，有这类问题的孩子不可能成为一个好的钢琴家，只是弹得快。比如，菲尔普斯，他游泳比谁都好，因为不需要太多注意力，其他需要注意力的事就麻烦了。所以年龄越大，对注意力要求越高，就会把有问题的孩子筛选出来了。

就像一个人有关节炎一样，不走路，坐在那儿能发现是关节炎吗？一跑步就发现了。孩子人格方面的问题也是一样，一旦出去跟他人交往或当学生干部的时候就感觉有问题了，说明缺少这方面的能力。现在小孩16岁发现这些问题不晚，如果26岁才发现问题那就麻烦了，好多事都耽误了，慢慢地就发展为习得性无助了。

男孩母亲：因为他小学各个方面表现都比较好，班主任让他当班干部，我也知道不太适合他。

咨询师：有病的人不去"做官"。你刚才说的涉及文化，"做个官"就好像比较重视你，肯定你的成绩，但是我们可以不接受，原因是因为你有这方面的病和缺陷，所以不能去"当官"。

男孩母亲：对，当时不知道，后来越来越觉得不行了。我就跟班主任说，不行，他不适合。他自己也越来越难受。

咨询师：对的，这样的做法，小孩容易变得无助，不容易有成就感。你的资源比较好，这小孩智力没有问题，父母都是老师，现在也知道他是什么问题了，往后就好办了。不知道的时候容易出问题，注意力缺陷的小孩偏偏让他使劲读书，越读越有挫折感，不擅长的事少做，擅长的事多做，掌握进度，就没有挫折感。我们现在为什么让他治疗呢？把注意力缺陷这部分补上就好办了，补上之后也不能像正常孩子一样玩命学习，让他恢复成就感和自豪感，慢慢就有动机了。

男孩母亲：他总是不满意，不满意自己所做的事情。

咨询师：我刚才说了，这就是要求完美，是强迫型人格障碍

（OCPD）这个病带来的，现在还不能诊断障碍，只是有这个特质。不是真的不好，有这种人格特质的人追求完美，总是挑剔。经过治疗后，这些情况都会有好转。

男孩母亲：如果我去给他用药，调整他注意力的问题，他会慢慢愿意看书，做一些事了，对吧？

咨询师：对的，他擅长的事就会愿意做了，总感觉有挫折就不愿意做。

男孩母亲：比如说，以前他钢琴弹得不错，现在碰都不碰钢琴，同学来了让他弹都不愿意弹。

咨询师：现在先给小孩治疗疾病，再把学习搞上去，那些东西没有什么用。家长往往都有这类的想法，想让小孩什么都行，比如弹钢琴、当班干部等，这是高压的家长，追求完美的家长。

男孩母亲：我知道他小时候做事比较慢，智力也不是特别好，我们对他要求不高。小学六年他都是在很宽松的环境下度过的，初中以后，他给自己压力大，什么都想做得更好。

咨询师：是，小孩的压力都来自于父母，你还没有意识到。教师的孩子经常都会希望自己的孩子比别人好，有面子，就像你刚才说的，家里来了几个同学你会让他展示弹钢琴。

男孩母亲：朋友到我家里来，让他弹钢琴，他也做表演，小时候比较大方，表演这方面都比较大方。但是小学 6 年期间，他成绩方面，我们都没有苛求，他本身成绩还可以。孩子考不好时，我们有的同事会打孩子，我们根本不说他。

咨询师：你还没有听懂这个问题，这样的小孩注意力有缺陷，让他集中有限的精力去做有限的事情，现在又让他当学生干部，又让他弹钢琴，这还不是要求完美吗？只是对你来说，这些事不是要求完美。你说的这些事都消耗时间和精力，等于你用行为在传达追求完美，不是嘴上说的。小孩从中会感到无形的压力。

比如，菲尔普斯在 2008 年北京奥运会上获得了 8 枚金牌。他的妈妈是校长，从小就感觉这孩子跟其他孩子有些不一样，找医生看了一下，知道是注意缺陷/多动障碍这个毛病，从此在学习上就不对他有过高的要求了，整天让他游泳，因为运动可以帮助集中注意力，最后取得了成功。家长知道小孩有问题，如何配合治疗是关键，而不是坚持你过去的那些做法，如果那些做法都是对的，为什么会变成今天这样呢？我们得知道，已经变成这样了，下边就要纠正过来，父母有意无意地缺少弹性，就使小孩也变得没有弹性。

男孩母亲：我懂，他上初中以后越来越追求完美，很多东西不让他做都不行，包括作业。我都不知道什么事能让他做，什么事不能让他做。

咨询师：不是让不让他做。像菲尔普斯的妈妈那个例子，别人问她为什么能发觉孩子有问题，她讲因为自己是校长，每年都能看到几个这样的孩子，有这种经验。而我在跟你互动的过程中，强烈地感觉到你的固执，这种缺少弹性本身就不够随和，不太有弹性，固执己见、追求完美都是一样的毛病，属于 C 类人格障碍。关键是我们有了这个问题后，不是强调孩子不能改变，而是考虑该怎么去做。

现在知道了他的注意力集中有问题，精力有限，用药以后，孩子的能力也不是无限的，可以把那些业余爱好停下来。有利于改善注意力的事，比如运动，可以继续做。像菲尔普斯游泳那样，做一项他喜欢的运动。因为人际关系方面的问题，不能从事团队的运动，可以一个人游泳、打壁球。父母想帮助孩子就得知道找什么样的医生，用什么样的药物，如何干预，而不是强调原来做得都对。

像我有关节炎，我不能跑步，但我同事跑步非常好，我请他给孩子当教练。我们做家长的可以判断一下，自己不会的事就找专家，跟专家共同合作。我们自己稍微有点心理弹性，愿意去改变，一件事不行做另一件事，A 不行做 B，讨论怎么能够正确地辅导小孩，正确地帮助这个孩子。不强调我们自己多么正确，孩子出现问题，一定是我们需要改进，而且要在医生指导下进行改进。

男孩母亲：嗯。比如说他现在不愿意和同学交往了，我可不可以私下里请他同学叫他出去看电影。

咨询师：可以，但更重要的还是要治疗，在专业咨询师的指导下治疗，用精神动力学治疗他人际交往的问题。私下里给他做这些事情，得看他能接受到什么程度，不是迫使他接受，不能接受的话就又变成创伤了，能接受的话一起看电影没问题。

如果省里有个电子游戏比赛，可以去参加一下，家长跟着，或找几个朋友，这都是好事。

医生指导的意思是，可以帮助衡量出孩子到底能接受到什么程度，有专业的咨询师或儿童精神科医生帮助他，仅靠你自己的经验和直觉，到目前为止已经带来这些问题，所以你需要一个专业的帮手来衡量。现在是防止他变成人格障碍，如果自然发展，肯定是人格障碍了。但是这个时候，家长得知道如何在专业人士的帮助下去做事情，不是凭直觉做事情。

男孩母亲：前段时间我也知道他不愿意运动，他爸爸让他游泳，我们一起去跑步，他都不接受，怎么办呢？

咨询师：得先治疗病，然后再去运动，再去做这些事。不是昨天不行，今天就行了，他还是他，还没有经过治疗。按照刚才说的，找精神科医生用药，找心理咨询师干预，然后再做这些事，孩子能接受多少就接受多少。

男孩母亲：嗯，一个是关于他注意力的问题，一个是人际交往的问题。

咨询师：对的，首先找精神科医生改善孩子的注意力缺陷，然后再找一个心理咨询师做精神动力学方面的干预，努力不让小孩发展成完全的人格障碍——强迫型人格障碍，先做这两件事再做其他的事情。

男孩母亲：我懂了。

以上案例中的孩子务求完美，喜欢挑剔，看什么东西都戴上负面的"有色眼镜"。而对于容易悲观的孩子，除了缓解病理性问题外，还可以尝试引导他增加各种兴趣，让生活多一些支点，非常重要。像运动、美食，以及更高的精神追求等，都能够成为他生命中的"拐杖"。比如孩子愿意关爱身体、关爱自己的胃，那也是一种动力啊。舒缓的生活态度和职场态度，能帮助年轻人走向自信、自立和成功。当然，这种兴趣并非指拿来向他人炫耀的"技术"，像强迫不善与人交往的孩子当众弹钢琴之类，反而给他带来更大压力。

■ 父母和老师都需要懂一点精神卫生知识

上述强迫型人格的男孩按正常应该读初中三年级，半年前他的母亲却给他办了休学。孩子的问题都与注意力缺陷有关，之所以没被发现，是因为他没有多动症状，不是注意缺陷/多动障碍。而强迫型人格特质更影响了他的成就感和与人交往的功能。

虽然孩子父母都是老师，但孩子出现这么严重的情况，他们却无法了解孩子真实的问题，也没有找到合适的专业人士帮助他，只是给他找了个心理咨询师，给他做的是"森田疗法"咨询。孩子的情况并没好转。我们可以想象，学校里的老师可能几乎都没受过这方面的科学训练，连自己的孩子都帮不了，那么，若是别的孩子发生这些情况，他们当然也不会正确评估和转介了。

假如孩子对任何事都不感兴趣，那么有家族史的家长必须要多留心一些，要对孩子的问题有预防意识。

这个案例中，孩子的问题是怎么来的呢？毫无疑问，跟父母、外公都有关系，全家几乎都有人际交往缺陷。父母两人都不喜欢人际交往，学的专业都是理科，也不是跟人打交道的，工作也都是管事情，而不是管人的，两人比较相像，都没觉得对方有问题。但放到正常人中间，大家通常不喜欢对方是沉闷、不爱社交的。而外公明显有强迫型人格特质，要求完美、挑剔、不善于与人交往。孩子受大人的影响不是一天形成的，是渐渐地形成了人际关系障碍，称为人格障碍。

若是了解这些，就会有意识地鼓励孩子去跟外界交往；父母自身也可以改善人格，带领孩子多与他人交往，寻求更好的人际交往方式。

由于这个问题不是一天形成的，治疗上也得慢慢来，要找心理咨询师，用长程精神动力学改变他的性格。孩子15岁，人格障碍要18岁才能诊断，所以还有几年时间可以干预。为了增加孩子的成就感，减少他的挫折感，可以先干预容易干预的注意力缺陷问题。一方面用药治疗，另一方面不要逼他。需要跟医生讨论，用利他林、安非他命补充多巴胺。经过治疗，慢慢注意力改善了，那些事就变得容易了，孩子也有成就感了，那时再做人格上的调整。回到家后，可考虑用特殊方式引导他。比如，把学习内容都放在计算机上。他有动机想变好，只是遇到困难，想做好却做不好，就全是挫折感，必须改善注意力，减少挫折感。

同时，父母们还要检查自己的观念，往往觉得孩子当班干部可以起到锻炼作用，而且跟别的家长说起来还"倍儿有面子"。但实际上，当班干部不一定适合每个孩子。这个孩子本来就对自己、对别人有苛求，人际交往能力有些问题，注意力不集中带来学习困扰，若是还鼓励他去当班干部，跟别人一样学习，当然就有问题了，他获得的是满满的挫折感。

这就关系到社会资源的运用。C 类人格的人在治疗阶段，就要选择一个运动和学习方面人都比较少的环境，在不给孩子带来挫折感的前提下，去运动和学习。

在美国，中学、大学都讲心理学，有三种与心理学相关的课程最流行，其一，性心理学，几乎每个人都爱听；其二，人格心理学，因为每个人性格特点不一样，谈恋爱的时候愿意了解这些；其三，幸福学，谈怎么快乐、幸福，这类东西大家爱听，有公开课。除此之外，老师们都要学习 DSM-5，对出问题的孩子能给出初步评估，也能更好地帮助孩子缓解困扰。

STEP 6
父母要做孩子的好榜样

几乎任何工作都要经过培训才能上岗，只有做父母，往往没经过培训就上岗了。因此，在教育孩子的路上会出现太多问题。比如说，有的父母叫孩子好好学习，自己根本不爱看书，常常拿着手机坐在孩子身边，监督孩子做作业，"滴滴"声令孩子反感。

■ 父母不上进，孩子很可能也不上进

父母工作稳定，孩子以为他们很舒服，父母不上进，孩子也贪恋玩网络游戏，不上进，结果休学半年后，连游戏都不怎么爱玩了，说起什么事都没兴趣，嘴上说要重新上学，参加高考，却没想清楚怎样好好学习，高考为了什么，上大学为了什么。

孩子呈现出"无欲状"，暂时并没达到病态程度，但必须引起临床关注，且必须"重新养育"。老话说，"严是爱，宽是害""上梁不正下梁歪"。虽然不一定全对，但在孩子的教育中，真有几分道理。

父母没注意给孩子做示范，孩子变得没有追求。不是网瘾，而是"无欲"使得孩子什么都不想做。咨询师进行"动机面询"，评估孩子改善动机时，发现他口头上是想要"变好"，但具体动机却不明确，没想过未来干什么，甚至曾跟父亲说："我有你这样的老爸，现在就可以谈女朋友。"可是他没考虑过，人家女孩想要的是怎样的男朋友，光靠爸爸能行吗？也没想过，爸爸妈妈现在过得很体面，这

是因为以前好好奋斗过，至少上了大学。他不理解父母曾付出过努力，只看到生活的安逸，问到是否崇拜父母，他只是哈哈一笑。这哈哈一笑，倒也看得出，这孩子并没抑郁，还懂点幽默。可惜说到崇拜的偶像，他的视野局限于某港台歌手。

在这个例子中，父母必须要反思自己呈现给孩子的生存状态。他们年轻时也读过大学，明显是奋斗过的，只是孩子现在没看到这些场景。父亲曾经在外地就职，几个月回家一次，那时候孩子正好处于 10～15 岁之间。爸爸基本上两三个月回一次家，最多跟孩子见一面，又得回到外地，对孩子的教育比较疏忽。

父母的奋斗，孩子没看到。他看到的"榜样"是懒惰的、无趣的、轻松的。可见，如果想要孩子喜欢看书，父母首先要喜欢阅读，就算装也要装得喜欢；如果想要孩子爱好运动，父母首先要动起来；如果想要孩子喜欢帮助别人、热心公益，父母首先要去身体力行，并且带着孩子去看看。如果父母把闲暇时间都拿去玩手机、打麻将等，孩子也都会跟随和模仿。因此，父母是孩子人生中第一个榜样。

■ 为了孩子，用足资源，开放世界

另一个故事中，孩子与母亲因"厌学"共同来找咨询师。平时基本上都是母亲照顾孩子，父亲在另一个城市居住。母亲为医护人员，正在进修大学学历。

这孩子没什么大毛病，很聪明，成绩也还好，喜欢物理，可惜没得到很好的引导，对于大学想考什么专业特别不具体。妈妈后续要努力给孩子寻找资源，挖掘动机，燃起孩子的学习热情。只是需要带他扩大眼界，具体地思考未来想做的事，不论是科学还是实业。

相关咨询实录

咨询师：你好，讲讲你的困扰吧！

男孩：我的困扰是有点厌学了。

咨询师：能具体点吗？有点厌学，是什么意思？

男孩：每天早上起来不太想去学校，经常会迟到，有时候一些课没去上。

咨询师：这个现象有多长时间了？

男孩：有一两个学期了。

咨询师：一两个学期以前，你是爱学习的孩子吗？

男孩：差不多。

咨询师：为什么突然就变得厌学了呢？

男孩：也不是突然，一开始是迟到，后来就更严重了。

咨询师：一两个学期以前你也不是爱学习的孩子，只是现在变得重了，这样说准确吗？

男孩：差不多。

咨询师：也就是说，你并不是最近一两个学期厌学了，之前也不是太喜欢学习？

男孩：之前还是比较喜欢学习的。

咨询师：为什么一两个学期之前就有变化了呢？

男孩：有一个原因，一开始的时候特别努力，没能学好，后来松懈、随便了一点，也没以前努力了，发现成绩反而比以前好一点，不知道啥感觉。

咨询师：努力不努力，学习成绩都差不多，都属于不好这类的，对吗？

男孩：学习成绩那时候还可以。

咨询师：一个班有多少个学生？

男孩：70多个。

咨询师：你大概能排到多少名？

男孩：前10名。

咨询师：现在还能排到前10名吗？

男孩：现在还是前10名。

咨询师：那不错，说明别人比你差得很远。

男孩：我感觉我们班整体水平都比较差。

咨询师：你的班级在学校里是"差等生"的班级，还是学校本身是差的学校？

男孩：我们学校在我们这个市是非常好的，但是我们那个班成绩不太好。

咨询师：你们这个班平常大概有多少人最终能考上大学？

男孩：80%。

咨询师：你现在这个成绩，还应该能考上大学，这样理解对吗？

男孩：考上一本应该没问题。

咨询师：那很好，刚才听你的描述，我以为你什么大学也考不上了呢，你现在是高二，是吧？

男孩：对，马上开学就是高三了。

咨询师：高三的学生，非常重要，最后这一年得坚持住，考上大学就好办了。刚才问你的问题能知道底线在哪儿，说明你很有希望。你这种说话方式，我们北方话叫"大喘气"，讲到最后才说没问题，应该能考上一本。

男孩：嗯。

咨询师：在所有科目里，有没有一个相对喜欢的，发自内心喜欢的科目，还是什么都不想学了？

男孩：相对喜欢的，物理我挺喜欢的。

咨询师：还有吗？

男孩：生物也挺喜欢，数学还比较喜欢，英语也挺喜欢。

咨询师：差不多一多半科目你都喜欢，挺好的。

男孩：语文特别不喜欢。

咨询师：一两科不喜欢，上大学不学它就可以了，不是都不喜欢，有的喜欢，有的不喜欢，知道这个消息非常重要。比如现在再过一个月就要上大学，填个表，就会根据你的意愿来录取，你会选择什么专业呢？

男孩：我要选生物或者物理。

咨询师：这可不一样，生物是生命科学，物理是数理这类的，完全不一样，不在一个学院。完全凭你的意愿选，这两个是同等的喜欢还是有相对喜欢的？

男孩：以前感觉肯定要选物理的，但是现在有点动摇，感觉生物也不错。

咨询师：我再问你个具体的事，生物喜欢什么方面？

男孩：有关生命科学的。

咨询师：你喜欢生命科学的什么？

男孩：嗯……目前还不确定。

咨询师：物理你喜欢什么呢？

男孩：天体物理。

咨询师：你喜欢什么方面呢？天体物理是个总称，你喜欢物理，未来想干什么？

男孩：黑洞，挺有意思。

咨询师：是科幻小说里写的黑洞，物理学家研究的，还是到底有没有黑洞这类的事？

男孩：感觉都比较有意思。

咨询师：你今天找我讨论，想解决什么呢？有什么问题需要我帮你解决？

男孩：嗯……嗯……

咨询师：你想不出来，一会儿咱们再谈。你爸爸妈妈是干什么的？

男孩：我爸爸是搞工程的，我妈是医护人员。

咨询师：妈妈这个工作跟生命科学有些关系，你爸爸是大学毕业吗？

男孩：中专。

咨询师：爸爸是中专毕业，妈妈是大学毕业吗？

男孩：应该是进修大学。

咨询师：你如果不上大学，有办法生存下去吗？

男孩：我也不知道。

咨询师：是你妈妈逼你来做咨询的，还是自己想找医生解决什么问题？

男孩：她跟我说，我同意了。

咨询师：有什么问题需要问我吗？

男孩：之前我特别喜欢物理，感觉研究这些挺有意思的，后来我又想，人的寿命不过就是几十年，感觉搞物理挺没意义的，仔细想了想，人就那么几十年，几十年过去了什么都没了，挺可惜的。

咨询师：觉得后悔了，感觉搞物理没有什么意义，想让别人去研究，让那些像杨振宁、李政道这类的人去做物理。

男孩：他们这些人做得比较有意义。

咨询师：对的，不是物理本身没有意义，你的意思是自己想做点实际的事情，是吧？

男孩：嗯……我想想，可能是的。

咨询师：杨振宁、李政道、崔琦这几个人听说过吗？

男孩：嗯，听说过。

咨询师：这三个人都是芝加哥大学毕业的，都是诺贝尔物理学奖得主。大部分人研究物理都是"没有用"的，尤其是研究理论物理的。这是为什么追求这些的人都是献身于科学、喜欢科学本身喜欢探索黑洞的人，不是从个人的角度来理解，因为大部分人没做出成果，像杨振宁这样的还是做出成绩的，因为他想问题之前，得奖之前，不是为了得奖而做这件事。

说到生命科学，像你妈妈是护士，我是医生，都非常具体地帮人解决问题，容易有成就感，一辈子能帮助很多人。具体你个人，你喜欢那些看得见、摸得着的，非常具体地帮助人的事情，还是想研究基础理论，这都是个人的选择。

男孩：嗯。

咨询师：各行各业都需要人才，你想学什么都可以，这个问题不大，我们今天不讨论。但有一点，你得学。研究宇宙也好，研究生命科学也好，不上大学达不到基本教育，最后很难做成事情。现在看来，你对前途想得不是很清楚，只有一个大致的方向，没有具体的目标，但优点是你现在这种情况还能够保证考上大学，已经了不得了。

有很多事我们都不能够在高三阶段解决，高三本身的重要任务就是学习好知识、锻炼好身体，考大学。

为了以后有那样的机会去学习，不管是学习物理还是生命科学，不管未来是想做医生，还是想做研究，首先要考上大学，考不上大学这些事基本上就都不可能了。你心里要有一个时间表，剩下的时间不多了，一会儿跟你妈妈讨论，把这些困扰你的东西能解决就解决，解决不了就上大学后再去解决，现在必须解决的是考上大学的问题。这样讲，清楚吗？

男孩：清楚。

咨询师：如果不上大学，这些事都不存在了，医生也当不成，护士也当不成了，养家糊口都成问题，找女朋友也困难，很难有优秀的女孩愿意嫁给大学都考不上的人，这些都很麻烦。上了大学再研究这些事，上大学后你至少还有 4 年的时间考虑这些问题。总的分数够了，能够上大学是最主要的。我一会儿跟你妈妈讨论怎么帮助你，你还有别的问题要问我吗？

男孩：先让她讲吧。

男孩母亲：你好。

咨询师：孩子说了很多关于厌学的事，在我看来不是厌学的问题，你讲讲你的困扰是什么吧。

男孩母亲：我觉得我的教养方式有点问题，因为我以前跟我老公关系不是太好，差不多生完孩子之后，他在我和孩子身边很少，一直是两地分居，中间有一段时间我们关系非常不好，都闹过离婚。我觉得孩子身边缺少爸爸的关心，我的教养方式也不好。我有时候对他爸爸有一些愤怒，不停地在孩子身边抱怨，对孩子可能产生负面的影响。现在的情况是，我和我老公关系好多了，想让孩子以后有一个好的前途，我就想解决我个人的一些情结，学了很多课程，想让自己改变一下，让自己的情绪消除一些，对孩子有一个积极的、正面的引导。有时候不知道该怎么做，觉得挺累的（哭泣）。

咨询师：你需要拿点面巾纸擦擦眼泪，休息一下吗？

男孩母亲：没关系的。我就觉得这么多年，因为我和他爸爸关系不好，我在孩子身边抱怨得太多了，现在想起来就觉得以前做得很不好。但是我以前真不知道该怎么做，有什么情绪可能就随时发泄出来了，身边也没有别人，就是孩子。他爸爸也有他的优点，只是在我心烦的时候看不到他的优点，说的都是一些负面的东西，觉得这些东西对孩子的影响非常不好。我也找过咨询师，做过一段时间的咨询，就想调节自己的情绪。我觉得他爸爸对自己原生家庭的关心特别多，对我们娘俩关心得少，让我有一种没有家的感觉。所以，以前我就拼命地想把孩子带好，现在觉得方法有些是不对的，但是现在已经这样了。

咨询师：好的，我听懂了。今天有什么问题需要我帮助解决吗？

男孩母亲：老师也想要求孩子准时到校，希望他能听课，如果孩子不到校的话，老师不知道孩子是到网吧玩去了，还是在家里还没起床，就会给我打电话。有时候我在上班、在忙，一看有老师的未接电话，我想孩子肯定睡觉呢，我觉得我的情绪有时候不是太容易控制，孩子不起床的时候就会很着急。

咨询师：好的，我听明白了，还有其他问题要讨论吗？

男孩母亲：我和他爸爸之间现在的关系好一些了，但是有时候他的关注点好像都在外面比较多，在家里很少，所以我觉得也有一些困惑。

咨询师：我听懂你的问题了，现在咱们得分清轻重缓急，因为你是医护人员，肯定理解我的意思。患者来了要先挑最紧要的地方去治，患者说心脏疼得不得了，先看看他是不是有心肌梗死，说还有点痒，一会儿再处理，先挑最重要的，否则危及生命。这个小孩现在面临的问题是你们家最主要的事情，因为夫妻关系不好，所以把很多的精力都放在孩子身上，想把他带大成才，小孩如果有大的问题，他一旦失败，你们全家都失败了，无所谓夫妻关系好不好，如果小孩失败了，大家都会有一种挫败的感觉。

男孩母亲：是的。

咨询师：小孩现在有两方面的问题。第一，很明显，他不愿意去学习，不是厌学，厌学是结果，非常重要的是跟家庭的教养方式有关。到目前为止，小孩已经高二了，高三就要考大学报志愿了，他竟然不知道大学要学什么。你是一个医护人员，毫无疑问对生命科学非常了解，知道医生、护士、人体科学的这些事，而他对生命科学的理解却非常空洞，说不清道不明，不知道什么是生命科学，就是喜欢。年轻的孩子上少年宫，讨论科学，去医生办公室看看怎么看病，放假的时候到妈妈那里，看看怎么治病救人，这些事情都没有完成，到高二的时候不知道生命科学到底包含什么，这很麻烦。我现在这么讲不是让你后悔，而是讲后面要做什么。从这个层面反映出这个小孩在成长过程中没有人给予明确的指导，这跟有没有父亲在身边没关系。不是你不关心小孩，毫无疑问你把主要精力放在了孩子身上。第二，孩子说喜欢物理，喜欢物理什么？他不知道，是看小说来的，想搞天体物理，认为天体物理就是研究黑洞，但是这个方向太大。生活中有那么多跟物理有关的事都不关心，说明引导方面有严重的问题，说的东西都太虚了。当然这个引导不止是来自家庭，也有来自学校和社会的。

男孩母亲：嗯。

咨询师：这里面有两件事是好的方面，我得祝贺你。第一，他说他在现在这种情况下还能考上一本，真是很不容易。这明显跟基因有关系，你和你丈夫两个人明显脑子很好，遗传给后代，这是好事，有些人拼命考都考不上一本的。第二，他现在时间上还来得及，现在知道大方向就可以，想读医学就上医学院，想学物理就上物理系就可以了，假如大四的时候还不知道干什么就是大麻烦了。高三的时候，这个问题是次要的，最重要的是要知道大致的方向，不能是既学物理又学生物，这都不是一个系的。现在的目标是考上一本，知道这件事是底线，然后再做咨询，在大学里还有 4 年的时间去搞清楚这个问题。无论如何跟他说，知道你为什么厌学，不知道干什么就没有动力了，这样去引导他，让他坚持学习，把一本考下来。你们的家庭不是最有资源的，小孩也不是富二代，自己再不努力上进就麻烦了。平时跟他讨论，我们基本上互相扶持能够维持下去的家庭，你不能完全没有工作、没有收入，那我们帮助不了你，最后找媳妇都是麻烦事，上了一本以后事情就解决一半了，通过这个角度跟他谈，最后变成学习的动力。咱们的家庭不是百万富翁，资源不多，属于温饱型的家庭，不是富有的家庭，别为父母去学，为你自己的未来去学。

想办法鼓动他的动力，别让他继续往下坡走，要求他按时上学，目标是把一本考下来，这是近期要解决的问题。如果在这期间能解决他的专业方向更好，还剩一年的时间，报志愿要知道学物理还是学生命科学，还是学其他专业，到时候再来找我们咨询也可以，先把成绩考好，之后研究学哪个专业。

男孩母亲：嗯，好。

咨询师：关于你跟先生的感情问题，现在有好转，这是第二个好消息。你过去是把儿子当成了同伴，什么事都跟他讲。但这是你的儿子，跟丈夫的事不能跟他说，不能作为同伴、同事来讨论，宣泄不该说的事，你已经意识到这个问题，这很好的。负面的情绪找咨询师、丈夫、同事去说。孩子解决不了你的感情问题，你在他面前宣泄是不好的习惯。现在夫妻感情变好了，长经验了，下面知道怎么办了，也知道找医生了，这是好事。

如果有机会，可以帮助孩子找找资源，比如孩子说喜欢物理，找个物理学家跟他讲讲物理都是干什么的。也许有个物理学家到你们医院去看病，你跟他说一下，"我的儿子喜欢物理，你能跟他简单聊聊这个专业的事情吗？"这些事情都好办。喜欢生命科学就找一个生物学家，你们在大城市里生活，只要有大学就会有生物系，有机会碰上这种人，找个机会有意识地物色这样的人。如果孩子喜欢看病救人这个行业，你还可以带他到你们医院去看看，看一看医生是怎么看病的，了解这些生命科学的事。

这样去引导，我们把精力放在这儿，你的个人的问题是，夫妻感情变好了，这就好办了，即使感情不好，也要坚持12个月，孩子考上大学之后，再去解决自己的问题，孩子顺利上了大学，剩下的事都好办，坚持这么多年了，12个月没问题的。

男孩母亲：对，马上开学就上高三了。

咨询师：对，还有一年的时间小孩就上大学走了，这时候一定要坚持住，这期间不要把事情都放到一块。你现在有情绪的问题，还这么激动，又跟丈夫关系不好，心里有怨恨，医护人员工作压力也很大，这些事全都搅成一锅粥的时候，小孩容易有问题。

跟先生讲，先集中精力把孩子的问题解决好，12个月之内咱俩别冲突，一切先保小孩，把资源、辅导都做对了，不行你就找人帮助你，比如找个物理系、生物系的老师。通过这些引导帮助小孩找到明确的方向，让他发觉内在的动力，这两个事解决了，厌学的问题就解决了。厌学是结果，但不是原因。他喜欢物理、生物，说明他是聪明的孩子，这是好事，但是你得集中精力解决这个事情，别把你的问题、丈夫的问题、原生家庭的问题搅在一起，你们之间的问题不差这 12 个月。这样讲，明白吗？

男孩母亲：嗯，明白。

咨询师：所以记住这句话，"心肌梗死"是最重要的，其他都是次要的，按等级去处理问题。假设这一年里因为别的事情影响小孩，这是糊涂的选择。抓紧时间把自己的情绪调整好，否则很难照顾好孩子，看病人的时候一激动，关键的事情都没看出来，满脑子想小孩的事，再整出医疗事故来，这都是人命关天的事。你的工作很重要，很多人的生命、健康掌握在你们手里。

咱们自己的问题要处理，但是不要在 12 个月之内都集中解决，所以我们分出轻重缓急，先帮小孩解决一个大致的专业方向，还可以找专家来帮忙，之后我们再研究其他的事，小孩的问题一旦解决了就好办了。假如说他说的是对的，基本上考一本没问题，这是一件好事，考不上更麻烦，这期间把动机调动起来，一旦有了动机，有了方向，孩子就能够按时上下学。清楚吗？

男孩母亲：听明白了。

咨询师：对，调动他内在的积极性，为自己的未来而学习，为自己的兴趣而学习。有了这个动机，厌学自然会减轻，我们再慢慢培养他的兴趣，把过去没有指导好的慢慢解决好，这是你下一步要做的。你自己的问题，小孩开学以后，有什么问题需要跟我们讨论，再回来。先利用暑假期间把小孩的问题解决好，确保他能按时返回学校，回头再解决你个人的问题，这样清楚吧？

男孩母亲：清楚了。

这里我们说的是要善于利用资源帮助孩子。家庭里多少有些资源，像这个男孩的妈妈，作为医院里的护士，容易接触到各种人，资源不会少，那就要善于利用资源，尽量帮孩子打开眼界，让他看到物理、生物、医学究竟是什么，他能从专家那里获得更有趣的见地，能看到临床工作者是怎么工作的，或许动机和努力方向会更明确。

■ 解决问题的次序很重要

父母要做孩子的榜样，就要给他示范解决问题的有效次序，而不是胡子眉毛一把抓。

比如，电话咨询现场，许多咨询师很好奇：既然孩子的问题与原生家庭有关，为什么不问孩子，父母对他有什么影响？

而妈妈在这方面确实有心结。由于早几年跟爸爸关系不好，跟孩子比较亲密，会把一些心事跟孩子说，她担心自己这些做法对孩子有不好的影响，担心孩子现在不积极的状态都是自己导致的。虽然妈妈现在跟爸爸关系比以前好，但在咨询电话中谈到这些，禁不住激动地掉泪。

那么，咨询师应该先解决孩子的问题，还是先讨论父母的感情问题呢？这位妈妈又该如何化解内心的内疚呢？

这就是解决问题的次序。咨询师不能是为了"猎奇"而跟孩子强调父母关系的影响，父母不能为了自己内心的平衡而跟孩子强调夫妻关系中的纠结，必须按等级去处理问题。

咨询师建议这位妈妈先改善引导孩子的事，她的婚姻感情问题缓一步找机会解决。假设这一年里因为别的事情影响小孩，就是糊涂的选择。妈妈要抓紧时间把自己的情绪调整好，否则很难照顾好孩子，干好护士工作。孩子喜欢生命科学，就找一个生物学家影响他。

所以，目前最重要的事，是先帮小孩确定一个大致的专业方向，打开孩子思路，有了动机和目标，高考的事就好办了。

这就是向孩子示范如何按顺序一步一步解决问题。

■ 及时挽回损失，重塑孩子世界观

父母的示范和榜样，对世界整体的认知观念肯定少不了。但由于父母陪孩子的时间不够、质量不高，常常没有将自己的见识充分地展示给孩子，以至于有的孩子根本不怎么了解父母，不了解父母

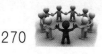

的教育背景、工作内容、兴趣爱好等，何谈得到父母正向的影响呢？

假如在过去的中小学教育中，孩子不曾被激起积极的学习动机，兴趣也非常少，那么在成年之前，他们不仅需要对高考进行准备，还需要在不同程度上获得"挽救"和"重塑"，家长必须有策略地影响他，重塑一种对周围环境和广阔世界更生动而亲切的认知，增强孩子与社会的黏性，有助于避免孩子与有热情、有意思的事物之间日渐隔膜、渐行渐远，避免孩子把自己封闭在自以为是的、特别窄的受限空间里。窄的空间会塑造窄的视野，他会容易感到无聊、无趣、无目标。当世界呈现出无垠而充满希望的状态，才能激起人类的好奇和求索精神。

STEP 7
培养孩子的独立性

贝尔的荒野求生，无疑张扬了一种强大的生命力和冒险精神，而且他的冒险是真的身体的冒险。而在职业生涯中，小年轻也可能被抛到一个"荒岛"，被迫进行精神层面的冒险。

■ 不怕困难，多想办法

比如，一个女孩说，我刚到一个全是老外、需要远程合作的团队，团队中只有我一个中国人，每天晚上都要开电话会议，全英语表达，我听都听不全懂，我迷失方向，谁来帮我？

语言的冒险，是最容易化险为夷的状况。只需要克服内心的害怕，积极去听，努力张口就可以。你想，在那样一支专业的团队，这个女孩是年轻的后来者，团队对她通常有足够的宽容，她可以克服自身的表演焦虑，开一次口，哪怕磕磕绊绊。

当然，还有更重要的，她完全可以在平常工作中，多多学习相关的素材，事先了解当晚的会议内容，准备好自己的问题，在电话会议现场，鼓起勇气提问，哪怕其他人的回答自己不能完全听懂，那也是好的起点。

如果想要更认真地探究，也不妨在征得同意后，把会议内容录下音，之后自己反复听几遍，听多了自然就懂了。

而这个女孩如果能争取到同事和上司的帮助与鼓励，那就更好了。他们会指出女孩的不足之处，也会及时发现她的进步，还可以将电话会议系统中其他人的额外评价带给她。既然已经准备好了"荒野求生"的冒险，被别人给几个"差评"又有什么大不了的呢？还有新晋管理岗位的年轻人，也提到：我面临带团队的难题，手下都比我资历深，对我分配任务的执行不太给力，怎么办？

这又类似在荒野。我们假设这个年轻人仅仅是经验不足，而无社交焦虑之类的问题，他可以做的，首先是了解自己的长处，比如销售业绩特别好、编程技术团队第一等，可以分析团队任务的现状，通过自己的长处是否可引导团队成员更好地完成任务、建立威信。

其次，要理解，一个人可以走得很快，但一个团队才能走得更远，一个领导者绝对不可能把整个团队的工作都干完，这就需要分组研究手下人的特点、长处、短处，把合适的人放在合适的位置，针对重点工作的支持，将成员分为一、二、三梯队，并根据每个人不同的需求确认激励方案，这样，尽量让每个人都能竭尽全力执行好自己的任务。

最后，及时获取上司的理解和支持，千万不要让自己脱离公司的需求、上司的需求而存在，同时获取更多人事变动、利益分配的权力，以便于任务实施和人事激励相匹配。

在职场关系中的"荒野求生"精神，从高中期间就可以训练，需要提醒家长和孩子都加强这种意识。训练可以遍及生活琐事。

有大学生曾问我们：我读大一，同学中有一个独生女，"公主病"很严重，不会洗衣服，生活技能都不会，有一天拿个苹果问不削皮能吃吗？放假回家拿两个箱子，其中一个全是脏衣服。她妈妈让她别做饭，说学会做饭就要做一辈子饭。我们怎么帮助这个同学？

我们认为：这个问题很具体。妈妈教给她的话，说是女孩别忙着学做饭，否则成了做饭婆就要伺候男人一辈子。无论是否伺候他人，女孩本身必须能自力更生，即便不把自己变成煮饭婆，也不能把脏衣服都拿回去洗。要算一笔经济账，可以考虑把脏衣服拿到洗衣店，否则不是要买许多新衣服？也要算一笔健康账，衣服半年不洗，可能都要臭了吧？尤其是内衣，不太适合拿到干洗店。

妈妈说的一辈子不给人做饭，但什么都不做，也不切合实际。未来还是需要成家过日子呀！再说了，妈妈现在全部包办了，万一有一天妈妈不在怎么办？最低标准还是能够自力更生。

　　这个同学的"公主病"是她妈妈导致的，作为同学只要提醒她，女孩一方面是要自强自立，但同时也要能把生活安排好，这对寝室里其他人都有好处。

　　以上讨论只是生活中正常的生存问题，假如对于高中生、大学生，甚至毕业后的职场人都成问题，那说明从前父母对孩子自理能力的培养太忽视了。有了正常的自理能力，形成一定的毅力，才可能在职业生涯中进一步训练"荒野求生"的能力。

■ 有策略，见招拆招

　　应对问题的策略，可以从小培养。而孩子直接面临的问题，往往随着年龄的增长而增多。

　　比如，面临高考的孩子，如果他们并没有认真想过，万一没考上可怎么办？该去读别的技术学校，还是复读一年，或是先去做别的？假如孩子学习成绩不太好，家庭条件也不好，再加上方向含糊，又孤注一掷，风险往往是不可控的。我们经常听到一些悲惨的事件，孩子在参加高考的过程中，或考试结束后，或拿到成绩后，从高楼上一跃而下。这是因为他们从来没考虑过人生还可以有 B 计划，也不曾有人打开过他们紧闭的心门。

　　因此，无论老师、父母，还是咨询师，通过与孩子交流，讨论多种方案、多条道路，或许更能打开思路，让孩子未来的道路走得更宽广！

　　比如，关注高三孩子的"风险因素"。如果他成绩不是特别好，也没想好如果高考没考上以后干什么，再加上家庭经济情况一般，就有可能形成"风险因素"。对于社会，会增添游荡而盲目的人群；对于家庭，可能增加经济负担；对于个体，就会不断浪费生命，茫然无措，有些人会出现情绪问题。因此，加强对高三孩子状态的关注，而不仅仅只是关注他们的学习，这是很关键的。若不一定能考上大学，咨询师就要促使孩子思考其他选项。选项越多，孩子就越有希望，而不是绝望。

■ 有见识，胜人一筹

人们通常喜欢跟有"见地"的人聊天，因为他们能帮我们打开许多门和窗，让一些新鲜的空气和风一股脑地涌进来。这个"见地"也被称为"见识"。同样的学历和资历，有见识的人、善于思考的人会比目光短浅的人更能吸引眼球。

放在一个公司的背景下，有些时候需要竞聘上岗，见识决定成败。公司里许多岗位的职责要求并不复杂，似乎谁都可以做。那么，当两个人同时去求一份职位，他们也都具备岗位所需要的同等技能之时，人力资源经理是凭什么取舍的呢？标准很多，包括服从性、操作性等，也少不了考察这两个人的见识，行业见识、社会见识等。

做人力资源的，总指望将招回来的人尽快、最大限度地派上用场。例如某个展览公司招一名英语翻译，有两个女孩来应聘，她们英语都特别好，科班出身。令人一下子感到难以抉择。这时，人力资源经理突然从对话中发现，其中一位对展览展示行业颇为了解，另一位则有所欠缺，若把后一位招进公司，还要先做一番培训，才能正式上岗。前一位的行业见识已经比较多，培训起来会很快。这种情况，经理会选择谁？

很多公司在招聘职员时，喜欢加一句"有相关行业背景"，这就是门槛。新人通常缺乏行业背景，怎么补？平时经常翻翻书看看报，留心自己所向往的行业的发展情况、最新动态，在寻觅可心的工作时，也能给自己加分。

除了增加对行业的了解外，积累与岗位相关的知识和技能，也很重要。人们重视学历，也重视能力。公司、部门规定我们要完成一定的工作量，在此之外，我们也不妨给自己加大工作"强度"，寻找各类机会加强实践，对自身进行"强化训练"。

有什么途径呢？比如，主动提出帮同事完成某个项目，再比如，向公司争取到其他部门和岗位轮岗的机会，还有，积极参加业余进修和相关的专业培训，这也可以帮助我们了解更多，懂得更多，擅长更多。

对于高中、大学阶段的年轻人，要想获得更多见识，形成分析问题、洞悉真相的能力，就需要勤于思考、挑战固有结论。在数理化学习中，最常见的是解题思路不拘一格。老师教的也许只是一种方法，学生假如养成习惯，经常挑战老师的解题思路，自己找到其他的捷径，多次下来，大脑就形成积极的自动反应。还要学会把握在探讨中的师生互动，比如如何向老师反馈自己的思考结果，在老师给予积极回应时，进行更多的良性互动和循环，在老师不置可否时，不要有过多的失望，而是进一步思考这样的做法是否准确，或是接着与父母、其他小伙伴探讨。

充满好奇、积极思考，往往能培养出更适合任务需要的复合型人才。比如，如果年轻人是做营销的，不妨有重点地交些 IT 界、艺术界、传媒界、政府部门的朋友，不同行业的人，对相同事件会有不同的见地，究竟赞同或是反对，都没关系，重点是扩大知识面、了解城市中最新的信息，增长自身的见识。

第八章

让上班为我们充电而不是泄气！

职业是人生的重要组成部分，能给人带来生活保障、成就感和更高的满意度。但有时职业选择不合适，或是发展不顺，也能给人带来挫败感。反过来，每个人有自己的人格特质，匹配的工作类型也各不相同，这就特别需要对职业选择加深了解，考虑个体更适合寻找怎样的工作。尤其在毕业之前，对未来的职业生涯设计方面，学生需要得到更专业的指点，未来才容易事半功倍。

STEP 1
职场适应不良，情绪亮起红灯

有人参加工作不久，会变得热情降低，对很多事情不再感兴趣，内心充满挫折感，尤其在出了点差错被上司批评后，在月度考核垫底之后，在父母拿自己跟能干的表哥进行对比之后。

也有人工作若干年之后，突然升上管理岗位，发现自己不会管人！那又是一种不同的挫败感！

各种外界的应激事件都可能导致职场人内心纠结不安，也的确有人因为不适应而变得焦虑、抑郁，或是出现其他症状。

因此，职场人尤其要懂一点心理健康知识，才能在冲突来临之时，关爱自己，寻求帮助，掌握更好的应对方式，安然度过危机。

■ 职场，想说爱你不容易

小 Q 是个特别令父母操心的孩子。他刚毕业两年，已经换了十几份工作，平均每一两个月就换一份工作。他对公司、工作和领导、同事都有很多挑剔。第一份工作，要带饭到公司，他喜欢带点榴莲，臭烘烘的，被大家群起而攻之。第二份工作，他嫌老板智商太低。第三份工作，他嫌收入不够高。第四份工作，离家太远。第五份工作，同事特别爱"搞事"。第六份工作，生产型企业，干巴巴的好没劲……

假如试了那么多次，都成了"习惯性跳槽"，年轻人还真得找找自己的原因了。这种情况，通常属于"王子病"或"公主病"，也有一些人会发展为"啃老"。

但另外一些人则不然，有的有强迫型人格特质，总是去挑剔别人，挑剔自己，总把心情搞得很不愉快。比如一位年轻男性在公司做得不错，却总是不满意他的妻子，他心细，嫌弃妻子大大咧咧，卫生间不收拾干净，房间东西整理得不到位，甚至都冒出离婚的念头。经过咨询发现：这个人不仅仅对妻子是百般挑剔，他就是有"强迫型人格特质"，要求完美，老爱挑剔自己的工作伙伴，甚至对上司有时还出言不逊，好在他人品不坏，伙伴们都跟他吵两句就好了，而上司也很宽容，看重他的能力。但他自身还是觉得别人很多细节都做得不完美，令他想去骂人。没想到，通过对夫妻关系的讨论，挖掘出这位先生本身存在的问题，"强迫型人格特质"虽然没有达到"强迫型人格障碍"的程度，却已经给他和家人，以及他的职业发展带来了麻烦，他也意识到这样下去，不是跟妻子闹翻，就是在公司没控制住，把人全得罪了。

也有一些本身挺上进、人格也较为健康的年轻人，初入职场时只能说："职场，想说爱你不容易！"就像从小父母没教过他们恋爱一样，也没人教他们怎样去变成一个"职场人"，包括言谈举止、挫败应对、冲突处理、情绪调节……有的年轻人到了一个令她感到内心"绷得很紧"的环境，简直大气都不敢出，生怕犯错，也确实因一做事就被领导批评，结果一年后，经历了一次晋级不成功，睡觉也睡不着，吃饭也吃不下，人瘦了不少，大把掉头发，医生诊断她是"适应障碍"。

■ 职业倦怠渐明显

也有一些人因职场而起的困惑，延续到中年时刻才变得明显。这是因为经历过一段爬坡后，突然有点放松，原本很带劲、很有趣的工作变得按部就班，或许还没找到新的挑战和机会，或许懈怠了，想享受一下生活，而原本快节奏的习惯又跳出来干扰自己，或许看前路茫然，有点怀疑过去曾做出的努力是否有意义。

小吴，男性，30多岁，在国内某一线城市生活，但这座城市的喧嚣、快节奏以及超负荷的工作压力，让原本喜欢宁静、享受生活的他身心疲惫，甚至不堪重负，出现职业倦怠。

相关咨询实录

　　咨询师：你好，请讲讲你的困扰吧。

　　小吴：我有一些关于工作方面的疑惑，想和你聊聊。我现在在国内的某一线城市工作，压力特别大，感觉不是特别适应。

　　咨询师：你能具体讲讲不适应什么吗？

　　小吴：就是感觉挺累的，无论是体力上还是心理上都觉得很难，所以想问问你是否有什么好的办法解决这个问题。

　　咨询师：能再具体讲讲为什么你的工作会让你身心俱疲吗？

　　小吴：我觉得工作对我来说问题不大，主要就是觉得这座城市不适合我，想离开又舍不得。

　　咨询师：你觉得这座城市的哪些方面不适合你？

　　小吴：我喜欢比较宁静的环境，而这里的喧嚣和快节奏让我不太适应。同时，是否要放弃目前的工作又让我很犹豫。

　　咨询师：你有这样的想法多长时间了？

　　小吴：一年多吧。

　　咨询师：在你看来，你目前的工作在付出和回报的比例上属于哪一种呢？是付出多回报少，付出少回报多，还是付出多回报多呢？

　　小吴：属于付出多回报多，付出少回报少。

　　咨询师：这很好，这个是由你来控制、市场控制还是老板来控制？

　　小吴：由市场控制。

　　咨询师：在一年当中，你的付出和回报哪个比较多，还是基本平衡？

　　小吴：我的工作性质是付出的多才能回报的多，所以我感觉太累，这种压力对我来说太大了。

　　咨询师：听上去你自己可以控制付出的多少，为什么你不付出现在的一半，虽然得到的是现在的一半，但压力会小很多。

　　小吴：我的工作属于推销性质，多付出潜在客户才会多，回报也会多；相反，不努力的话，就会失去这些潜在客户。所以，我感觉很累。

咨询师：你说的这种"累"，更多的是指体力上吗？

小吴：体力和心理都有，因为我得不停地考虑这些事情。

咨询师：推销性质的工作的确非常辛苦，不但要巩固老客户，还要拓展新客户。我知道很多公司会有这种情况，如果一个推销员做满10年的一线推销工作，积累了丰富的实战经验，公司会将他变为某地区的经理，不再直接面对客户，而是将这些经验变为一项技能，培训他管辖内的销售人员。你们公司有这种情况吗？还是不论你做多少年，都永远只能是一线推销员？

小吴：就是你说的第二种情况，只能永远做推销。

咨询师：近几年你都在这个行业里做，是吗？

小吴：是的。

咨询师：换一个城市的情况下，相同行业的工作好找吗？

小吴：不太好找，因为我这个行业比较冷门，做这个产品的很少。

咨询师：你这种情况的确是两难，没有上升空间，工作强度不能减少，推销的产品又不是常用的民品，换到其他城市很难找到工作。但是你的工作保险系数比较高，很难被替代。在这种情况下，就需要从减压的角度来解决问题。现在如果你的工作强度不再增加，维持现状，老板依然会对你是比较满意的，对吗？

小吴：对。

小吴经过很长的职业生涯，所做的推销工作似乎很难转型，想换城市也不太容易。于是咨询师开始寻找他这些尴尬、难题中"例外"的闪光点，看看有什么情况下，他的压力会小些，感受会好些。

咨询师：很好。在体力方面，对于男士来讲，按你目前的工作强度，拼体力至少能拼到45岁。既然工作强度不能减少，就要靠减压的手段让自己喜欢上这座城市，让自己工作的时候更有动力。现在我想了解一下，你的工作在每个周或者每个月有没有让你觉得不是很累的时候？

小吴：很少。

咨询师：做什么的时候让你觉得可以缓解疲劳？比如运动、和家人散步、旅游等。

小吴：我之所以觉得压力大，就是因为我根本没有时间想其他事情，几乎每天都得考虑下一步要怎么做。即便是在假期我也考虑，假期结束之后第一件事做什么，第二件事做什么。

咨询师：如果你在这个行业做了比较长的时间，应对很多问题的时候应该越来越容易、习惯，因为市场不能变得那么快，每天都要发生巨变。所以，熟悉这份工作后不应该是越来越累。另外，通过这份工作，接触的人越来越多，可以让你学会读人，将不同客户分类，按照不同类别客户的不同个性与他们打交道，有了这些经验，工作也会越来越容易。

小吴：现在就是这份工作带给我的压力让我不想再留在这个城市了，总想着赶快离开这里，可我又找不到适合我的城市，让我很困惑。

咨询师：如果一个人不能离开这座城市，却总是想着该如何离开，想着这里有多么的不好，整个人都会比较悲观、负向，结果会越来越不开心，甚至抱怨、发脾气，做什么都没有动力。

既然不能离开，就换个有建设性的思维方式来考虑问题：在以后的工作中，同样的经济收入下，如何能付出得少一点，培养一些减压方式，让自己的生活丰富一些，比如别人会通过爬山、运动、看电影、和朋友聚会等方式减压。

你过去也一定不是 365 天每天都很痛苦，总有开心放松的时候，那个时候做了什么？接下来的生活中只要能让你放松、开心的事情都记录下来，之后可以按照这个记录重复去做。刚才提到 1 周 7 天，你都在考虑工作的问题，想不起来什么事情能让你放松，说明你已经很久没有放松下来了，对吗？

小吴：对的，的确是这样。

咨询师：很多人遇到你这种情况时，会在 1 周 7 天中强制自己选出工作不是特别忙的一天，来安排自己的业余生活，多去做能够让自己愉快、放松的事情。在半年或一年的时间里，一定会有那么几天会让你感觉很开心、放松，把这些能让你放松的事情记录下来，在每周休息的那一天重复做，可以让你在目前还无法离开这座城市的时候，减缓你的压力。

同时，你可以在其他比较喜欢的二线或者三线城市寻找和你行业相同或相似，适合你发展的工作，有了合适的选择，再离开现在的城市，就比较稳妥，不会产生没有收入的问题。

目前对你来说最不理想的策略就是在还不能离开的时候，每天想着这里多么不好，压力多么大，慢慢你就抑郁了，工作和生活都会失去动力。如果反过来想，这里给你提供了工作，并且就业机会比较多，让你能养家糊口，积累很多人脉资源，增长见识。享受这些好处的同时，寻找其他的机会，这样你的生活就会充满希望。另外，我还有一个问题，你有孩子吗？

小吴：有的。

咨询师：一线城市的教育和二、三线城市的教育也是有差异的，这就是为什么家庭条件好的家长都想让孩子在更发达的城市接受教育，甚至送到国外。所以，如果你能调试好自己的压力和情绪问题，这样去考虑问题，是不是就不会感觉那么辛苦了？

小吴：好的，我试试。你刚才说的做记录具体要怎么做？

咨询师：每天将自己的情绪状态打分，感觉最累、身心俱疲时打 10 分，当天做了什么；心情非常好，一点儿压力和困扰都没有的情况打 0 分，这天又做了什么。

至少要坚持记录两个月，最好是半年到一年，然后找咨询师来一起分析你的这份记录，寻找规律，5 分以下和以上的时候分别做了什么，再调整你的行为。这份分析报告就相当于治疗你职业倦怠的药物，让你在身心俱疲、缺乏奋斗精神和动力的状态中走出来。

小吴：你讲的这些我很认可，非常感谢！

咨询师：你现在才 30 多岁，正在事业的上升期，听你的表达在工作上也很有能力，还很稳定，可以在这种一线的大城市立足并能养家糊口，所以你的倦怠很有可能是情绪上的，并非真的不能在这里生存了。并且你的困扰也不是"巧妇难为无米之炊"的困扰，假如同样是这些问题，你说你今年快 70 岁了，那可能真的很难了。

首先，咨询师充分挖掘小吴的正向资源，让他意识到这所大城市也为他带来一些其他城市所不具备的资源，尤其对于孩子的教育问题尤其有利，让他在应对目前的压力时产生动力。

其次，建议小吴强制自己每周工作6天，留出1天时间去做能使他感到放松的事情。同时在其他自己喜欢的城市寻找就业机会。

最后，在小吴已经很久没有让自己放松的情况下，建议他在接下来的几个月内，每天用打分的方式对自己的情绪状态做记录，最后和咨询师一起分析记录结果，调整行为，进而度过这段倦怠期。

■ 千万要寻求专业帮助

看了以上故事，可见初入职场和工作多年的人都可能出现情绪问题，不同阶段，对我们适应环境的能力提出不同的挑战。有些能靠自己搞定，有人会选择每天跑5千米，有人会选择先离开职场安静一段时间，也许能在某个特定阶段先撑过去，但也有的就会爆发"情绪病"，呈现的是焦虑、抑郁、躯体症状（头痛、腹痛、腰痛、胃痛、恶心呕吐）等。许多年轻人说：看"美剧"里，人们很习惯去找心理医生帮忙，其实这是一个很正常的选择，的确如此。

像上文中提到的人近中年的小吴，职业的倦怠感已经把他压迫得很难受，必须寻求专业的帮助。从专业的角度看，咨询师对他的帮助有如下步骤。

（1）评估：人到中年的小吴，因长期面临高强度的工作压力，却太久没有通过对自己有效的减压方式减压，进而影响了情绪，使整个人变得悲观、负向、缺乏动力，也就是所谓的"职业倦怠"。

（2）干预：

①重构：小吴在无法离开的情况下，对目前生活的城市非常排斥，总是抱怨。咨询师用重构的方式让他发现这座城市的就业机会比较多，为其提供了保险系数比较高、并很难被替代的工作，可以让他养家糊口。同时，这座城市还让小吴积累丰富的人脉资源和工作经验，增长了见识，为以后更好地发展提供了必要条件。

②动机面询：小吴在压力大于动力的情况下，整个人的情绪比

较负向，失去了奋斗的精神。咨询师用动机面询的方式，挖掘他的内在动力，询问小吴是否有孩子，这座城市为孩子提供的教育要比其他二、三线城市好很多，所以，在目前不能离开的情况下，作为家长的小吴，为了孩子的未来也会愿意继续努力奋斗。

③例外：小吴1周工作7天，无法想起能让自己感到放松的事情，导致咨询师没能通过问询的方式找到可以让他感到放松的例外。所以为了寻找让他有效放松的例外，建议他每天记录自己的情绪状态，心情好和不好时分别做了什么事情，至少记录2个月，最好是6个月，之后与咨询师讨论记录结果。

④量尺：咨询师建议小吴将自己每天的心情做记录时，为了便于以后有效的分析记录报告，采用量尺的办法，将情绪最糟糕、身心俱疲的状态记为10分，最放松、开心的状态记为0分，这样以后可以让他重复去做能使他的心情在5分以下的事情。

⑤正向鼓励：小吴目前的状态比较消极，咨询师充分挖掘他的正向资源，并给予鼓励，让他意识到自己在年龄、工作能力和经验上都有足够的能力应对目前的困扰。

STEP 2
"头疼"跟工作情绪也有关

当情绪出现问题，靠自己似乎难以控制时，可以去找一下情绪变化与工作、生活的关系：情绪不好，与工作变化有关系吗？有时间上的先后顺序吗？过去有过这种情绪波动吗？自己属于怎样的个性？情绪波动与个性有直接关系吗？

■ 这事令我"头疼"——这是不良情绪的"躯体化"表现

曾有个不到 25 岁的女孩找我们咨询，她到 X 国（某发达国家）留学，大学刚毕业，护理专业，准备移民。父亲已去世，母亲在国内事业单位工作。

2015 年，女孩在医院实习，出现头疼症状，一出门就头疼；焦虑，担心错过公交车，害怕迟到，没有意识地容易紧张；在与人交往时，比较敏感，总觉得有人针对自己；感到自己总是高兴不起来。

相关咨询实录

咨询师：你好，请讲讲你的困扰吧。

女留学生：我觉得自己心理没什么问题，但是总觉得头疼，一上学就头疼，偶尔出门玩也会头疼。一开始的症状就像受凉了一样，但是大夏天我即便穿两件衣服，只要上课还是会头疼，我也不知道为什么。所以我家人觉得我心理可能有点什么问题。

咨询师：同样的天气，如果是去看电影呢？

女留学生：看电影有时候也会头疼，有时候只要出门就会头疼。我好像特别担心坐公交车这样的事，特别紧张，反复要查那个时间表，精确到哪一分钟出门，才不会错过那个公交车；如果有人让我帮忙买东西，我得反复计划，今天什么时候去，明天什么时候去，感觉特别紧张，恨不得现在立马把这件事办完，一直在特别矛盾的情绪里面。

咨询师：假如做个比较，你出去跟朋友、同学聚会，偶尔也会出现头疼，跟让你上学相比，哪个更容易头疼呢？

女留学生：上学，上学那个概率更大一些。

咨询师：疼的时候，每个学科都是均等的头疼吗？一进校门就头疼，还是学到某个特别难的专业、不喜欢的科目更头疼，有这样的区别吗？

女留学生：没有，从2014年实习开始以后，只要接触和工作、学习有关的东西就要头疼了，这里指的是必须去工作单位或者必须进学校里面。比如说来到这边以后，我要上语言课之类的，我发现早上去的时候还没什么事，只要过了中午的点儿就开始头疼了。我觉得自己就是上学盼放学，出门盼回家。

咨询师：你是不喜欢上学这件事，还是不喜欢工作，还是做任何事都头疼，只要在家里待着看电视就好，是这样的吗？

女留学生：也不是，如果偶尔出来玩儿，头疼频率也不会那么高。但我只要上学的话，即使一开始没有很紧张的症状，后来也会连着好几天头疼，每星期前几天都要头疼，所以我就变成了一想到上学就先担心今天会不会头疼，我在网上查资料说精神紧张会让人头疼，我就强迫自己放松放松，大早上起来就开始强迫自己放松，但还是会头疼。

咨询师：除了头疼还有别的问题吗？胃疼不疼？其他地方疼不疼？

女留学生：不疼，我就觉得头疼。

咨询师：你肯定是看过医生了？

女留学生：让我家人问了一些医生，他们觉得也不会是器质性病变，都觉得我是神经性紧张或者是跟心情有关系。在我心里面就没有什么值得高兴的事，特别紧张。尤其最近一段时间，我觉得一点高兴的事都没有，根本不知道什么值得高兴，因为一上学就头疼，不上学也没什么值得高兴的。

咨询师：这不矛盾了吗？上学了不高兴，头疼，不上学也不高兴，出门也不高兴，你这个年龄应该是做什么都高兴的时候，你什么时候有这种做什么都不高兴感觉的？

女留学生：从 2014 年来到这儿以后，我觉得干什么都不太高兴。

咨询师：你没出国之前并没有这些问题，是吗？

女留学生：没有这么明显。我脾气一直就是比较暴躁，但是也比较开朗，特别容易生气，但是好得也很快，三五分钟脾气就过去了，也不记仇，开心不开心三五分钟就过了。因为一开始我学的是护理，需要去医院实习，而我家人就是在我实习的那个科室去世的，每天在那儿工作，情绪比较压抑。有一段时间在 ICU 工作的时候，也是每天都会头疼，从那以后就开始特别频繁的头疼。

咨询师：护理这个专业听起来是你不太喜欢的专业？

女留学生：中国的好多家庭不都是这样吗？哪有你喜欢不喜欢，哪个好找工作家人就让你选哪个，不存在喜欢不喜欢。

咨询师：看起来学医这件事让你难受，跟别人打交道也难受，工作和学习都难受，凡是跟学医有关的都难受，是吗？

女留学生：差不多是这样。

咨询师：父母让你学医学专业的原因是他们是医学专业的，从事跟医疗有关的工作吗？

女留学生：对。

咨询师：你是家里唯一的小孩吗？

女留学生：是。

咨询师：很明显是父母让你学的这东西，你没接受，到现在还有这些情绪，你到了国外，想做什么呢？

女留学生：到国外在我看来未来都是遥遥无期，我每天烦恼很多，乱七八糟地想很多，想未来怎么办，来到这儿一点目标都没有，不知道要做什么。想先拿到绿卡能留下再想下一步，有点像科学模拟实验一样，每天无数遍地演练，无数遍地想、推测到底会怎样。所以我没有什么值得高兴的事，只要一想到这些，眼前都是困难。

同学之间都是各个国家的，文化背景也不太一样，这种文化之间的差异很难融合进去。在国内不管怎样，还有很多朋友，没事还能出来玩儿，但是在这儿以后，我就不想出门，觉得出门也没什么可做的，也不想和别人说话，别人如果愿意和我聊，我很乐意和别人说，如果别人没有这个情绪，我就压根就不想提。

咨询师：很明显到了国外跟国内相比，症状还有质的变化，又加重了，没有变轻，是吗？

女留学生：有点。

■ 趋利避害，不跟自己过不去

做不喜欢或不擅长的事，许多人就会出现情绪问题。这个案例非常典型，还体现了明显的"躯体化"。

我们看到女孩的"头疼"在很大程度上缘于她不喜欢护理的工作，既然那么痛苦，那就趋利避害，好在护理医院里有很多岗位需要不同的护士。因此咨询师跟女孩讨论了如何利用原有的资源和学历，找到自己能接受的工作岗位，避免"头疼"。

咨询师：你学习的事情很快就过去了，以后可以不学了，看上去能坚持到大学毕业，因为你不是学不明白，而是学习让你难受。即便学完了这件事情，工作你也不喜欢，我想了解的是如果让你自由选择的话，你愿意做什么样的工作？

女留学生：让我自己选择？

咨询师：随便做哪类工作，能接受的？没有吗？

女留学生：只要不是服务性行业，比如当个护士或服务员，其他的还是可以的，我做不了服务业这种工作，我当时当护士的时候，进医院之前我家人千叮咛万嘱咐，让我千万不要和病人家属冲突，他们觉得我这种性格伺候不了别人。

咨询师：采血呢？检验科。

女留学生：那个可以，只要不天天伺候他们。

咨询师：医学专业这一点是好的，可以做各种不同的工作，伺候人的工作是临床，你不去临床就可以了。辅助科室也有很多地方需要护士，不用跟人打交道，只需要跟病人的血管打交道，不用说话。你父母有类似的问题吗？发脾气、焦虑，也需要看心理医生，有这样的病史吗？

女留学生：没有，但是我家人好像遗传，从我爷爷开始，我们一家人都是这样，脾气特别暴躁。比如说，你现在告诉我一个事情，把我惹急了，你可能只说了两句话，我的火立马就起来了，把脾气发出去了，过两分钟又好了。

咨询师：不刺激你的时候没有事，不会自己坐那突然发脾气，必须别人刺激你，对吗？

女留学生：别人不刺激我，我也没那么多事，不发脾气。以前有过一次这样的经历，给我印象特别深刻，我在玩电脑，我妈在我旁边吃方便面，那个干脆面会有那种嘎巴嘎巴的声音，她拿着方便面在我身边不到两分钟，我的火立马就起来了，但她是我妈，我又不能发火，只能压住火。然后我就很尴尬地在那儿笑，把火压过去，当时心里面特别难受，特别憋得慌。到现在有的时候也是，谁要在我面前吃饭吧唧嘴，我火腾地一下就起来了，根本压制不住的感觉。有时候不是别人言语刺激你，行为触及我，我就要发脾气，心里会想说"天啊，你有病吧"。

咨询师：听起来不像女孩子，像男孩子。出去后慢慢就能适应了，你的适应比较慢。1 个星期有 7 天，不可能天天都是这种沾火就着的状态，有没有某些天好一点呢？或者 1 个月 30 天，哪些天好一点？

女留学生：你是说头疼？还是发脾气？

咨询师：爱发脾气，头疼都算在内。

女留学生：我感觉如果不工作就不发脾气，如果处于学习或者工作当中，我感觉我的心里或者精神处于比较紧张的状态，那种状态下，我属于那种弦绷得比较紧，谁轻轻地碰一下我都会受不了，就发脾气。我在放松状态还好一点，大部分时间我是不发脾气的。

咨询师：是一种自燃状态，不点火自己就着，一点火肯定着了？

女留学生：对，一般情况下，很少发火，除非谁真的惹着我了。我这个人真的是"你敬我一尺，我敬你一丈"，你对我好，我绝对会对你好，你如果对我有一点不满，我肯定加倍奉还。

■ "生物—心理—社会整合" 的帮助，让人恢复正常

当职场人的情绪出现自己不可控的问题，首先可以想想这些状况与工作、生活的关系，接着可以寻求专业人士的帮助，一起理一理，了解自身到底怎么了，趋利避害地选择职业发展路径，更重要的是，从生物—心理—社会整合三方面获取更综合的帮助，其中，生物包括用药、运动、音乐等能调节我们身体机能的方式，心理则包括各种缓解焦虑、寻求更好的应对方式的疗法，社会指的是如何用好各种社会资源和支持。

咨询师：好的，我了解了。你平时有喜欢什么体育运动吗？

女留学生：之前有跑步或者做个瑜伽，我坚持过半年多的时间，但那段时间我没有一次头疼过。

咨询师：那非常好，你说瑜伽还是跑步？

女留学生：每天都跑步，一天跑七八千米，一次都没有头疼过。

咨询师：那非常好，为什么不做了呢？

女留学生：后来实习了，没有时间了。

咨询师：那可以在家里用跑步机，不能出去跑就在家里跑，看来运动效果非常好。有什么音乐能使你放松吗？有没有某种音乐能使你放松下来，让头不疼呢？

女留学生：没有吧，一般头疼的时候吃药了。

咨询师：没试过，不知道有没有这样的音乐，对吗？

女留学生：对。

咨询师：现在学的专业还有多长时间能够毕业，可以开始找工作？

女留学生：还有差不多1年吧。

咨询师：去掉节假日，最多也就10个月了，是吗？

女留学生：差不多吧。

咨询师：今天要跟我讨论什么问题呢？

女留学生：不知道怎么缓解我这种紧张情绪，我头疼可能和我紧张或者精神压抑有关系。我感觉自己好像有一点神经病或者神经质，特别担心别人不喜欢我，担心别人对我有意见，我受不了别人对我态度冷淡。好像总是疑神疑鬼的，经常觉得别人是不是不喜欢我。

比如今天我们在一个组里学习，你没有跟我说话或者没有跟我打招呼，我就怀疑你是不是对我有意见，但这种情绪过去很快，会不会是这样的情绪让我感觉精神紧张，感到头疼。因为我真的特别不开心，没有什么可开心的事。

咨询师：大部分病人跟你一样，第一，想知道自己得了什么病，这个病怎么来的；第二，怎么治疗它，预后如何？看来你也是这样的困惑，对吗？

女留学生：嗯。

咨询师：我们先说你是什么问题，第一，毫无疑问，你的问题有遗传因素，你刚才说的那个控制不了自己的冲动，我们叫冲动控制障碍。这个障碍与躁狂区别在哪儿呢？躁狂的人是没人惹自己就会躁狂发作；你是有人惹你才会发作，说明是冲动控制不好。

第二，还有一组症状，明显都与焦虑有关，表现为你的自信心不强，没有安全感，与人处不好关系，担心冒犯别人，别人交代你的事恨不得马上做完，做不完就焦虑、纠结。

第三，你还有适应的问题。国内有朋友，有家人可以倾诉，在国外有语言和文化的问题，学的也是"伺候人"的服务专业，这些都放在一起让你觉得没路可走了，时间一长，人就会变得抑郁。焦虑的人时间长了大部分都会抑郁，你现在慢慢开始出现抑郁情绪了，高兴不起来。

这三组症状搁到一块归根结底是焦虑障碍，也就是你的基础疾病是焦虑障碍。根据美国DSM-5的诊断标准，200多种精神障碍里面，你这个属于最轻的一种。焦虑障碍会使人变得适应不良，你到了国外有明显的适应不良。焦虑经常使人有三种躯体上的症状，头疼、胃疼、心脏跳得快，长期焦虑会让这些器官变得敏感，只是出国之前没人给你诊断，但你的家长猜对了，你真的是有心理问题，只不过得的是发病率最高的、最常见的焦虑障碍。同时你的那些冲动控制和适应的问题都是因为焦虑基础很高，你们是属于高焦虑状态的家庭，从你爷爷开始。

女留学生：嗯。

咨询师：的确有疾病是坏消息，好消息是你的疾病非常好治。生物学治疗上，运动是针对焦虑最有效果的方法之一，过去你坚持跑步时效果非常好，从现在开始必须得恢复跑步。有时间就去外面跑，没时间在家里买个跑步机跑，运动能使你的焦虑降低，你的那些症状都会随之明显缓解甚至消失。音乐也能起到这种作用，前提是你得爱听音乐，听你喜欢的音乐。

心理咨询上，从认知上调整自己，知道自己的病是怎么来的，这些症状都是因为有焦虑障碍，所以你总是头疼，抑郁也是继发的。国外并不是那么难生活，只要能坚持住，明年毕业后就好了。把工作和娱乐分开，工作是为了挣钱养活自己，有了钱可以去做那些喜欢的事。这样一想就不觉得苦了，好像很快熬出头了。如果你认为学习是服刑的话，这样想就变成"有期徒刑"了，不是"无期徒刑"，最多再有10个月就好了，这样调整自己。

如果在单位怎么办呢？那就学会正念减压，就像和尚打禅似的，这个办法降低焦虑也非常好。坚持每天3次打禅，每次10分钟左右，集中精力想些愉快的事。如果实在烦躁得受不了，就拿一个葡萄干放在嘴里头，拿舌头尖数葡萄干的褶皱，一遍一遍数，分散注意力，数10分钟后脑子就清醒了。有时候葡萄干不好使，就出去数草，走一圈回来，或者看蓝天白云数云彩，发现每朵云彩都不一样，数的过程中就不注意这些烦的事了，这样能让脑子静下来。认知行为疗法（CBT）和焦虑、正念都是你这种轻到中度的焦虑非常有效的办法，你现在的情况是轻到中度，不用吃药就可以解决。

女留学生：嗯。

咨询师：如果你这么焦虑，这么容易发脾气，跟人相处困难，尽量不做这些服务性又经常与人接触的工作。你上学都困难，毕业后参加工作，万一经常跟家属起冲突，在国外还经常被投诉，还有语言的问题，岂不更麻烦？类似情况下，你选那些辅助科室应该好一些，比如手术室里的器械护士，不说话，专门递工具，能识别这些器械就完了。

或者做检验科的护士、做采血的护士，直接上去就扎针，一般都会给你笑脸，怕你扎得疼嘛，这些工作人际交往比较少，几乎不说话，这是我们医学这个行业非常好的地方。有个护士在我们团队工作，她是不能跟人面对面打交道，但这个人有个天赋，说话声音非常好听，电话里听她声音让人感觉充满激情，长得挺漂亮，但她不接触患者。我们给患者开完药，一周以后要问怎么样，药吃没吃、有没有副作用，她负责电话回访的工作，效果非常好。她找到这个工作非常高兴，每天面对面与人对话的时间，早中晚加起来最多15分钟，其余时间都是在电话里的沟通，一天打二三十个电话。她觉得幸福得不得了。原来她非常发愁工作，不喜欢跟人打交道。

我还有一个同事，不愿意跟病人建立长久的关系，总爱跟陌生人打交道，不想深入了解，但她体力非常好，非常男性化，最后选择去救护车上当护士了，效果特别好。她有强烈的焦虑，每天搬各种病人，能降低她的焦虑，也不感到累。她比其他人更努力工作，后来成为优秀护士。第一年下来就加了20%的薪金，她说自己闲下来病就会加重，所以这是很好的选择。

还有专门在太平间处理尸体的护士，什么工作都有。我觉得你这个专业特别好，比较容易移民，还能找到各种刚才提到的适合你的工作。所以，接下来就从生物—心理—社会整合的角度全方位干预，焦虑很快就会降低了，也不用吃镇痛药了，三方面都干预完还不好，再考虑用药，这样效果就会比较好，听清楚了吗？

女留学生：嗯。

咨询师：尽快恢复锻炼，锻炼一定要保证频率和强度，至少保证每天10～15分钟的锻炼时间，因为这是你的治疗手段，有没有时间都要去做，相当于是吃药，不能嫌麻烦。

心理咨询就是知道自己是怎么回事。明年毕业后你就不用上学了，毕业前抓紧准备材料，找类似能够规避人和人之间直接交往的科室，一劳永逸地解决问题。你这个专业很容易移民，也能找到一份安定的工作。如果从现在开始不做跟医疗行业完全有关的工作，代价太大了。毕竟专业不错，里面有父母的期待和你自己这么长时间的付出，只是因为某些缺陷就完全放弃太遗憾了，投资回报率太低了。可以选一个自己不烦的、不抵触的工作。

如果再继续愤恨地工作，对生活充满抱怨，最后就变得抑郁了，那就不值了，会影响以后的生活，影响收入、事业上的成就感，影响成家立业，因为这些都跟你快乐的心情有关系。父母的焦虑转到你身上，你再转到下一代身上就不划算了，一定把这个都调整好。这样清楚吗？

女留学生：我觉得还可以。

咨询师：这就是讲你的病是什么问题，该怎么治疗，从生物—心理—社会整合的角度来做。你得的这个病本身不是很严重的病，很好治，把它治好了，就跟正常人一样，既不影响你的生活，也不影响你的事业，也不影响你的未来。但如果处理不好这件事，积累到一定的时候就麻烦了，不但是专业做不下去了，心理的压力就会转换成躯体的症状，很可能每天都生活在抱怨和怨恨中，容易发脾气。

首先得了解你自己是什么问题，再配合生物、心理的咨询，社会资源在毕业的时候匹配一下，这样就逐渐变得好了。这样清楚吧？

女留学生：清楚。

咨询师：好的，你回去试一下，先从运动开始，之后我们再复诊一下看看有什么变化，到明年毕业以后就会好，等于把最大的压力去掉了。首先得有意识地去做，不能被动地等，整天生活在这种不想出门的状态就不正常了。你这个年龄应该是青春活力、魅力四射的状态，把心理调整好了，你的那些问题就都过去了。我们把你的情况叫美丽的困扰，家里经济条件比较好，可以到海外来留学，从事的专业是国外需要的，工作就业率比较高，未来可以衣食无忧，这些都非常好。如果没有健康这些就没有意义了，身心健康后面这些东西才变得有意义，你才能够心情愉快地去生活。这样清楚吗？

　　女孩一来就说自己的困扰是头疼，我们不知道是真的是头疼还是心理疾病躯体化，概念化以后发现这是焦虑带来的，这毫无疑问是转换症状，压力大就出现这些症状，在家里就好一些；她告诉我们，"一沾火就着"，爱发脾气，有冲动控制的问题，并且有家族史；最后发现她还有适应的问题，到了国外比在国内还重。她达到了广泛性焦虑障碍（GAD）的诊断标准，轻度到中度，并且继发了抑郁症状。

　　这就是为什么要让小孩自己选择想做的事情。一定不能是父母说的哪个好找工作就让孩子干哪个，不考虑她个人的喜好，就容易出问题。父母当然不知道这样的做法能把孩子弄出心理疾病。小孩学了父母让学的专业，长大后要看精神科医生当然不值得。可怜天下父母心，我们为什么要在高三、大四的孩子中做这方面咨询，目的就是预防出现这种事。

　　关于治疗，同样是生物—心理—社会整合的综合干预。生物上恢复体育运动，之前做过效果非常好，可以继续。心理上用认知行为疗法（CBT）调整认知，头再疼的话，还可用正念分散注意力。社会资源方面，不能放弃现在的专业，否则之前就白投资了，但也不能这样下去，以后工作很容易与病人吵起来，那就给她提供一个出路，同样是护士，还有其他很多适合她的选择。

　　实际上，不仅是这个女孩，另外还有许多遭遇情绪问题的年轻人的学业、职业表现已受到严重影响，他们最痛苦的是感到"治不好"。其实，"情绪病"并非绝症，但需要系统地整合治疗。

STEP 3
选择与个性不冲突的职业

当情绪问题与职场困扰交织时，可能给人带来严重损伤，但若是深入了解自己的模式，得到新的启示，就可能趋利避害，尽快回到健康正轨。

■ 有焦虑，及时引起警惕

一个 24 岁的女孩来求助。她未婚，职业是教师，多年来一直有严重的焦虑。

相关咨询实录

咨询师：好的，讲讲你的困扰吧！

女教师：其实就是没有安全感，容易反复检查。

咨询师：这个毛病有多长时间了？

女教师：如果追根溯源的话应该很长时间了，有 10 年吧。

咨询师：这么长时间了。

女教师：嗯，一开始有苗头，随着时间的推移，应该是略微有点变化，但还是一个问题，之前是影响学习，后来影响工作。

咨询师：还影响什么？

女教师：还影响生活，感到困扰吧，觉得很麻烦。比如说，去买东西，别人可能很快，效率比较高，我来回反复，会慢很多，耽误很多时间，效率比较低。

咨询师：来回反复干什么呢？难以做决定买不买吗？

女教师：选择东西难以做决定，在街上走的话也会重复，已经走过去了，还得返回去再走一遍。

咨询师：这些症状有 10 年了？

女教师：这个没有 10 年，一开始不是这种情况，是同一个问题，细节表现方面有些变化。

咨询师：总的来说是越来越重了，还是越来越轻了？

女教师：感觉是重了。

咨询师：这期间你做什么了吗？做点什么让它改善改善。

女教师：上学的时候做得比较多，怕影响学习，有吃药，但那时候只有一个效果，特别困。

咨询师：吃了药以后困，还是什么情况？

女教师：吃了药以后困。

咨询师：知道那个药叫什么名吗？

女教师：黛力新。

咨询师：黛力新是合剂，是抗精神分裂的药物加上三环类抗焦虑、抗抑郁药，这个药吃了比较困，吃了多长时间呢？

女教师：有 2 年，但有时候会忘，中间可能停过，高中那时候吃的。

咨询师：现在呢，已经大学毕业了？

女教师：参加工作了。

咨询师：现在吃的舍曲林跟黛力新比起来副作用少一点？

女教师：是，副作用小。那时候动不了，动一下就会特别累，完全不能跑操，特别困，整天困，还有一个副作用，睡觉打呼噜。

咨询师：睡得比较沉，是吧？

女教师：对，睡得特别死。

咨询师：现在住院这段时间，感觉在变好？

女教师：对。

咨询师：这次为什么来住院呢？这 10 年的病，有什么新的变化，让你觉得需要住院呢？

女教师：其实就是在路上来回走，觉得很麻烦，想改善一下。

咨询师：但是住院怎么能改善这个问题呢？因为病房的路比较短，这样就不用走了？

女教师：不是，是家里的意愿，认为住院能够根除或者改善。

咨询师：为什么认为住院能够改善你的症状呢？

女教师：因为心理方面的辅导对我更有利。

咨询师：对的，在住院以后，最近有接受辅导吗？

女教师：没有。

咨询师：你有兄弟姐妹吗？

女教师：有。

咨询师：有几个兄弟姐妹？

女教师：有一个妹妹。

咨询师：妹妹有这毛病吗？

女教师：没有。

咨询师：有爱焦虑、爱想事、爱干净这类表现吗？

女教师：她没有，就是不爱说话。

咨询师：你们家还有谁有这类的毛病，需要吃精神活性药物，需要看医生的？

女教师：父亲好像有一点，也没有吃过药。

咨询师：他什么毛病？

女教师：洁癖。

咨询师：洁癖到什么程度？

女教师：小时候硬币不直接给我们，洗完了之后给，纸钱从来不给，嫌脏；回到家必须换衣服或者换鞋，外边的人来了之后坐过的地方就把垫子洗了，走过的地方肯定得擦一遍；不洗澡、不换衣服的话不会往床上躺，喝醉了也不会躺，专门买了一个椅子喝醉了就躺那儿。

咨询师：听起来是洁癖了。妈妈有这些问题吗？

女教师：没有。

咨询师：爸爸没有用药，也没有耽误工作？

女教师：没有耽误工作，一直都在上班，从来没有就诊和吃药。

咨询师：1周7天里，有没有哪天，你的症状相对好一些？

女教师：每天都觉得差不多，我在家待着1周不出门没有什么问题，一出门到外边的环境，就没有安全感，容易有这些问题。

咨询师：你喜欢体育锻炼吗？比如排球、羽毛球。

女教师：没有特别喜欢，但也不讨厌。

咨询师：游泳、打完球之后出一身汗，觉得这一天会相对好一点吗？

女教师：我觉得减肥了。

咨询师：整天担心这些事，一般都是心宽体胖，你应该瘦才对，你胖吗？

女教师：没有多胖，家里人总说我胖。

咨询师：跟你的身高比呢？你觉得比例比较匀称吗，还是胖一些？

女教师：稍微有点胖。

咨询师：这么焦虑影响睡觉吗？

女教师：最近在家熬夜比较多，看电视剧看得比较晚，睡得比较晚。

咨询师：总的来讲不影响你睡觉？

女教师：基本上影响比较小，除非是睡觉前想了特别麻烦的事，没想开会有影响，一般情况下影响比较小。

咨询师：食欲还好？

女教师：吃完药之后觉得食欲有点下降。

咨询师：那不是坏事，你不是想减肥吗？

女教师：但是得看胃会不会受影响，不然晚上就不吃饭了。

咨询师：适当吃点儿，至少喝点牛奶，不能空腹。

女教师：嗯，所以必须得吃，又不想吃。

这个女孩的焦虑延续多年，但在治疗方面似乎有点问题。许多"原生态"患者往往是从小就出现症状，但是没有被筛选出来，更谈不上科学干预。

因此，我们经常看到中小学就出现问题的孩子直接"闯关"来到大学，之所以说"闯关"，是因为他们的精神、心理问题根本没得到关注，就稀里糊涂到了大学，大学老师发现学生不对劲后，有时会推荐到学校心理咨询室，让他们得到一些帮助。但是这些大学老师压力很大，因为家长们会吵闹：我的孩子健康地上大学，怎么被你们搞出病来啦?!

当然，也有很多学生在大学也没被筛查、干预，也有发病的到精神专科看病了，却并没有"看好病"，接着又来到了工作岗位，一路闯进员工心理援助计划（EAP）系统，可惜并不是所有公司都购买了员工心理援助计划服务，目前只有经营和福利都比较好的公司才会购买。

像以上案例，女孩这 10 年来都没得到准确的治疗，更没有得到"生物—心理—社会整合"干预。

而只有对年轻人的精神心理问题早期发现、早期干预，将用药和心理咨询相结合，才可能有持续的效果，也不容易复发。这就需要从全社会层面普及精神卫生知识，帮助家长、老师懂得基本的"异常"与"正常"的区别，及时引导孩子寻求帮助，而不让那么多障碍都显得像"原生态"——从未被发现，从不被干预，自由地野蛮生长，剥夺孩子的健康幸福。

■ 避开给自己带来痛苦的职业

有情绪问题的人必须"趋利避害"，不做令自己感到挑战太大的工作。这位 24 岁的女教师跟人打交道就焦虑，是否可以找到其他不与人接触的工作？

咨询师：用药是一段时间，慢慢就会好。你现在做什么工作的？

女教师：我在事业单位待了两年。

咨询师：现在做什么工作？

女教师：今年上学期去教学了。

咨询师：当老师了？

女教师：对。

咨询师：这就是未来的工作，还是临时的工作？

女教师：这个是临时的，我就想锻炼一下自己。

咨询师：去了之后感觉有压力吗？

女教师：有。

咨询师：压力大？

女教师：压力来自于怕老师们来听课。

咨询师：怕外面人来检查，而你万一做不好？

女教师：对，比如说一堆老师来听课，我就不敢在人前去展现自己。

咨询师：这一段时间结束了，回来以后你要找什么样的工作，有想法吗？

女教师：还是事业单位这方面的。

咨询师：你上大学学什么专业的？

女教师：财务。

咨询师：能找到财务的工作，不需要经常跟人打交道，这些工作好找吗？

女教师：工作好找，但是我可能不从事这个。

咨询师：不愿意从事？

女教师：不是，还不太清楚，可能找事业单位工作的概率大一些。

咨询师：经常跟熟人打交道，较少跟陌生人打交道，这种工作能找到吗？

女教师：这种我也不知道，我不知道什么样的工作符合这种情况。

咨询师：好的。你今天主要想跟我讨论什么问题？

女教师：我这种情况应该怎么去改善，特别缺乏安全感，我应该怎么做，慢慢去缓解。

咨询师：好的。

女教师：想去相信别人，还有怎么让自己注意力集中，上学的时候特别想集中，反而控制不了，挺困扰的。

咨询师：好的，还有吗？

女教师：检查这方面，其实我觉得我是不相信自己的判断，有时候我会去思考，科学地判断，告诉自己这不用检查，但是心里就是觉得不安，不去检查心里就不安。尤其是最后一次，比方说，跟一个人接触最后一次或者拿这个东西最后一次，不知道该怎么放下，担心这个东西再也检查不了，不知道该怎么做了，特别的不安。

咨询师：这些说来说去都是同一回事。

女教师：对。

咨询师：我替你说一下，大概你想知道自己是什么病，哪里来的，怎么治疗才能有效，预后如何，这样对吗？

女教师：对。

咨询师：第一，毫无疑问，你这个病有明显的遗传因素，跟父亲是相关的疾病，但不完全一样。你的父亲听起来像是强迫症，你不是强迫症，是焦虑障碍，广泛性焦虑障碍。过去认为强迫症和焦虑障碍是一类病，现在认为它们相关，但不完全一样，因为大脑用的神经环路不太一样，都是跟焦虑有关。强迫症的患者一般有三大主题，你父亲强迫的表现也是三大主题之一，都是跟健康卫生有关系。因为有遗传因素，所以你在很年轻的时候就有了症状表现。

除此之外，有的时候还跟你的成长环境有关。比如，家里父亲总是担心，经常提醒你注意，别把脏东西带进来，天天这样被训练的小孩，长大以后，小孩的焦虑水平容易比较高，慢慢变成了广泛性焦虑障碍。为什么说你不是强迫症为主的疾病呢？因为你的症状表现没有特定化，没有特定为某一种，如果特定的只是跟健康有关，或者跟对称有关，或者跟宗教有关，这些都是强迫症的表现。而你是什么都担心，这种情况和强迫症是相关的一类病，不是一模一样的。

女教师：嗯。

咨询师：第二，说到预后，父亲那个病相对更不好治，因为损害的功能高度选择，都局限在跟健康有关的事情上，但是其他的表现相对就会少。你没有特定的表现，往往是什么事都担心，但是中间有强迫行为，在往那个方向发展，同时还泛化。这还跟男女有关系，因为女人往往担心的事情多、杂，没有特定某一方面受损，而是基本都受损。比如，我的东西是不是有问题，门是不是没锁好，讲课是不是有问题等。这是广泛性焦虑障碍的表现，如果不干预的话，未来逐渐发展，就会共病强迫症。你是焦虑为主，伴有强迫行为，需要及时干预，防止它继续发展。

女教师：嗯。

咨询师：第三，关于治疗，需要生物—心理—社会整合综合干预。

其一，从生物学角度治疗这类的病，尤其广泛性焦虑这类的病，运动和音乐疗法是有效的方法。一定得做一种运动，不管是什么运动，比如爬山、打球，都可以使焦虑水平降低40％，焦虑一旦降低了，这些表现自然就减轻了，同时还能够减肥。听音乐也能起到这个作用，选择自己喜欢的音乐，能让你放松的就可以。

药物治疗上，首选就是现在用的舍曲林，选择性五羟色胺再摄取抑制剂（SSRI）类，选择性五羟色胺再摄取抑制剂。一般不能用黛力新，那都是大内科医生、心血管医生在用的药，那个药非常强烈，抗精神分裂加上三环类抗焦虑药，副作用很大，是老的药。后来发现舍曲林这类的药是更好的，用这类的药治疗你的焦虑。现在的胃肠道反应经过几个月慢慢就会消失了，刚开始吃药需要一段时间适应，还跟剂量有关系，逐渐就会适应。

其二，你刚才谈到感觉自己总是缺乏安全感，恰恰说明你是焦虑。你自己都感觉到需要心理咨询，这是对的，而且是用认知行为疗法来干预。通过调整你的认知来使焦虑减轻，告诉你这个病怎么来的，怎么治才能好，最坏的结局大不了得了强迫症，现在还没有到那个程度，这样你就容易对疾病有个客观的认识。

我们得知道，因为这个病，脑子里总是夸大事情的风险，我不在路上多看几眼，万一路上掉了呢；别人来听课，万一老师笑话我呢；正常查一次、两次就可以了，而你却需要不断地检查。在认知上不断告诉自己，这是脑内的病，夸大了潜在的风险，不管别人笑话你的风险还是安全的风险，都是夸大，都是因为不安全感带来的。

要用认知行为疗法。找个医生经常纠正你这些认知方面的扭曲、错误，逐渐就会好一些。这病不需要住院，用认知行为疗法可以治疗。住院的好处是集中把药物调好，同时跟医生试一试怎么做认知行为疗法。你的病已经10年了，未来还会有几十年，不会完全治愈，但可以减轻到跟正常人基本一样地生活。你爸爸的强迫行为那么严重都没有问题，不影响学习、生活、成家立业，你也不会。

女教师：嗯，好。

咨询师：其三，社会的干预指的是你这么容易焦虑，选择什么样的工作比较好？类似情况下，两类工作比较好，第一类是不常跟人打交道的工作，比如财会，整天看数字就好了。第二类，做质检，比如检查生产线上的东西是不是质量过关，很多人看一遍就烦了，你看 10 遍都不烦。比如，在单位里负责检查门窗、检查安全有关系的岗位。这类工作，你容易做得比正常人好 5 倍以上，很容易变成最优秀的人，别人糊弄，你绝对不会糊弄。很多类似的病人选择做质量检查或者做财会，当然，当你把病改善了，治疗好了，很多工作都可以做。

所以，生物学治疗指的是药物干预、运动和音乐疗法。心理咨询方面，是用认知行为疗法或者正念疗法。正念疗法指的是像和尚打禅一样，每天早、中、晚各 15～20 分钟，脑子慢慢静下来，学会放松。社会学干预就是找质检类的工作，或是不和很多人打交道的工作，不是每天都有变化的工作，基本上都是日常规范，一遍又一遍地做。因为焦虑，容易夸大风险，需要重复做的工作，你做起来更好。

这是生物—心理—社会整合的干预手段，这样做好了，你就可以面对生活。这个病一般不会突然变重，最惨的结局是得了强迫症，不会比它还重，但如果不治疗的话，就可能严重。现在看起来你的泛化大于特定，我们把它制止住，基本上可以和正常人一样生活。这样讲清楚吗？

女教师：嗯，我想问一下，音乐疗法能具体一点吗？听哪种音乐？

咨询师：选一种你喜欢，让你放松的音乐。每天平均至少 15～20 分钟，15 分钟以下没有治疗作用，这是用生物学手段让你的焦虑水平降低，任何使你放松的音乐都可以。

女教师：嗯。

咨询师：类似打禅的正念疗法也是一样，坐在那 10～15 分钟，脑子里想别的东西，不想和安全有关的事情。还有人吃葡萄干的时候，数葡萄干上有多少个褶，或者在外面的草坪上数草，数几遍回来，这15分钟里脑子就静下来了，焦虑就降低了。正念很像冥想，不管数草，还是数葡萄干上的褶，目的是让脑子集中在当下这件事上，而不是整天担心，相当于和尚的打禅。

一个犹太人关注印度的和尚为什么打禅之后能够很静、不焦虑，后来发现这种方法。数地上的草，数天上的白云，数表针，数其他的东西，这些相当于做正念，而不是打禅，但效果是一样的。选一个能使你放松的方法，不需要都做，比如说，我下班的路上很疲劳，爱听×××的歌，听40分钟脑子就静下来了。生物上选择你喜欢的运动、喜欢的音乐使你放松，认知上知道自己的病是怎么来的，有意识地调整，社会资源上选一个适合自己，不让你那么焦虑的工作。这三方面综合到一起，就会有显著的变化。这样清楚吗？

女教师：好的。

咨询师：还有别的问题吗？

女教师：按照你刚才说的这些去做就可以，是吗？

咨询师：对，这些都做完了之后，你的焦虑能降低40%，其他的症状就都会减轻，不安全感会减少，吃得饱睡得着，你也不会那么敏感了。现在用药是先把症状控制住，因为泛化的太多了，已经超过了中度，不能够只靠心理咨询来做了。把刚才讨论的方法多管齐下，系统地治疗，几个月下来整个焦虑水平降低了，后面这些症状也都会减轻了。

女教师：怎么样能集中注意呢？

咨询师：你的注意力不集中是因为焦虑水平太高，焦虑水平降低的时候注意力自然就集中了。脑子里特别焦虑、担心一些事情的时候，怎么能集中注意力呢？焦虑是特别耗能的过程，焦虑减轻了，其他症状自然会随之变轻了，注意力自然就集中起来了。

■ 学一些精神健康常识

要知道，人们经常提到的"缺乏安全感"可没那么简单，还有其内在原因，有时会是病理性的。这个女孩在咨询一开始就讲到自已长期缺乏安全感，虽然之后描述了各种不同的表现，但都是同一个问题——不论是担心安全出现问题的反复检查，表演焦虑，还是害怕烟头、灯光等，用"医学一元论"解释，情况都属于广泛性焦虑障碍，且已经伴有强迫行为。

但她不是强迫症（OCD），所以之前的诊断和干预都有问题。

基于广泛性焦虑障碍的评估，咨询师建议女孩进行生物—心理—社会整合的综合治疗。

（1）生物方面：因为她患病多年，影响其工作和生活，疾病严重程度达到中度，目前需要用选择性五羟色胺再摄取抑制剂类药物治疗焦虑症状。除此以外，还需要选择自己喜欢的体育运动和音乐来缓解焦虑。

（2）心理方面：通过认知行为疗法了解自己疾病的由来和特点，知道自己是因为疾病而夸大了事物风险，促生焦虑情绪，那就通过认知调整来缓解焦虑。同时，正念减压疗法也是有效治疗焦虑的方法。

（3）社会资源方面：类似情况下，女孩可以考虑选择质检类（需要特别细致和挑剔）、财会类等跟人打交道少的工作，避免挑战和变化过大的工作。

STEP 4
科学的职业选择可改善人格

当我们说一个人有"某种人格障碍"时,说明已经达到病态程度,给这个人或亲近的人带来了显著的痛苦,而且影响了这个人的正常社会功能。"某种人格特质"根据处于的不同程度,有的可能发展为"人格障碍",有的也不一定。

职场人遇到问题,产生困扰,也可能外界的事件只是诱因,关键在于自身的人格特质总是把个体引向负性认知、烦恼境地。因此,每个个体若是能觉察和了解自己的人格特质,发现自己带来麻烦的行为模式,就可能进行改善,让生存和发展状态变得更为理想。

■ 焦虑缘于她的 C 类人格

年近 30 岁的女医学生,恋爱、工作都毫无方向,来找咨询师咨询,她的问题与人格有一定关系。

相关咨询实录

咨询师:你好,请讲讲你的困扰吧。

女医学生:你好,我的困扰可能就是焦虑,一是学业方面的压力比较大,有很多事情很在乎,搞得自己压力很大。还有就是跟同学相处比较困难,有点焦虑。

咨询师:你说跟同学相处比较困难,指的是什么呢?

女医学生:比如说我不喜欢那种社交性质的聚会,有点害怕与

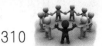

人交流。

咨询师：你想交朋友吗？担心自己交朋友过程中做得不好，其他人对你有什么看法，还是彻底不想交朋友？

女医学生：想，我以前怀疑自己有社交恐惧症，后来发现我在乎的事情状况会比较严重一点，跟学习无关的一些场合我可能会好一些，我好像比较在乎跟学业或事业有关系的事情。

咨询师：也就是一般的场合还可以，越是你关心在意的，就越困难，是吗？

女医学生：对的，给自己的期待很高，越想成功就会越做不好，然后就非常焦虑。

咨询师：就是所谓的恶性循环了，越想做好越做不好，越做不好就越懊恼。

女医学生：对。

咨询师：你在交友方面的困难和这种越在意的事越做不好的问题，大概有多长时间了？什么时候开始注意到自己在这方面有困难？

女医学生：大概从 16 岁开始就这样了，只是那时候没有察觉这是一个问题。

咨询师：这方面我了解了。你提到学业上感到压力很大，你指的压力大是什么原因？考试考不好，担心找不到实习的机会，或者是毕业找工作方面，哪方面觉得比较困难？

女医学生：实习找不到科室吧，会怕进不了我想进的科室。

咨询师：就考试成绩来讲，你们班有多少个学生？

女医学生：50 多个，我以前很在乎分数，尽量考高分，但现在在医学院里面，第一，大家都很厉害；第二，现在他们也不是那么看重成绩，也看别的方面。

咨询师：比如说班里 50 个学生，你大概排中间、偏下还是偏上？

女医学生：中间偏上一点点。

咨询师：那很好了，你想做哪方面的住院医生？

女医学生：我想做家庭医生。

咨询师：为什么想做家庭医生呢？

女医学生：觉得时间好一些，不想再继续这样压力大地学下去了，可以学短一点，出来工作可以稳定一些，因为我的主要目的也不是要赚多少钱，稳定工作就可以。还有就是我也有家庭问题，要把个人问题解决一下。

咨询师：家庭医生在美国是3年，在你们这里几年？

女医学生：在这里大概也是3年，比其他的科室稍微短一些，出来后压力也小一些，没那么多考试。因为考虑过内科和其他科室，听说考试挺多的，进来以后还要再考很多，我不要那样了。

咨询师：你是因为客观条件选择家庭医生，不是因为热爱家庭医生了。

女医学生：刚开始是因为客观条件，后来也有去过诊所，觉得还不错，环境、病人各方面觉得还不错。

咨询师：你们精神科的住院医生是几年？

女医学生：5年。

咨询师：家庭医生3年、精神科5年。

女医学生：对，比较长，因为我之前对这方面比较有兴趣，也考虑过找这个，因为要做实习，我还去试了一下，患者要跟你讲很多东西的时候，我发现好像时间久了很多事情会影响到我，觉得那个不太适合我。

咨询师：我听懂了，你误认为家庭医生压力小。精神科觉得时间长，很多人跟你说烦恼的事，你自己更烦恼了。在美国家庭医生也是3年，精神科是4年，差1年，你们这里这两个科室差2年，稍多一点，你们家里谁还有这种毛病，跟焦虑有关的？

女医学生：焦虑主要是我，我爸有一点双相Ⅱ，不是很严重，也不需要住院，没有幻想之类的，最近也比较好。我妈妈还好。

咨询师：妈妈现在做什么工作？

女医学生：现在没有去工作，她比较烦心的是解决我的个人问题，最近我的感情不是很顺利，她就有点类似于忧郁的情绪。

咨询师：妈妈原来是做与计算机编程有关的工作，是吗？

女医学生：对。

咨询师：妈妈愿意跟机器打交道还是愿意跟人打交道？

女医学生：愿意跟人，她以前做过教师。

咨询师：爸爸跟人交往怎么样？

女医学生：他们俩都没有这个问题。

咨询师：好的。你今天想跟我讨论什么问题呢？

女医学生：我想讨论焦虑的这个问题，我发现有的时候跟男朋友在一起也有一些问题，跟男朋友也算跟人交往的那个问题延伸出来的。

咨询师：关于焦虑，比如说我们要给自己打分，0分是一点焦虑都没有，10分是非常焦虑，需要住院，睡不着觉，甚至伤害自己。0～10分之间，你要给自己打分的话，焦虑大概处于哪个水平？

女医学生：我也是一阵一阵的，一遇到事的时候肯定更焦虑，可能6分吧。

咨询师：1周7天，你每天都是一样的焦虑吗？还是只是有事情时焦虑，没事可以降到0分、1分、2分？7天里总是有好有坏的时候，还是都跟外在的事情有关？

女医学生：我发现焦虑有的时候是因为有事，不一定每周都焦虑。比如说到周末，待在家的时候，有的时候没精神，有点半忧郁，但是还没有很严重。还有就是跟男朋友交往时，我比较怕亲密的举动，跟最近的这位，之前还有过一段时间突然很怕他、很紧张，每次出去我会觉得紧张，就会手麻、胃不舒服。

咨询师：当他想跟你接吻、性生活的时候有这些症状，还是跟他出去本身就有这种问题？

女医学生：一开始接触比较亲密的事情，有一些这种症状，我就会躲，因为我讨厌这种行为。后来延伸到除了这个，连出去我也怕，没做什么，讲话我也怕。

咨询师：你跟闺蜜，没有亲密关系的男性讲话没问题，是吗？

女医学生：我男性朋友本身就少，几乎没有。比如说，如果同学之间必须要讲什么与学习有关的东西或其他什么事情，跟男生也不会觉得讨厌，稍微有点紧张，但不会到手抽筋、手麻的程度。

咨询师：因为你知道他是男朋友，估计会有些什么要求，这时就会紧张是吧？

女医学生：对。

咨询师：这是我们一会儿要讨论的，今天还有要讨论的问题吗？

女医学生：还是跟第二个问题有关的，这个男朋友最近已经分手了。我妈妈一直鼓动我跟他在一起，因为他的个性、人品各方面都很好，可是我一开始就觉得不是那么喜欢他，所以我也更讨厌有亲密行为，后来变成害怕了，他也有一点变成我的压力了。后来不知道从什么时候，突然间不是那么害怕，最后分手是因为他也感觉到我不是那么在乎他、不是那么喜欢他。我就是觉得没太多感觉。我妈说就是因为我的病，所以很固执，不是不接受。因为他真的很好，没有理由不爱或者没有理由不接受。所以其实我也想问一下，这是因为病吗？这也是一个问题。

咨询师：好的，这个问题要讨论。有没有觉得什么情况下比较放松？女孩子经常做瑜伽或者运动以后，听某些音乐，这样比较放松，还是做不做都一样？

女医学生：我可能是听音乐、上网、看电视能好些。

咨询师：听音乐能使你放松。

女医学生：对。

咨询师：运动呢？你们那边有海，在海边跑步会使你放松吗？

女医学生：还好，我的焦虑主要是因为跟人接触不太好，所以直到我16岁时全部焦点就是把成绩搞到很好，这是之前。现在也不知道为了什么，一直在读书，后来演变成我只要稍微花点时间做点别的事情，我会觉得有点内疚，我没有用足够多的时间去读书，所以不太会去运动。

咨询师：你这几个问题都很好。你是医学院学生，我是精神科医生，说话比较直，我们做医生首先是诊断和鉴别诊断，然后谈治疗，再谈你目前的问题哪些是病、哪些不是病，肯定是这样比较有效率的沟通。首先，毫无疑问你属于焦虑障碍，而且不知道你是否意识到，你的这个焦虑至少有三种情况，第一，是遇到什么事都爱焦虑，这种焦虑通过听音乐、运动可以得到缓解，这些对治疗焦虑比较有效。

第二，你的焦虑属于C类人格特质，你没有达到障碍，C类里面有强迫型人格障碍，还有依赖型人格障碍等。不具体说哪一个了，今天的目的不是谈哪个病。C 类里的强迫型人格障碍是比较循规蹈矩、追求完美。这类人格障碍的核心特质主要跟焦虑有关，你既有焦虑障碍，又有 C 类的人格特质。第三，中间你还出现了转换障碍，在 DSM-5 里叫躯体症状障碍。想到男朋友时你有抽筋手麻的感觉，心理压力转换成身体症状。这就是为什么你会出现紧张、抽筋这些问题。心理压力的躯体化，这是躯体症状障碍。

焦虑障碍是第一种，人格特质是第二种，躯体症状障碍又是第三种了，这三个是不同的病。DSM-5 有 22 章心理疾病，你占了其中 3 章的问题，这三个问题有什么共性呢？就是焦虑。毫无疑问你的焦虑来自于爸爸、妈妈或者很小的时候，还没有进化为某一个特定的病，没有分化完全，但是都是跟焦虑有关，表现为焦虑障碍、躯体症状障碍和人格障碍这三种，但是你都没有达到障碍的程度。这是关于诊断方面的问题。

你的焦虑水平如果不能降到一定的程度，谈恋爱就会很难进行。这件事涉及异性，当然会诱发焦虑，我们都不是先变成恋爱专家，再谈恋爱，都是在谈的过程中学习的，也就是那么几次机会，不太可能是几十次机会。看病可以看几百个患者才学会，谈恋爱不可能的。你之所以与异性交往紧张，甚至没有异性朋友，是因为你自动选择避免高焦虑事件，这是结果。

如果刚得病一两年那就不是人格特质，人格特质是 18 岁以前就有问题，18 岁以后才能诊断，一定是在漫长的人生中都有这样的问题。所以我问到你们家是什么样的问题，很明显多少是有点精神类疾病的家庭，方便你了解这些问题是哪里来的。现在问题是有转换障碍，也不能不谈恋爱啊，那怎么办呢？我们一会儿再谈这个问题。

先讲讲你怎么能够减压，很明显现在这种状况不适合谈恋爱了，你没把自己调整好，越谈压力会越大。在你解决学习的压力之前，至少让自己调整 6 个月，不是休息或什么都不做，是先把自己的情绪、精神调整好。谈恋爱是个需要愉悦、需要紧张、需要技能的活儿，心里爱上一个人没有什么问题，一旦真正谈恋爱是需要技能的，你现在属于焦虑水平很高的情况下，谈不好，碰到好的也会出问题，不那么喜欢的，当作练习了，不要哪天出来一个最喜欢的，你仍然把握不住。人品好、条件好指的都是客观条件好，这种人在你们那里非常多。你的年龄还好，即便你们那里没有，别的地方也肯定有，这个不算什么损失。

　　C类人格者在人群中很多见，包括回避型人格、依赖型人格和强迫型人格。有人特别怕跟人来往；有人看见领导就躲开；有人在公共场合说话脸就涨得通红，恨不得找到地缝钻下去；有人自己完全没法做决定，什么都听别人的，离开自己可依赖的人就慌了神；还有人要求完美，百般挑剔，自己精神常常高度紧张，也给周围的人带来紧张气氛。在职场中，他们遭遇了痛苦就会埋怨，产生许多焦虑情绪。其中，强迫型人格者由于对事业的追求，对细节的苛求，还常常做得很好，效率高、业绩好，以至于升上领导岗位，结果他们的下属就会被挑剔而烦恼。

　　而B类人格以"戏剧性"为特征。A类人格则以"古怪"为标志。

■ 专业选择可成为自我救赎的新机会

　　咨询师：现在我更担心你职业的问题。我个人认为你本身对专业选择有所误解，你误认为家庭医生简单，实际上家庭医生和内科医生都很难，需要看很多很多病。你刚才说选这个专业因为时间短，可能值班工作时间好，但是作为终身职业会有压力，因为管的病多，在美国，家庭、内科、儿科医生都属于基础医疗提供者（PRIMARY CARE PROVIDER，PCP）是最难的，它的难不在于病本身难，而是不断有变化，疾病的种类多，不能只管一种高血压，那是心血管医生，家庭医生各种病都看，你的一生就变成了不断有新的挑战，用3年的舒服换来了30年的痛苦，你得先重新想一下，在我看来你的专业选择有问题，虽然表面上听起来是对的。

　　哪一种专业最适合你这类人，如果信仰宗教的话，我觉得上帝在帮你的忙，如果不信仰宗教的话，误打误撞还选对了，学医对你来说，是最好的自我拯救的一个机会，因为你开始了解医学怎么回事、脑子怎么回事、躯体是怎么回事，我刚才说这些事，如果你没学过医，听都听不懂。

我在指导我的学生选专业和住院医的时候，遇到类似你这样的人，有两种专业会使其终身受益。第一个是皮肤科，在美国没有急诊、没有值班、变化也不大，慢慢治就行了，终身没有成就感，对你压力很小，因此，皮肤科对于你这种状态是比较好的选择。

第二，对你来说，如果想做一些升华式的事情，也不喜欢皮肤科，实际上你恰恰应该学我这种专业，也就是精神科。虽然你学的时间长一点，但这个科室基本上没有急诊，凡是急诊基本都是想自杀、想杀人的，其他的都没急诊，抑郁、焦虑都是终生的。但是它大部分的时间用来谈话，我们的工作基本上像咱俩今天这样以谈话为主。一共 20 多章疾病，一个月看一章，两年也都学会了。一开始不会的时候，没有技能的时候，患者的压力带给你，你可能会带回家。但如果经过 5 年的学习，你就不会这样了，因为你知道怎么对付压力，对付患者压力的同时也能对付自己的压力。

你可以告诉自己：咨询师讲了，我的疾病都和焦虑有关，但不是那么严重，我以后慢慢把学习、生活和工作的压力减下来，学习最多也就 5 年。这样调整认知后压力逐渐就减小了。

对你来说，还有个心理学治疗方法叫正念，像和尚打禅一样，每天 15～20 分钟做 3 次正念练习，通过这种练习慢慢焦虑就少了。

社会资源方面，除了皮肤科，刚才说假如学精神科的话，这 5 年慢慢就知道怎么给自己减压，你在学的过程当中好像为助人，其实也为助己，美国有三分之一的人为了帮助自己而学临床心理学，5 年时间把病先治好了。这种东西学得越多越好。

在学习过程中自己拿自己练习，试试是否有效。关于药物治疗，你试过选择性五羟色胺再摄取抑制剂觉得不好用，但抗焦虑药物不仅是一种，还可以试试苯二氮䓬类，比如劳拉西泮。用 5 年时间，基本上是两年在艰苦地学习，过了这两年剩下的一直很好，天天帮助别人快乐，这个过程中你自己就变得快乐了。

所以在我看来，从自救的角度，专业非精神科或者临床心理学莫属，直接跟你的心理疾病有关，尤其你的家庭，三口人中两个有问题，未来的小孩也可能会有这个问题，更要学习这些东西了。先自救，再选个健康的另一半。

恰恰你刚才说的客观条件是次要的，咱们心理健康有问题，一定选择精神方面、心理方面特别健康的人。就像个矮的人找个高的人才能生出达到平均身高的孩子，胖子找个瘦子才可能生出瘦孩子，你这种有焦虑的姑娘，找一个豁达、正性、阳光、幽默的男孩才有可能使你和未来的孩子都好。

你如果学了精神医学或临床心理学，谈恋爱的时候，重点给他进行精神状态评估，还不能让他知道，这就是本事了。先自救，先让自己生理健康，再心理健康，然后再学会谈恋爱，只有精神科能帮你做这些。或者找一个类似皮肤科的专业，为了让自己是个健康人。诸如内科、儿科、家庭医生表面看起来容易，其实非常难。更不能学心血管专业，每天和生死打交道。

选专业对你来说是一个问题，自己用4～6个月的时间把自己调整好，然后再出发找下一个男友，就知道怎么谈恋爱了。更重要的是找心理更健康的人而不是找家庭条件更好的人，两方都好当然最理想。如果必须选一个，我个人认为一定选精神健康远远超过客观条件的人。

女医学生：急诊科肯定不适合我了？

咨询师：急诊科肯定不能，给你一百万都不能干，做急诊科医生久了自己就成病人了。

女医学生：是因为压力大吗？

咨询师：实习可以。毕业后当作工作是不可以的。如果说你跟人打交道也有问题，觉得精神科也自救不了，那就不能学了。但绝大部分人都可以这样。皮肤科也跟人打交道，也不想去。那就看片子，去病理科就非常好。不能去麻醉科，缺少价值感，还要承担风险。病理科可以在显微镜下过日子，不跟人打交道，都是那些技术员把片子采过来，你只要不误诊就问题不大。很多医生都得跟人打交道，但是从自救的角度，一般遇到类似你这样的情况，我都建议他选精神科，学习3～5年后，一辈子都可以自救，自救完就可以助人。

我给你讲个非常励志的故事，美国有一个著名的临床心理学博士，这个人在她年轻的时候一有压力就自杀、自残，还总是幻视幻听，住院、药物都治不好，最后她选择自己读个心理学博士。然后发现自己有边缘型人格障碍，属于 B 类人格障碍。后来读到博士后了，还解决不了自己的问题，有压力还是自残，最后自己发明了一种疗法，叫辩证行为治疗（DBT）。辩证行为治疗目前是治疗边缘型人格障碍最有效的办法。这个人现在还在西雅图做教授，全世界都学习她的方法。当发现别人帮不到她的时候，她就选择了自救，先弄明白自己是怎么回事。

　　在我看来你有两类选择，要么轻松、要么助人，不要选压力大、风险大、又没有成就感的专业。家庭医生、内科医生不是最好的选择。我这样跟你说是因为我既有做精神科医生的体验，也有做神经内科医生的体验，做了 20 多年的医生，今年毕业 30 多年。现在我在大内科做行为科学，属于精神科，天天跟家庭医生和内科医生在一起工作，他们的压力非常大。你说的工作时间表和学习内容的考试是对的，不那么难，但以后会终生难。

　　医学不能看学起来容易，学起来太简单了，工作起来就难度大了。这个跟服务对象有关。家庭医生和内科医生涉及的病非常多，还要持续地学习。精神科一共就 200 多个病，一年就学会了，皮肤科连 200 个病都没有，更简单。病理科不用和病人打交道，每天看片子就可以。我说的这个选择能解决你终生的压力问题，然后再解决个人的生活问题，用五六个月时间把自己调整好。这样分析能清楚吗？

　　女医学生：放射科呢？就是看 CT 的那种。

　　咨询师：那个跟病理科一样，坐那儿看片子，都是辅助科室。但那个很急，值班的时候压力比较大，有的是在急诊室工作，片子变化特别快。病理不是有一个采样的过程吗？它的时间慢、周期长，不是马上能做好的片子，医生就等着做完了才能看。放射这个东西非常快，核磁共振、CT 都是一个接一个。这么讲吧，放射科的压力比病理科大，病理科比皮肤科大，最简单的就是精神科。放射科的急诊会非常急，脑出血、骨折这都是非常紧急的。病理科都是稳稳当当，不差这几分钟，没有这些问题。术中病理稍稍快一点，在手术台上等着，那也比放射科慢，因为取样、切片的过程不能马上完成。精神科都是慢性的，像杀人、自杀的是急诊，其他的都比较轻松，不需要着急。

女医学生：所以最简单的是精神科，还能自救。不然的话，所谓的"偷懒"那就是选择皮肤科或者是病理科。

咨询师：对的，工作压力小，自救选择精神科。像咱们聊天，大部分精神科都这样做，慢慢聊你的人生、家庭和未来，不太着急。

但是精神科并不简单，因为需要智慧。我刚才跟你说的那些，因为你是医生所以你吸收得特别快。我跟你讲的治疗分生物—心理—社会整合三个方面，生物方面，涉及药物，还有运动、音乐，属于生物疗法；心理方面，说到了正念减压疗法和认知行为疗法；社会资源方面，讨论了哪个科室更适合你。我们生物—心理—社会整合三个方面都聊到了，当然不简单了，你得学完才能这么快速地给别人看病。

刚才我们还提到哪些是病理性的，你有焦虑障碍，有人格特质的焦虑，还有转换障碍中与焦虑有关的躯体症状。如果对这200多种病不熟悉肯定不行。精神科医生看病基本靠智慧，但没有对肉体和精神上的那种巨大压力，不需要快，没有太多的责任，终生压力比较轻。

今天这样特别好，一个老大夫跟一个年轻医生有这种机会聊天，你就知道这是我们90%～95%的工作。前5年总是难的，因为这些东西你都不会。假如第二次你来了说试了正念和认知行为疗法，效果不错。药物治疗发现五羟色胺再摄取抑制剂有副作用，那你就选选择性五羟色胺和去甲肾上腺素再摄取抑制剂（SNRI）。你学习这些东西当然得花点时间，但是用5年的时间学，平均下来压力就不大了，毕竟就这么几十种药，200多种病，跟内科相比没有那么复杂。在我看来如果你想自救的话，除了精神科或临床心理学没有其他方法了，只能靠别人来救你。

你回去评估一下，不需要今天就做决定，过一段时间可以再回来我们接着再聊，没准你回来说问了一下那些专业，并不是我说的那种情况，也可能你发现另外一种专业了。我说的不是医学只有这三个专业让你选，大致三类的专业，"偷懒"的、不与人打交道的、压力小的，还有"自救"的专业，这样你就不会乱选了。这样清楚吗？

咨询师对于这个新手医生讲得够清楚了，旁征博引，讲了许多故事。她找到适合自己的专业，就可能趋利避害，或是迎难而上，从"自助"发展到"助人"，既自我拯救，又拯救他人。

■ 调整认知行为，人格也能改善

女医学生：清楚。我的个性比较偏一点，我认定的事情很难会改变，做事情慢慢悠悠的，但是我的性格比较急，没有耐性，这些跟我的病有关吗？

咨询师：有关，这些属于强迫行为了，跟焦虑有关。过去强迫症是焦虑症的一种，现在 DSM-5 里在病因学上发现这两个病在脑内的环路不完全一样，所以把强迫及相关障碍作为单独一章呈现。

你说的这些事又跟焦虑有关，所谓的固执，都和焦虑有关系。而这么泛化的焦虑没有让你变成某一种疾病，跟你个人的干预有关，与良好的家庭支持系统有关，与你所在的国家比较友好有关。使你没变成某一章里面特别细化的病，有的人到最后，变成彻底的转换障碍，什么压力都转换一下，变成躯体症状障碍了。还有的人什么事情都焦虑，变成了广泛性焦虑障碍。你幸亏没来美国，因为这里的竞争非常强，会让你更早发病。

你没分化为某一个特定疾病是好事，但你如果不治疗，某一天演变成某个疾病，就很麻烦。你刚才说的这些事基本都与你的焦虑有关，得用认知行为疗法、正念减压法迅速把焦虑水平降下来，这样你医学院毕业后，选个合适的专业，基本可以很好地行医，有个正常的生活。

心理上是认知行为疗法加上正念减压疗法。社会资源就是找一个适合你的专业，一辈子别有压力，找一个心理健康的男朋友。生物学上把运动、音乐再加一点，应急的时候可以选择药物，选择性五羟色胺再摄取抑制剂类不好使就换选择性五羟色胺去甲肾上腺素再摄取抑制剂类或苯二氮卓类，长期来讲不能靠吃药。如果不知道自己哪里有问题，就不知道怎么治疗。现在先按照我们刚才讨论的内容回去试一下，下次需要我们帮助的时候，再打这个热线我们接着聊。好吗？

女医学生：解决办法除了认知行为疗法和正念减压疗法外，还有就是可以听音乐和运动，对吗？

咨询师：对，做一些你喜欢的运动，运动的时候焦虑水平就会降低。你想想，刚游完泳的人都很稳当，不想说话，想睡觉，焦虑都游掉了。不管是游泳、登山、拳击还是广播体操等，运动出汗后，人的焦虑立马就会降低。运动治疗焦虑的效果大于治疗抑郁，运动、音乐、药物属于生物学治疗。认知行为疗法和正念减压疗法属于心理学疗法。我看你抽象思维很强，能听明白自己是怎么回事，哪些问题和病有关，哪些是正常人的问题，这样你会发现自己得的不是什么大的毛病，焦虑是 200 多个精神障碍里发病率最高的，很多人都会有，这就是调整你的认知，没什么大不了的。

但你得从现在开始立马就做，一个小时就能学会的是正念，那就马上去做，这样就没有问题。

女医学生：正念课我也报名去学了一点，的确会很放松，只是有的时候还是会想东想西，是不是要靠很长时间的练习？

咨询师：是的，美国使用正念最有名的是乔布斯，他在焦虑水平很高的时候就用这种办法。如果你能经过诱导、暗示安静下来就没问题了，如果不能的话，我们采取生物学刺激的办法，买一些果脯，比如葡萄干，带褶的，放到嘴里慢慢数一下那个褶儿，然后轻轻咬，感受第一个出来的汁是什么味，第二个又出来的什么味，总共数 20～30 分钟，一次练习结束后你会发现全部注意力都在葡萄干上。

或者你们那里绿化比较好，你在 100 米之内的草地上数有多少根草，数 30 分钟，就忘记焦虑了。喜欢坐着，就数葡萄干，喜欢站着，就去数草。

女医学生：哦，正念并没有规定必须坐在那里，还可以去外面很专注地数东西，是吗？

咨询师：对，正念的意思是专注一件事忘了另一件事，和尚就是用《金刚经》和打木鱼，哪种方式适合你，就用哪种方式。条件之一就是注意力专注于某一件事，不想另一件事。

女医学生：就专注于那一件事。

咨询师：对，这个发明人卡巴金教授，犹太教的，在美国。数葡萄干，数一支笔，这些办法都是他发明的，因为他是生物学教授，他观察佛教学来的。如果你能坐在那里，用意念控制自己想蓝天白云，也没问题。但如果做不到的话，就用生物信号来刺激，数葡萄干，又甜又咸还有汁，一天做三次，慢慢焦虑就降低了。

做瑜伽也是一样的，瑜伽和正念都是一个道理。但吃葡萄干不是为了吃葡萄干，是把你焦虑、烦恼、压力忘掉，让脑子休息一段时间。差不多一个小时就学会了，你这么聪明，用一天学会认知疗法，一小时学习正念，两个办法交替使用，试一段时间再回来决定用不用药。要解决一生的压力，毫无疑问得想办法自救或者找一个轻松的专业，但家庭医生不在轻松之列。

女医学生：我还想问一下，所谓的爱不爱一个人跟我的病有关吗？

咨询师：爱不爱上一个人跟你的病没关，怎么迅速得到你爱的人，怎么让你爱的人更喜欢你，这是需要技能的。自然反应爱上一个人跟这个没太大关系，但因为你的病不会让别人很喜欢你，不会很可爱，因为你不会察言观色，缺少弹性。这些东西都会影响人际关系进一步的发展。

女医学生：刚才说做这些事情为了降低焦虑，比如说做了这件事感觉很放松，但回到学习上，假如我现在去学校跟同学相处就又开始紧张了，因为我很在乎那个事情，这个怎么办？

咨询师：用认知行为疗法来进行调整，这件事过去就没了，你不会一辈子在学校里当学生，现在你的成绩是中上等，放松一点，中等和中等偏下都问题不大，你学习5年，过了这5年就没事了，这样去想那个压力就不觉得大了，不能改变事实，就改变对它的看法。

女医学生：我们刚才提到了皮肤科和精神科，其实我很怕我进不去，因为皮肤科和精神科，在这边也算很受欢迎了。

咨询师：去皮肤科的竞争很激烈。我们在美国经常问，你为什么会选择精神科作为你的终生职业？你可以说：我本来不知道自己有这样的问题，遇到事就会紧张，跟人交往的过程中会有一些困难，我不知道怎么回事，当时也不知道这是一个病，自从实习了才知道，这是人际关系相处比较困难的一方面。现在我知道怎么做了，我觉得这个科室太伟大了，帮助了我自己，还可以帮助别人。我愿意拯救有类似我这样困扰的人们，还有那些患有其他精神障碍的人们，我深深理解他们的痛苦，我觉得自己比健康的人更能理解患者。

你这样讲就会使你更容易进入这个领域，因为你有特殊的条件。我用一个案例跟你解释这件事，在美国有很多人吸毒，我们科里需要雇用一个帮人戒毒的人。当所有的应聘者都介绍自己毕业于哪里，在哪里工作过时，有这么一个应聘者回答我的问题时说，我不知道别人是什么情况，我吸毒吸了 3 年，怎么都戒不掉，直到心脏停搏了才停止吸毒。我当时就想弄明白这是怎么回事，怎么会戒不掉呢？所以决定去学这个东西一探究竟，学完了才知道成瘾是太复杂的问题。我有过这样的经历，为此还差点失去生命，知道遇到坚决不听劝的人该怎么做，因为我能理解他们。我会和他们讲当年我怎么回事，也遇到这样的困难，后来升华了，现在毕业后专门帮助这类人，希望通过我的帮助让他们得到新生，所以我觉得这个工作很适合我。他答完后我就决定用他了，现在他也是我们最好的戒毒师。竞争性强是一回事，你有非常独特的人生履历是另一回事。成功地自我拯救后再去帮助别人的故事，我们有三分之一的从业人员有这样的经历。

女医学生：也就是说不用特别在意一定要进这个科室或一定要进那个科室。

咨询师：对，你有了选择之后就不感到盲目了。有了选择之后就谋事在人成事在天了，先尽力去做，如果不行再想办法，A 不行还有 B，还有 C，按图索骥，能实现什么就做什么，你的成绩不错，成为一名医生是没什么问题的。但焦虑并不能解决问题。不能做最好的还可以做次好的，但不能稀里糊涂地做出让自己后悔一辈子的选择。

以上案例故事中的女孩在意他人评价、回避与人交往，有务求完美的念头，可以看出来她有 C 类人格特质，还没达到障碍的程度，她被持续的焦虑所困扰，不论在学业还是在恋爱上。

女孩的问题与人格特质有关，咨询师引导她在职业选择上进行慎重思考，要么选择轻松的，要么选择不与人打交道而烦恼的，当然，选择一个"自救"的精神科医生职业看似更理想，由于咨询师在这方面是专家，说起来非常生动，令女孩很感兴趣，起码愿意去调整自己的认知，思考职业发展方向，这些改变可以阻止她在今后的日子继续焦虑，从而令困扰减轻。

只要正确地从"生物—心理—社会整合"多方面干预，令人焦虑的人格特质就可能改变，人生和职业生涯发展也能随之改善。

在线精神健康大学（www. mhealthu. com）简介

美国精神医学、心理学专家张道龙医生在国内进行公益培训 15 年后，与 CEO 刘卫星带领团队其他成员，于 2015 年正式创立"在线精神健康大学"，旨在为全国心理咨询师、社会工作者、学校老师、精神科医生提供符合心理学、精神医学国际标准的规范化培训，线上线下结合，通过专业支持，帮助助人者开拓职业空间，为中国人的心理健康做出贡献。

截至目前，已有百家医院和大学进入"在线精神健康大学"合作体系。在全国各地，只要有互联网，就能获取在线精神健康大学无微不至的专业支持，包括为心理咨询师、社会工作者、学校老师、人力资源经理、家长、精神科医生提供定制的培训、督导、咨询、转介服务。

本着"生物—心理—社会整合"的行为健康服务理念，在线精神健康大学已开展中美心理咨询师与精神科医生规范化培训、SAP（学生帮助计划）、EAP（员工帮助计划），并拟针对儿童、老人、患者等人群，开展定制服务。不论是国内有心理困扰的普通人，还是精神障碍患者，都可获得符合国际标准的规范化服务。

"中美心理咨询师规范化培训班"试行的督导课程，现场示范，言传身教，受到咨询师、教师、学生和家长的欢迎，大家踊跃参加督导。

在线精神健康大学网址：www. mhealthu. com

欢迎大家扫码关注：

在线精神健康

中美心理咨询师规范化培训班